16

新世纪心理与心理健康教育文库
Xinshiji Xinli Yu Xinlijiankangjiaoyu Wenku

心理健康经典导读

Xinlijiankang Jingdian Daodu

下

俞国良　雷雳　◆　主编
Yu Guoliang　Lei Li

U0343053

开明出版社

新世纪心理与心理健康教育文库

编 委 会

总 序

Sequence

早在上个世纪 70 年代就有专家预言：21 世纪是心理学的世纪。21 世纪人类所面临的最大挑战，不是其他，而是心理困惑和心理问题。

进入新世纪，我国社会主义物质文明、政治文明、精神文明建设不断加强，综合国力大幅度提高，人民生活显著改善。同时，我们也要看到，我国已进入改革发展的关键时期，经济体制深刻变革，社会结构深刻变动，利益格局深刻调整，思想观念深刻变化。这种空前的社会变革，给我国发展进步带来巨大活力，也必然带来这样那样的矛盾和问题。例如，城乡、区域经济社会发展很不平衡；就业、收入分配、社会保障、教育、医疗、住房等方面关系群众切身利益的问题比较突出；一些社会成员诚信缺失、道德失范；一些领域的腐败现象比较严重等。这些矛盾和问题让人们感到心理困惑，时刻冲击着人们的心理承受能力。

2006 年，中共中央《关于构建社会主义和谐社会若干重大问题的决定》明确指出：我们必须坚持以人为本。要注重促进人的心理和谐，加强人文关怀和心理疏导，引导人们正确对待自己、他人和社会，正确对待困难、挫折和荣誉。要加强心理健康教育和保健，塑造自尊自信、理性平和、积极向上的社会心态。心理和谐是构建和谐社会的心理基础和重要标志。胡锦涛同志指出："科学发展观，第一要义是发展，核心是以人为本。"以人为本就必须重视人、尊重人、关心人、爱护人，就必须重视人的心理发展。加强心理健康教育和心理保健，不断提高人们的心理素质，帮助人们形成积极心理品质，为和谐社会建设奠定和谐的心理基础已经成为举国上下的共识。

促进人的心理和谐需要有科学心理学指引，加强心理健康教育需要有合适的教材。近年来，国内虽然也陆续出版了一些心理学或心理健康教育方面的图书，但不够系统，缺乏总体规划。正因为如此，我们组织了一批心理学专家、学者，编写了这套反映我国心理学发展及

1

心理健康教育理论成果的"新世纪心理与心理健康教育文库"。

"新世纪心理与心理健康教育文库"具有系统性。文库参照心理学学科体系和我国现实需要，分为基础理论、应用理论和技术与实践三个系列。

"新世纪心理与心理健康教育文库"具有权威性。文库是国家出版基金资助项目；文库撰稿人的选择面向全国，每一本图书都由该领域的专家学者撰稿；文库的统稿工作由国内权威心理学家和心理健康教育专家负责完成。

"新世纪心理与心理健康教育文库"具有前沿性。文库在全国范围选聘心理学和心理健康教育领域的专家学者撰稿，既可以吸收心理学与心理健康教育的权威理论和最新研究成果，也可以保证所选内容资料贴近时代、贴近生活、贴近实际。

"新世纪心理与心理健康教育文库"具有实用性。文库在强调系统性、理论性、科学性的同时，更加强调实用性。力求做到理论联系实际，给出的理论实用，给出的技术可行，给出的方法可操作。

"新世纪心理与心理健康教育文库"理论性、实用性、资料性、工具性兼备，是心理学与心理健康教育的"百科全书"。它可以作为从事心理与心理健康教育工作的管理者和研究者的参考书、工具书；可以作为心理健康教育教师继续学习、自我提高的自修图书；可以作为心理健康教育教师的培训用书；可以作为师范院校心理与心理健康教育专业的教材或参考书。

我们相信，"新世纪心理与心理健康教育文库"对于从事心理与心理健康教育工作的人士会有所帮助；对于我国的心理与心理健康教育工作会起到推动促进作用；对于促进人的心理和谐、促进社会心理和谐会发挥一定作用。

我们希望，这套文库能够得到广大心理与心理健康教育工作者的认可、接纳。

郑日昌

于京师园

前 言

    经典是人类文明的浓缩。经典是历史老人馈赠的一份厚礼。我们提倡读一些经典。作为"舶来品"的心理学研究理应如此。所谓"知己知彼，百战不殆"。

    众所周知，科学心理学诞生于 1879 年冯特在德国莱比锡大学建立的世界上第一个心理学实验室，在 20 世纪得到蓬勃发展，目前心理学已成为美国学科分类的七大部类之一。进入 21 世纪，人们不禁要回首煌煌百年心理学的发展历程，看看哪些心理学家作出了重要贡献。为此，国际心理学界最负盛名的《普通心理学评论》杂志 2002 年第 2 期刊发了一篇文章，题为《20 世纪最杰出的 100 名心理学家》（其中有 4 名诺贝尔奖获得者），研究者通过三个量化指标及三个质性指标，对 20 世纪最杰出的心理学家进行了排名，提供了 99 位心理学家的名单，留下一个空额让读者见仁见智。

    金榜题名的这 99 位心理学家中，许多人的研究领域都涉及到心理健康。其中一些人毕生的学术专长就是试图破解人类的心理健康问题，比如大名鼎鼎的弗洛伊德（排名第 3 位），曾以梦的解析和精神分析理论著称于世。罗杰斯（排名第 6 位）的"以当事人为中心的心理治疗方法"更是被现代心理健康工作者奉为经典。另外一些心理学家学术生涯涉猎稍广，但其在心理健康领域作出的贡献同样功不可没且举足轻重。例如，新精神分析学派的代表人物荣格（排名第 23 位）、阿德勒（排名第 67 位）和安娜·弗洛伊德（排名第 99 位），积极心理学的首倡者马丁·塞利格曼（排名第 31 位），需要层次论提出者、人本主义心理学家马斯洛（排名第 10 位），应急理论的提出者和研究者拉扎鲁斯（排名第 80 位），人格心理学家奥尔波特（排名第 11 位）、埃里克森（排名第 12 位）、艾森克（排名第 13 位）和卡特尔（排名第 16 位），以及以上瘾和情绪研究闻名的沙赫特（排名第 7 位），因攻击行为和愤怒情绪研究而横空出世的伯科维茨（排名第 76 位），对个体心理压力及其应对、压力情境下的决策行为和社会支持对决策的影响等方面研究享誉学坛的詹尼斯（排名第 79 位），美国行为治疗心理学家沃尔普（排名第 53 位）、发展变态心理学家路特

（排名第 68 位）等。本书从中选择了以上 18 位心理学家，对他们在心理健康领域的经典之作进行解读。首先是对其成长经历进行简要介绍，然后选译了反映其涉及心理健康的经典论文或重要著作的章节，并对其有关心理健康的思想或理论产生的社会文化背景和心理健康的主要观点进行阐述，再对其总体上的心理学思想或理论进行评价，最后论及其对心理健康相关研究领域的独特贡献及其研究进展与展望。本书可作为心理系和教育系专本科生与研究生的教学参考书，也可作为心理学以及心理健康研究工作者的参考书，特别建议可供学校心理健康教育工作者和学校德育工作者学习、参考。

　　本书是课题组集体智慧的结晶。由俞国良、雷雳两位教授主编，并确定编写原则、结构、内容、体例和样章，以及最后的修改和定稿，书中的大部分译文和所有评价文章均是原创性成果，且在课题组的每周读书报告会上进行了报告和反复讨论，在此基础上几易其稿进一步修改定稿。各章译、评作者按序为俞国良、雷雳、刘聪慧、张登浩、周莉、乔红霞、李宏利、沈卓卿、韦庆旺、邢采、辛呈凤、赵军燕、李冬梅、侯瑞鹤、张国华、郑璞、董妍和马晓辉。他们中既有已毕业的博士或博士后，也有在读的博士生、博士后，他们均是我们的良师益友。所谓"教学相长"，从他们身上，我们不仅看到了中国心理学发展的未来希望，也真正体会到了后生可畏、长江后浪推前浪的古训。因此，书中任何有新意的观点、有价值的研究成果，应归功于他们的努力探索和积极思考，也归功于他们孜孜以求和勤奋刻苦的学术精神。至于书中的不足之处，虽应由各位作者文责自负，但身为他们的导师和兄长，我们理应负责道歉。另外，中国心理学会理事长、北京师范大学教学指导委员会主任林崇德教授和开明出版社社长焦向英总编为本书的编写出版付诸了大量心血，责任编辑范英女士更是任劳任怨辛勤劳动并协助我们做了许多具体工作，在此一并向他们表示诚挚的谢意。

　　需要指出的是，虽然主编不敢懈怠，力求精益求精，但由于时间仓促和水平有限，我们未能及时联系上部分原著的译者，祈请他们原谅并与我们或出版社联系。同时对书中的不足、纰漏和错误之处，恳望专家学者和读者朋友批评指正。

　　热情希冀，心理健康真正撑起一片守望幸福的蓝天。

　　衷心祝愿，心理健康真正成为一个成就人才的摇篮。

　　虔诚祈祷，心理健康真正建构一项温暖人心的事业。

　　大家携手，一起走进"心理健康经典"的辉煌殿堂。

俞国良　雷雳谨识

目 录
Contents

第十章　马丁·塞利格曼①

【本章提要】

　　塞利格曼教授被认为是 20 世纪最著名的心理学家之一，排名第 31 位。同时他也是目前健在的心理学家中排名最靠前的一位。塞利格曼曾任美国心理学会主席，在任期间，他成功地推动了积极心理学的诞生并为积极心理学的发展作出了大量贡献，被称为"积极心理学之父"。本章选译塞利格曼发表的"积极心理治疗"一文，文中运用具体的实例，详细阐述了塞利格曼及其他研究人员运用积极心理学的原理进行心理治疗的实证研究和主要发现，以及他们在积极心理治疗的理论建构方面的拓展性工作。本章第三节评述了塞利格曼对积极心理学的诞生和发展作出的贡献，从积极的心理情绪和主观体验、积极的人格特质与性格力量、积极的心理过程与身体健康和积极心理治疗四个方面对积极心理学自诞生至今所取得的主要研究成果进行了总结和归纳。本章最后论述了积极心理学对心理健康教育的启示。

1

【学习重点】

1. 了解塞利格曼对积极心理学的贡献。
2. 了解积极心理学产生的现实背景和理论背景。
3. 领会积极心理学的发展和主要贡献。
4. 领会积极心理治疗与传统心理治疗的比较及优势。
5. 掌握实践价值系统的主要理论框架。
6. 掌握积极心理学治疗的主要特点。

【重要术语】

　　积极心理学　积极心理治疗　性格力量　价值实践

第一节　心理学家生平

　　马丁·塞利格曼（Martin Seligman）于 1942 年 8 月 12 日出生于美国纽约州奥尔巴尼。他年少时喜好篮球运动，后因未能入选篮球队而开始专心读书。这期

---

　　①　本章作者为邢采。

间塞利格曼阅读的弗洛伊德（Sigmund Freud）著作《精神分析引论》给他留下了深刻的印象。1964 年，塞利格曼在普林斯顿大学取得了文科学士学位，随后进入宾夕法尼亚大学（University of Pennsylvania）学习实验心理学。塞利格曼检验和探讨了缺乏常规的学习理论的解释。研究了狗在受到预置的不可避免的伤害进而所表现出的被动性，发现动物是失助的，它们的学习与其活动并无太大关联。

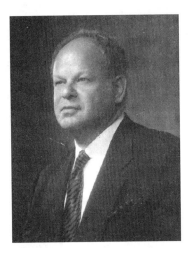

1967 年，塞利格曼在宾夕法尼亚大学获得哲学博士学位，并于同年赴康奈尔大学（Cornell University）执教，担任助理教授职位，开始了他的职业生涯。1970 年塞利格曼回到宾夕法尼亚大学，在该校的精神病学系接受了为期一年的临床培训后，于 1971 年重返心理学系，担任副教授职位，并于 1976 年晋升为教授。他继续研究并且开始重新定义如何从心理学和精神病学的角度上来看待抑郁症，并开始研究习得性无助——一种习得性的悲观态度——的理论，这一研究使他在抑郁症的治疗和预防研究领域取得了伟大的突破。在此期间，他出版了《消沉、发展和死亡过程中的失助现象》（Helplessness：On Depression, Development, and Death）一书。1978 年，他重新系统地阐述了失助型式，提出有机体的品质决定了失助的表达方式。其后他发现：当坏事发生时，那些具有将坏事的起因看做是固有的不变的人往往陷入失助的境地。正是这些关于抑郁和悲观的研究使得他开始转向积极心理学的研究，从而开创了心理学历史上一条新的、重要的道路。

1995 年，与女儿 Nikki 之间发生的一件小事对塞利格曼的思想产生了极大的影响。某天在花园除草时，塞利格曼训斥了小女儿。而小女儿告诉他，她从 11 个月之前自己生日那天就已经决定再也不发牢骚了。她认为，如果自己停止抱怨的话，那么她的父亲，一位天生的悲观主义者，也会随之而停止发脾气。这件事给予了他极大的震动和灵感，使他突然明白了自己正在进行的研究的前景，并且决定从此以后将研究领域从消极心理学向积极心理学转变。

塞利格曼于 1996 年以史上最高票数当选美国心理学协会（APA）主席。他任内的首要目标是要结合实践与科学，将两者发扬光大，而这也是塞利格曼作为心理学家的毕生抱负。他的重要建树包括预防种族政治战争和研究积极心理学。

塞利格曼是积极心理学的始创人。当选 APA 主席给予了他一个推广新方向的机会，使得心理学界的眼光从对病态心理的研究开始转向此前一直被忽略的积极心理学领域。自 2000 年起，塞利格曼一直致力于推广积极心理学。这门学科包括积极情绪、积极性格特质和积极建制等研究。积极心理学是心理学的一门新学科，主要是透过实证研究，在积极情绪、以优点为基础的性格特质和积极建制等方面进行研究。积极心理学的治疗方法能持久地减少抑郁症的症状。2002 年，他与克里斯托弗·彼得森（Christopher Peterson）合作编写了《性格力量和美德的分类手册》（*Character Strength and Virtues：A Handbook and Classification*）一书，为积极性格特质的研究作出了巨大的贡献。克劳迪娅·沃丽斯（Claudia Wallis）在《时代》（*Times*）杂志上对此评论道，"他想要说服大量的同行去探索一个新的领域，去发现是什么让人们感到满足、充实和有意义的幸福。"塞利格曼的努力使得积极心理学领域迅速地成长起来，出现了大量的相关研究。

自 1980 年开始，他担任了宾夕法尼亚大学心理学系临床训练项目的主管，并在这一职位上工作了 14 年。2003 年，他创建了宾夕法尼亚大学应用心理学硕士项目组（Masters of Applied Positive Psychology Program），并担任项目主管，这是首个着眼于积极心理学的硕士课程项目。此外，他还是 APA 期刊《预防和治疗》（*Prevention and Treatment*）的奠基者之一。同时，他还担任了数所大学的客座教授。

迄今，塞利格曼已发表了 200 多篇文献，并且出版了 20 余本著作。他的著作已被翻译成超过 16 种语言的版本，畅销于美国及其他国家，其中最广为人知的有《活出最乐观的自己》（*Learned Optimism*）、《认识自己，接纳自己》（*What You Can Change and What You Can't*）、《乐观的孩子》（*The Optimistic Child*）和《真实的幸福》（*Authentic Happiness*）等。他曾在无数电视和电台节目中为心理学科研与实践等课题担任讲者。他亦在不同专栏撰写文章，内容广泛，题材包括教育、暴力和治疗等。他经常穿梭世界各地，向教育专业人士、工业界人士、父母及精神健康专家讲学。《纽约时报》、《时代》、《财富》和《读者文摘》等著名媒体都给予了其极高的赞誉。

塞利格曼在抑郁症防治和积极心理学领域的贡献为他赢得了众多的荣誉和奖项。1991 年，他因抑郁症预防研究工作获得国家精神健康协会的优异奖项。1995 年，他获宾夕法尼亚州心理协会颁发的"杰出科学与实践贡献奖"（Distinguished Contributions to Science and Practice）。此外，他还获得了美国国家科学院（National Academies）颁发的"杰出工作者"（Distinguished Practitioner）奖项。

随着对积极心理学的研究日渐盛行，塞利格曼现正转向训练积极心理学家，这批心理学家将会令世界成为一个更快乐的地方，而他们的工作与临床心理学家的工作有着异曲同工之妙，那就是要减少世界上的不快乐。

第二节　经典名篇选译

积极心理治疗①

　　积极心理治疗与现在普遍应用于干预抑郁的手段不同，它不直接针对抑郁的症状，而是通过增加积极的情感，对生活的参与和发现意义来治疗抑郁。积极心理治疗的效果在很多场合中都已经得到了肯定。在非正式的情况（以学生为被试的研究和一些临床场合）下，不少的参与者都报告他们体验到了生活的巨大变化。抑郁者服用安慰剂仅仅可以减轻一周的抑郁症状，而抑郁者通过接受网上积极心理治疗可以减轻至少六个月的抑郁症状。特别是对于那些严重抑郁者来说，改善的效果尤其显著。

　　本篇文献报告两个初步的研究。首先，通过一年的跟踪调查，我们发现：中高度抑郁者群体在接受积极心理治疗之后，其抑郁程度都显著降低。其次，对于患有重度抑郁的门诊病人来说，积极心理治疗比以往常规的治疗，甚至比常规治疗再加上药物还要有更高的治愈率。总的来说，这些研究都告诉我们：如果将积极心理治疗（明确增加人的积极情感，参与和意义）纳入到抑郁治疗中，那么抑郁治疗将会变得更加有效。

　　至今为止的 100 多年，人们都是因为有了心理问题才会去接受心理治疗的。除了有部分学者致力于探究众多心理学治疗的分支之外，每年成千上万的学者都会去参加以改善消极的心理状况（如各种症状、创伤、损害、缺陷、失调）为主题的各种学术活动、研讨会、夏令营和课程。这些活动都是基于一个大胆的（但是几乎没有被检验过的）假设，即心理问题是可治愈的。尽管如此，心理治疗几乎不关注心理积极的方面，也从来没有系统地从积极的角度考虑过。

　　由于当今的心理学特别关注消极的心理问题，所以它在减轻失调心理的方面取得了很大的成就，但是在增强人们积极心理的方面却远远落后。在谈话式心理治疗盛行的今天，人们往往认为没有心理问题的状况便是心理健康。即使会有像"个性化、自我实现、顶峰体验（Maslow，1971）、健全功能（Rogers，1961）、成熟（Allport，1961）、积极心理健康（Jahoda，1958）"这样的概念零星地散落在文献之中，但是这些概念几乎都被认为是心理问题减轻的副产物或者是临床治疗中的奢侈品：因为在匆忙的管理式治疗盛行的如今，临床医生没有那么多的

4

---

①　该部分译自：SELIGMAN M E P，RASHID T，Parks A C. Positive psychotherapy［J］. American Psychologist，2006，61：774–788. 译者为各节标题添加了序号。

时间去关注这些问题。

事实上，明确关注患者的积极心理的治疗师非常之少。据我们所知，首次提出的人是佛迪斯（Fordyce），他提出并检验了一种包括 14 种策略（比如：更加有活力、更加社交化、参加有意义的活动、与所爱的人建立更加亲密更加深厚的感情联系、降低期待、快乐优先）的"快乐干预"。他发现接受"快乐干预"的学生与控制组相比更快乐，有更少的抑郁症状（Fordyce，1977，1983）。最近，一些研究者（Fava，1999；Fava & Ruining，2003）根据多维幸福感模型（Ryff & Singer，1998）发明了幸福感治疗（WBT）。WBT 包括建立环境控制、个人成长、生活目标、自主、自我接受、积极的人际关系。情感失调病人在接受了 WBT 治疗之后，成功地完成了戒毒的治疗或者是心理治疗。相似的，其他研究人员（Frisch，2006）提出了生活质量治疗，将认知治疗与关注生活满意度的方法结合起来。这些研究都明确地针对错误认知、情感障碍、和人际关系失调，仅仅将幸福感作为一个补充的成分。

本文讲的是用积极心理学去减轻抑郁症的事情，我们称这个方法为积极心理治疗（PPT）。积极心理治疗是基于以下假设：我们不仅仅可以通过减少消极心理症状来治疗抑郁，还可以通过直接和优先建立积极情感、性格力量和意义来治疗抑郁。可能通过直接建立这些积极资源，既可以减少负面的症状，同时也可以阻止负面症状的复发。从积极心理治疗诞生的最近六年，积极心理学在分析本性和治疗抑郁方面取得了显著的成就（Fredrickson & Losada，2005；Haidt，2006；Joseph & Linley，2005；Seligman，Steen，Park & Peterson，2005）。在这种情况下，积极心理学利用传统的科学方法去理解和对待心理治疗。

尽管我们相信积极心理治疗能有效地治疗多种心理失调，但是治疗抑郁是我们主要的目标。抑郁的症状通常包括积极情感缺失、参与的缺失、觉察意义的缺失，这些症状都被认为是抑郁的典型结果或仅仅只是与抑郁相关联的。但是我们推测这些症状与抑郁有因果关系，因此可以通过建立积极情绪，提高参与和发现意义来减轻抑郁。

一、早期证据和探索性研究

在过去六年多的时间里，我们首先对几百名被试进行了探索性的干预试验，被试范围覆盖了从本科生到抑郁患者。塞利格曼教授的五门课中有 200 多名本科生，他们每周都要进行下文提到的练习并完成书面报告。这些活动非常成功。塞利格曼认为他教了 40 年的心理学，特别是变态心理学，从来没有看到过学生发生如此多的积极变化。当学生描述他们对于这些练习的体验时，经常会提到"改变生活"。积极心理学课程在哈佛大学的流行可能与它对学生生活的积极影响有关。

在试点干预的下一个阶段，塞利格曼对 500 多名的心理健康专业人员（临床心理学家、人生教练、精神病医生、教育家）进行了为期 24 周的培训。这些培训者每周都会听一小时的讲座，并被要求自我体验一个练习和对来访者做这个训练。我们又一次惊奇于这些心理健康专业人员的反馈：这些干预取得非常好的效果，特别是对于临床抑郁患者。可是，这个反馈其实也不是那么让人震惊，事实上，着眼于积极方面的抑郁治疗方法（即通过建立乐观而治愈和预防抑郁）在儿童和年轻人中都取得了非常好的效果，它的应用是一种自然而然的拓展（Buchanan，Rubensein & Seligman，1999；Gillhan & Reivich，1999；Gillham，Reivich，Jaycox & Seligman，1995；Seligman，Schulman，Derubeis & Hollon，1999）。这些尝试产生这么多有力的案例证据，使我们决定尝试提出更加科学、系统、严密的积极心理学的干预手段。

我们编制了详细传授这些练习的说明，然后将其中的一部分放在网上，开展了一项任务随机分配并且有安慰剂控制组的研究。几乎有 600 名的网络用户自愿接受了六个干预练习中的一个，被试接受哪个练习为随机分配。其中五个练习是来自我们的练习手册，还有一个练习是作为安慰剂组，要求被试每天晚上回忆他们最早期的记忆。每个被试进行了一周多的练习。其中的三个练习（感恩拜访、三个祈祷练习和"施展你的力量"的练习，见表 10-1）。与安慰剂组相比，显著地改善了被试的抑郁症状，提高了快乐感，并且这些祈祷和力量练习所取得的效果维持了六个月。其中的两个练习（做关于性格力量的调查问卷和写关于自己优点的短文）与安慰剂组相似，只有为时短暂的效果。

表 10-1 每周群体积极心理治疗练习的总结描述

1. 利用你的性格力量：做 VIA-IS 性格力量测量问卷，得出你最强大的五个性格力量，然后在日常生活中想办法多用这几个性格力量。

2. 三件令人满意的事情：每个晚上，写下今天发生的三件好事情，以及你认为它们发生的原因。

3. 讣告：想想你在经历了收获的、满足的一生之后，你想在你的讣告上写下什么？写 1—2 页的随笔，总结你最想让别人记住的部分。

4. 感恩拜访：写一封信给你很感激但是从来没有恰当地感谢过的人，来表达你的感谢，然后通过电话或当面将那封信念给他听。

5. 积极的/建设性的回应：当你从别人那里听到好消息，你要作出明显可见的积极和热情的反应。对你认识的人作出每天至少一次的积极反应。

6. 享受：每天一次，放慢生活的节奏，慢慢做一些之前很匆忙做的事（比如：吃饭，洗澡，去教室）。做完之后，写下你做了什么，你做的和以前有什么不一样，当时的心情和急忙做这些事有什么不同。

注：VIA-IS＝values in action inventory of strengths

在 2005 年 2 月，一个关于积极心理治疗练习的网站（www. reflectivehappiness. com）建立了。这个网站包括图书俱乐部、时事通讯、每个月的积极心理学论坛讨论，但是最重要的是，每月会发布一个新的积极心理学的练习。第一个练习是三个祈祷（写下三件今天很顺利的事情，以及它们顺利的原因）。第一个月的网站业务订购是免费的，以后是每个月 10 美金。在第一个月的业务中，50 个订阅者在流行病研究中心的抑郁量表（CES-D；Radloff，1977；25 分以上为严重抑郁）上的平均分是 33.9，可以说接近了极度抑郁。每个人都做了三个祈祷的练习，平均 14.8 天后回到这个网站再次测量抑郁程度。在那时，94% 的人的抑郁程度降低了，平均分降低为 14.9（该分数为轻中度的抑郁）。在几个月后，我们用本质上基本相同的结果再次验证了这些练习可以有效地治疗抑郁。即使这是一项没有进行严格控制的研究，但是积极心理治疗能在如此短的时间内戏剧般地降低抑郁程度，比药物和其他心理治疗更加有优势，而且这些练习的花费比常规的心理治疗少很多。此外人们可以独立完成，不用留下接受病理学治疗的病史。很多在自己家附近得不到面对面治疗的人可以通过网络来接受治疗。

之前所有的试验都只包括一个单独的练习。随后我们将一些练习组合在一起创造出以治愈抑郁为目的的积极心理治疗。我们找出了 12 个治疗效果最好的练习，然后写出如何在群体中实施积极心理治疗的细节说明书，还有个人使用的手册（Rashid & Seligman）。

二、理论背景

塞利格曼（2002）提出快乐的概念可以被科学地分成三个可操作的成分：积极的情绪（愉快的生活）、参与（充实的生活）、人生意义（有意义的人生）。每个积极心理治疗中练习的目的都是增加三个成分中的一个或多个。

（一）愉快的生活

愉快的生活是享乐论所推崇的。它包括很多关于过去、现在和将来的积极情绪，还有掌握增加快乐强度和延长快乐时间的技巧。这些关于过去的积极情绪包括满意、满足、自豪、平静。于是我们提出可以增加积极记忆的感恩和宽容的练习（Lyubomirsy，Sheldon & Schkade，2005；Mccullough，2000；Seligman et al，2005）。与未来相关的积极情绪包括希望、乐观、信念、信任与自信等情绪，其中希望与乐观已被证明可以缓冲或抵抗抑郁（Seligman，1991）。为了在我们的干预里使用到上述的这一点，我们使用了修改后并且已在过去研究中被发现可以抵消悲观情绪的乐观与希望干预手段（Seligman，1991；Snyder，2000）。至于与现在相关的积极情绪则包括由直接令人快乐的事情所派生出来的满足感，此外积极心理疗法包括了教导人们如何享受他们过去往往直接忽略的体验（如饮食）。

更积极的情绪往往和更低水平的抑郁与焦虑联系在一起。那么这到底仅仅只是一种相关关系，还是说这当中包含了因果关系呢？一些研究者已经提供了相关证据证明，积极情绪能够抵消由消极情绪所带来的对生理机能、注意力以及创造

7

力的有害影响（Fredrickson & Branigan，2005；Fredrickson & Levenson，1996；Fredrickson，2000）。积极情绪在应对危机的弹性中同样有所贡献（Fredrickson，Tugade，Waugh & Larkin，2003；Tugade & Fredrickson，2004）。认知方面关于抑郁的文献纪实性地描述了一个向下螺旋式发展的趋势，在其中抑郁的情绪和狭窄的思维方式会相互使对方永久存在。与此相反，积极情绪和一个宽阔的思考与行为体系能够相互增强，致使幸福感得到螺旋式的上升。这些数据支持这样一个假设：低水平的积极情绪可能是抑郁的原因，换句话说，构建积极情绪将可以缓冲抵抗抑郁（Fredrickson & Joiner，2002）。

（二）投入的生活方式

在塞利格曼的理论中，第二种"快乐"的生活方式是投入的生活方式，这种生活方式在工作中，与知心好友的关系中以及安逸中追求承诺、参与以及专注（Csikszentmihalyi，1990）。沉醉感（flow）是用以描述心理状态的专业术语，沉醉感产生的同时会伴随高度的兴奋。时间过得很快，人们的注意力完全集中到积极性上，而忽略了本质的概念（Monta & Csikszentmihalyi，1996）。塞利格曼提出，一种能够增强参与度和沉醉感的方法就是要识别人们最高的才华能力与力量，并且帮助他们寻找更多使用这些力量的机会。我们称这些最强的力量为标志性性格力量（signature strength）（Peterson & Seligman，2004）。这种观点历史悠久并与许多现代的心理学观念相一致，例如罗杰斯（Rogers，1951）关于全面发展的人的观点，马斯洛（Maslow，1971）关于自我实现的观点以及关于自我决定的理论（Ryan & Deci，2000）。我们相信，抑郁不仅与缺乏在主要生活领域的参与相联系，并且缺乏参与也可能导致抑郁。

米兰（Milan）的团队建立了一套治疗干预程序，其目的是改变日常生活结构并使其朝着更高的参与度发展。这套治疗干预程序的益处就是减轻抑郁以及焦虑的水平（Nakamura & Csikszentmihalyi，2002）。例如，一个拥有创造力标志性性格力量的对象就是被鼓励去上陶瓷制造、摄影、雕刻抑或美术课程的人，或者说，一个拥有好奇标志性性格力量的对象就是被鼓励去创建一个关于他想去知道的事情的清单、识别出方法以发现它们并且与已经成功应用好奇心以创建参与度的人进行会面。我们假设，识别对象的标志性性格力量以及教导他们更多地使用这些标志性性格力量的实用性方法将可以减轻抑郁的消极症状，并且我们已经发展起这样一套训练方法。

（三）有意义的生活方式

在塞利格曼的理论中，第三种"快乐"的生活方式包含了对意义的追求。这在于把一个人的标志性性格力量与才华寄托并且服务于某种人们相信高于个人的事物。现在已经存在大量的这种"积极机构"，例如，宗教、政治、家庭、社区以及国家。不管个人服务于哪种特定的机构以营造有意义的生活，只要人们这样做了，就会产生一种满足，同时使人相信他已经生活得很好（Myers，1992；Nakamura & Csikszentmihalyi，2002）。这种活动强烈地与幸福相联系并且使人产生一种对意义的主观想法（Lyubomirsky，King & Diener，2005）。那些得到了极大益处的人，就是那些能够运用意义换取他们对幸运或不幸境遇的看法的人，这是一个始终贯穿意义建构研究的主题（McAdam，Diamond，de St. Aubin & Mansfield，1997；Pennebaker，1993）。我们相信，缺乏意义不仅是抑郁的一个征兆，而且还是造成抑郁的一个原因，从这可以看出，能够建构意义的干预可以减轻抑郁。

（四）对三种生活方式的数据分析

我们分别测试了缺乏积极情绪、缺乏参与度以及缺乏意义与抑郁的相关性的稳定性。我们在宾夕法尼亚州大学对 327 名年轻成人进行了使人愉快的、投入的、有意义的这三种生活方式的测试（平均年龄 23.51 岁，SD = 6.63；53%女性，69%白种人）；样本包括临床抑郁者 97 人；非抑郁、精神病态者 46 人；非抑郁、非精神病态者 184 人。临床抑郁者在其生活中体验到积极情绪、参与度和意义都显著低于非抑郁，精神病态者（d = 0.37）与非抑郁，非精神病态者（d = 1.17）。在 15 个回复中，塞利格曼等人（Huta，Peterson，Park & Seligman，2006）把生活满意度衡量为一种追求这三种生活方式的程度的因变量。他们发现，追求意义和参与度稳定（p < 0.0001）与更高的生活满意度相联系（相关系数分别为 0.39 和 0.39），同时也与更低水平的抑郁相联系（相关系数分别为 0.32 和 0.32），然而，对快乐的追求出人意外地仅仅与更高水平的生活满意度（r = 0.18）以及更低水平的抑郁（r = −0.15）边缘联系。

此时此刻，我们的兴趣被抑郁与干预之间的稳定联系充分地激活起来，我们假设，使空乏的生活（即缺乏快乐、参与度与意义的生活）朝着充实的生活（即拥有积极情绪、参与度与有意义的生活）方向发展将可以减轻抑郁。这已经成为我们过去三年来工作的焦点。

三、对积极心理疗法的测试

为了调查提高积极情绪、参与度与意义的因果效应，我们对积极心理疗法进行了两次面对面式的研究，一个是针对有轻微到中等强度抑郁的年轻成人进行的，而另外一个则是针对有严重抑郁的年轻成人进行的。我们现在将呈现一个对疗法的两组研究总结。

（一）研究一：对有轻微到中等强度抑郁症状人群的团体积极心理疗法

我们对积极心理疗法的第一个研究涉及对有轻微到中等强度抑郁的学生的团体治疗并对其进行了一年的追踪研究。进行群体积极心理治疗包括对运用标志性性格力量、思考三件好事情、撰写积极的讣告、进行一次感恩探访、对他人主动建设的反馈以及对如何做到尽情享受的训练（参考表 10-1）。积极心理疗法是一个为期六周，每周两小时的干预程序，分两组进行，每组有不同的心理学家领导，针对 8 到 11 个对象执行。每次干预被分为两个部分，即：小组对前一周所做的训练的讨论部分以及一个以演讲风格进行的对现在这一周所进行的训练的介绍部分，这一部分包括对如何进行训练的清晰说明。在六次周干预中，参与者被要求完成会后的训练，然后以工作表的形式向小组汇报他们所做的事情。与个体积极心理疗法（见下文）不同，对于大部分的团体积极心理疗法来说，参与者得到的疗程并不是为他们定做的，所有的参与者以一套固定的顺序接受一样的家庭作业式的训练。最后，干预的焦点定在维护以及为个体定做训练以提高干预后的维护水平上。

参与者是来自宾夕法尼亚州大学的 40 名学生。挑选参与者的唯一标准就是他们在贝克抑郁问卷第二版（BDI；Beck & Steer，1992）中在中轻度到中等强度症状上的得分，范围是 10 到 24 分。符合条件的参与者将会得到一份详细的实验介绍并要求回复一份书面同意。参与者之后会完成一个基础评定并任意地分配到两个积极心理疗法的小组中去（n=91）或者被分配到一个不经过处理的控制组中去（n=21）。其中，女性与白种人在积极心理疗法小组成员中分别占有 42% 与 26% 的比例，而控制组中，女性与白种人分别占有 43% 与 52% 的比例。

我们使用了两种测量干预效果的量表：应用 BDI 来评定抑郁的症状，应用生活满意度问卷（SWLS；Diener，Emmons，Larsen & Griffin，1985）以评定在幸福感上的变化。两种测量都是通过网络施测的，在前测之后紧跟着的就是包含对积极心理疗法评估的六周干预，然后便是分别在三个月后、六个月后以及一年后对干预的评估。

总体而言，积极心理治疗组的表现相对于没有接受治疗的组要好。很多症状在一年后续跟踪期间保持了减轻状态。在治疗结束的一年后，接受积极心理疗法的参与者在抑郁症状上的得分显示为非抑郁，然而，控制组依然停留在轻微到中等抑郁水平。

我们利用一个多层线性模型（HLM；Hedeker & Gibbons，1997）以建立积极心理疗法对参与者在抑郁与幸福感上的体验的影响水平。一个带有两条曲线的分段线性模型使我们可对比接受治疗组与控制组在治疗前后的变化（曲线一），同时可以对治疗组以及非治疗组在后续跟踪上的比例变化进行对比（曲线二）。在曲线一中我们预期看到在积极心理疗法组中的积极变化以及在控制组中没有变化，导致在两组变化比例间的一个显著的差异。在曲线二中我们预期看到两组在水平上没有任何变化，就是说，积极心理疗法组在跟踪期间保持了其疗效而控制组保持了其在曲线一中体现的症状水平。

在曲线一中，由于干预的原因，那些接受了积极心理疗法的对象体验到了在抑郁症状上的显著减轻以及在幸福感上的显著提高。接受积极心理疗法的对象体验到每周在 BDI 分数上所存在的 0.96 分的显著降低（p<0.003），这一变化远比控制组对象的显著（p<0.05），对控制组没有显著变化。在生活满意度问卷上的分数同样如预期地改变了，在积极心理疗法组内每周有 0.77 分的提高（p<0.001），但控制组并没有改变。根据曲线二所显示（三个月、六个月以及一年的跟踪），两组在抑郁上都没有体验到变化，这表明接受积极心理疗法的参与者在一年的跟踪期间保持了疗效，相比之下，控制组的参与者保持了他们基线水平的轻微到中等症状。在两者间，生活满意度都随时间的发展而有所提高，但积极心理疗法组一直在这方面超越控制组。

在我们的实验中，对抑郁进行精神疗法后的一年内，疗效在没有后续强化的条件下得以保持是不寻常的，这一点使我们相信，在我们的训练中包含了自我维持因素。

（二）研究二：对单相抑郁症个体的积极心理疗法

参加个体积极心理疗法预实验的被试是 46 位在宾夕法尼亚大学咨询和心理服务中心（CAPS）寻求治疗的求助者。被试的选择标准是：1. 年龄在 18 到 55 岁之间；2. 满足 DSM-IV（精神障碍诊断及统计操作手册第四版，美国精神病协会，2000）中对抑郁症（major depressive disorder，MDD）诊断的主要标准；3. 在 Zung 的自我评分量表（Zung Self-Rating Scale，ZSRS；Zung，1965）中得到 50 分或以上的分数；4. 在结果问卷（Outcome Questionnaire，OQ；Lambert et al，1996）中得到 50 分或以上的分数。排除被试的标准是：1. 正在接受抑郁症治疗的人；2. 在过去的 12 个月中曾滥用药物，或患有恐慌症、狂躁症、轻度狂躁发作（过去或现在）的人；3. 不愿意参加 10 到 12 周左右的个体积极心理疗法的人。

经过了前期的筛选问卷以后，如果学生满足被试条件要求，项目负责人将会联系这位学生，并且向他（她）进一步提供参加研究的细节信息。这包括了对有关测量的描述，对不同治疗环境的介绍，以及对治疗过程录音的说明。如果求助者接受，并表达了对本研究的兴趣以及签署了知情同意书，他（她）将会被随机地分配到个体积极心理疗法小组（PPT；n = 13）或者是一般疗法小组中（TAU；n = 15）。PPT 的治疗者同时还会与一组非随机匹配、同时接受 TAU 治疗和抗抑郁药治疗（TAUMED；n = 17）的被试进行比较。TAUMED 的治疗者与 PPT 的参与者在病情诊断、开始治疗的时间，以及 ZSRS 和 OQ 分数上进行匹配。我们没有将 TAUMED 组的病人进行随机处理，因为我们考虑到不顾病人的意愿而将他们随机分配到药物治疗和心理治疗中的伦理道德以及科学逻辑等问题。

在整个过程中，有 13 个被试中途退出了治疗（PPT 组有 2 人，13%；TAU 组有 6 人，40%；以及 TAUMED 组有 5 人，29%），但是这在统计数据上并不显著。同时，中途退出者以及全部完成者在社会人口学变量以及量表测量的基础水

11

平上也没有显著性的差异。所以列入最后分析的被试数据在各组分配中如下：PPT 组有 11 人，TAU 组有 9 人，而 TAUMED 组有 12 人。

在我们治疗轻度至中等程度抑郁患者的过程中，关注于抑郁所导致的积极的而非消极的症状。而对于单相抑郁症患者的治疗，我们平衡了对于积极症状和消极症状的变化。基于以下两方面的考量，我们将积极心理治疗看做对传统心理治疗的补充。一方面，患者惯于相信心理治疗包含讨论自己遇到的问题，任何可能让他们感到他人不关注其问题的做法将严重地影响他们对心理咨询的期望而破坏治疗过程中融洽的氛围。另一方面，抑郁症传统的认知—行为疗法（CBT）有着较高的退出率：在 CBT 的一开始，咨询师就会要求求助者记下他们消极的，自我批评的，以及整体上消极的想法，而后再尝试帮助他们发现这些想法是如何引发和维持抑郁情绪的。对于一些抑郁症求助者来说，指出他们内心的空虚，并将这看做唯一的焦点，可能会产生相反的效果而使到求助者失去对治疗的信任（Burn & Nolen-Hoeksema，1992；Casonguay et al，2004）。这可能是为什么一些人会提前退出 CBT 治疗的原因之一（Oei & Kazmierczak，1997；Persons，Burns & Perloff，1988；Robins & Hayes，1993）。

在一开始，相比于其他组别来说，PPT 组要求被试自陈一则生活中真实的故事来进行自我介绍，从而建立起相对和睦积极的关系。随后，咨询师引导被试识别自己的标志性性格力量并且教导他们如何在现实的工作、恋爱、游戏、友谊以及养育后代中运用这些性格力量。同时，被试自己也树立起通过现实生活中的练习，来运用并提高他们的标志性性格力量的目标。在大部分的时间中，被试都被引导如何重新调整他们对生活中美好事物的注意和记忆，目的是为了给他们的问题提供一种更为平和的语境。尽管在积极心理治疗中的确存在一些对问题和麻烦事情进行探讨和解决的过程，但是整个疗法的目的还是集中在让被试首先关注到其自身生活中的积极方面，并且教会他们如何做以达到给他人提供积极反馈的效果，而后帮助其提高现有的积极心态，而不是让他们重新去理解自己的消极感受。但是，如果当被试报告出消极的情绪或者问题时，他们会接受咨询师的共情治疗。这一平衡性的步骤能够让咨询师成为被试内心深处积极人格的一个见证者，而不是一个只会强调错误想法、消极情绪以及不正常人际关系的理论权威。通常来说，在被试的生活中已经存在着许多这样批评式的人了，而这正是被试为什么要寻求心理咨询帮助的关键原因。

积极心理治疗包括了 14 次聚会，一共持续 12 周，由临床心理学专业博士（Tayyab Rashid）主持。他遵照了治疗方案手册（参看表 10-2），来进行积极心理治疗。而专业的临床心理学家罗森斯坦（Ilene Rosenstein）是积极心理治疗疗法的督导，同时他还是 CAPS 的负责人，负责对治疗录音带进行随机抽样复查，并且对治疗进行全程监督。积极心理治疗会根据被试现时的临床需求进行习惯性的调整（例如失恋、与关系重要的人闹矛盾，或者是与职业相关的问题）。此外，练习的顺序会根据每一个被试的实际情况以及完成作业的程度来进行调整。他们的家庭作业是从表10-2中挑选出来的练习，而这些练习会根据每个被试个体的情况进行调整。

表10-2 理想的积极心理疗法的描述

会议主题	内容描述
1. 引入	缺乏乐观来源会维持抑郁状态 讨论积极情感、性格力量和人生意义的缺失，在使人们保持抑郁和人生空虚状态中所起的作用。 作业：来访者写一份（300字左右）乐观引言，要求描述一个能够阐明自身性格力量的真实故事。
2. 参与	识别自身的标志性性格力量 来访者从第一次会议要求写的乐观引言中，辨识自身的性格力量，并讨论之前在怎样的情境下，这些性格力量曾发挥过效用。依据 PPTI（Positive Psychotherapy Inventory）的结果探讨三种通向快乐的途径（乐趣、参与、意义）。 作业：来访者在线完成 VIA-IS（Values in Action Inventory of Strengths）问卷，以获知自身特有的性格力量。
3. 参与/乐趣	培养性格力量和积极情感 探讨如何培养性格力量。来访者学习怎样构想独特、真实、可实现的行为计划，以培养自身性格力量。讨论积极情感对幸福感起的作用。 作业（持续性）：来访者即日起开始写祈福日记，每天记录下三件（事无巨细）美好的事情。
4. 乐趣	美好记忆与糟糕记忆的对决 讨论回忆（好与坏）在维持抑郁方面的作用。鼓励来访者抒发愤怒和痛苦的情感。讨论长期保持愤怒与痛苦情绪对抑郁和幸福感的作用。 作业：来访者描写三件糟糕的回忆，并写下其中所包含的愤怒情绪，以及它们在维持抑郁方面的影响。
5. 乐趣/参与	宽恕 宽恕作为化悲痛为平和，甚至是能将消极情感化为积极情感的有力工具，将在此次讨论中被引入。 作业：来访者写一封宽恕信，包括描述被冒犯的事件，相应的情绪反应，以及原谅冒犯者的保证（如果合适的话），但可以不用寄出这封信。
6. 乐趣/参与	感恩 讨论感恩——恒久的感激之情。在强调感恩中，好与坏的记忆的作用将再次作为焦点被提及。 作业：来访者写作并展示一封写给一位从未有恰当机会对其表示感谢的人的感谢信。

13

会议主题	内容描述
7. 乐趣/参与	治疗中期的检验 继续跟进宽恕与感恩的作业。这通常需要一次或更多次会议的时间。讨论培养积极情感的重要性。鼓励来访者畅谈坚持写祈福日记使生活所起的变化。回顾培养性格力量的目标。详细讨论进度和所取得的进展。引出来访者对于治疗的收获以及反馈。
8. 意义/参与	以知足取代好高骛远 讨论在当今这个享乐适应的社会背景中，如何懂得知足，而不总是追求最好。激励来访者通过参与，将原来总是追求最大化的心态改为容易知足。 作业：来访者写下三种能提升满足感的方法，并制定自己的满足计划。
9. 乐趣	乐观与希望 引导来访者回想以下情形：丢失了非常重要的物品，一个庞大计划的崩盘，被他人拒绝。之后思考：是否当一扇门面对着你关闭之后，你会发现其实另一扇门总是在那儿开着。 作业：来访者回想和确认曾经的三条绝路，和在那之后发现的三条新的通路。
10. 参与/意义	爱与依恋 进行积极有建设性的讨论。来访者找出重要他人的标志性性格力量。 作业1（持续性）：积极有益的反馈——教来访者如何对他人的乐事给出积极有益的应答。 作业2：来访者安排一个日期用以赞美自己与所爱的人身上的性格力量。
11. 意义	性格力量图谱 讨论认识到家庭成员的个人性格力量的重要性。 作业：来访者要求他们的家庭成员在线填写 VIA-IS 量表。然后画出全部成员（包括孩子）的个人性格力量图谱。安排一个家庭聚会以讨论每个人的个人性格力量。
12. 乐趣	欣赏 此次会议里，我们将引入欣赏——感受并且延续快乐所必须尽力去做的尝试之一。我们将重新提及阻碍人们欣赏的可能威胁——"享乐适应"效应，以及怎样抵御该效应。 作业：来访者计划组织一次愉快的活动并实施。（欣赏的方法和技巧已经提供。）
13. 意义	时间是最好的礼物 尽管哪怕是财力有限，所有来访者总是有能力给他人一样最好的礼物，那就是时间。讨论如何利用个人力量，使时间发挥出比时间本身更大的效用。 作业：来访者通过做一些要求时间以及性格力量二者兼需的事——如做家教或社区公益，将自己的时间作为礼物献予他人。

（续表）

会议主题	内容描述
14. 总结	完满的人生 　　以"完满的人生是乐趣、参与和意义三者的融合"为主题进行讨论。在这最后一次会议开展之前，来访者需要完成 PPTI 和其他抑郁疗法的条目单。回顾进展，并探讨心得体会和维持它们的方法。

　　一般疗法在 CAPS 中包括了一体化措施和折中性措施，它们由五位博士专业级别的认证心理咨询师，两位认证社工，还有两位研究生级别的实习生来主持。他们都接受专业的认证心理咨询师的督导。开展一般疗法的咨询师可以按照自己对病人被试情况的理解而作出认为合适的治疗方法，而不受特定的理论或疗法规范的限制。而 TAUMED 组的被试则在 CAPS 接受 TAU 治疗以外，还接受抗抑郁药物的治疗，作为他们心理疗法的辅佐措施。我们将 TAUMED 组被试和积极心理治疗组被试按照诊断情况以及抑郁程度来进行匹配。心理药物治疗的过程严格地遵守了一套标准化的规定，包括了对病情、副作用，以及伴随药物等情况的检查（Fawcett, Epstein, Fiester, Elkim & Autry, 1987）。

　　我们测量了四种结果：第一种是症状性的，包括了使用各种量表所测量出来的抑郁症症状。这些量表包括了 ZSRS，一套 20 道题的自陈量表，以及一套在治疗结束时由独立临床医师施测的 17 道题目的汉密尔顿抑郁症评分量表（HRSD; Hamilton, 1960）。第二种主要是测量了一些更为整体性的改善情况，使用的量表包括了 OQ（Lambert et al, 1996），一套广泛在大学生年龄的人群中使用的自陈量表，以及由一位不知道研究情况的独立临床医师所施测的 DSM-IV 整体功能量表（GAF）。第三种是关于快乐和幸福感的结果。它们由积极心理疗法量表（PPTI），一套自制并验证了效度的包含 21 道题目的 PPT 结果问卷（Rashid, 2005），以及 SWLS 等量表或问卷测量出来。第四种，也可能是最为关键的一种，是患者的抑郁症恢复情况。我们认为这种恢复的标准应该是综合性的，它包括以下强有力的并且关系密切的细则要求：（a）ZSRS 的分数低于 50 分（Oei & Yeoh, 1999）；（b）HRSD 的分数小于或等于 7 分（Santor & Kusumakar, 2001; Zimmerman, Posternak & Chelminski, 2005）；（c）OQ 的分数在治疗前和治疗后应该至少有 15 分的下降，并且后测的分数应该小于 63 分（Kadera, Lamber & Andrews, 1996）；（d）GAF 的分数大于或等于 70 分（Erikson, Feldman & Steiner, 1997）。如果被试在治疗后满足以上四点要求，我们将会把他们归类为已恢复。这三组被试在各种测量的基础水平上并没有太大的差异。

　　整体上来说，三种疗法在所有的这四种结果上都体现出显著性的差别：在自陈式测量中（ZSRS 和 OQ），PPT 显著地超过了 TAUMED，同时具有较大的效应值（d 依次为 1.22 和 1.13）。在临床医师的独立评分中（HRSD 和 GAF），PPT

15

的结果显著优于 TAU，也具有较大的效应值（d 依次为 1.41 和 1.16）。在幸福感的测量中，这三组在生活满意度问卷的得分上并没有显著性差别，但是 PPT 与 TAU 及 TAUMED 在 PPTI 和快乐程度的测量上有着显著的差异，效应值分别为 1.26 和 1.03。达到以上抑郁症恢复的四条标准的被试，在 PPT 的 11 名被试中有 7 人（64%），在 TAU 的 9 名被试中有 1 人（11%），在 TAUMED 的 12 名被试中有 1 人（8%），χ^2（N=32）= 10.48，p<0.05。

总的来说，这些结果表明积极心理治疗比另外的流行积极疗法更加有效，并且具有较大的效应值。所以，系统性地提高积极情绪、参与度，以及生活意义是治疗单相抑郁症极其有效的做法。

总结一下这两个有关于疗法的研究：相比于一般的疗法和一般疗法加药物治疗的做法，接受积极心理治疗的极度抑郁个体能够更好地改善抑郁症状并得到恢复。同时积极心理治疗还能提高一个人的幸福感。而相对于那些没有接受团体积极心理治疗的控制组学生而言，接受该疗法的轻度至中度抑郁症学生能够显著地降低抑郁症状并且提高生活的满意程度。此外，这种提高在治疗之后还持续了至少一年的时间。两个研究里面的效应值是中等到较大水平，同时在对门诊患者的研究中，所有指数都具有临床上的显著性，彰显了积极心理治疗疗法的重大优越性。

16

（三）积极心理疗法如何产生效用

消极很容易引起注意和使人记住，关于"坏比好来得强大"的大型文献（Baumeister, Bratslavsky, Finkenauer & Vohs, 2001）证明了这一点。与威胁、损失、侵害相联系的消极情感必将胜过幸福感这一点，具有生物进化意义。为了生存，人类总是最优先注意紧急状况。在冰河时期，有什么样大脑的人才能存活下来呢？是自欺欺人地认为好天气会一直维持的人呢，还是时时刻刻都强烈倾向于对灾难未雨绸缪的人呢？

人类天生就倾向于记忆消极，注意消极，以及预想最坏的结果。消极记忆、注意和预期是消极情感最直接的驱动力，消沉的人更容易夸大这种自然倾向。他们将更容易倾向于去记忆他们人生中最消极的方面。积极心理治疗中一些练习的目标就是使这些记忆、注意和预期从灾难和消极转向积极和希望。例如，当一个来访者做"三件好事"练习时（"在你睡觉前，写下今天的三件顺利的事以及为什么它们会进展顺利"），偏向于思考消极的人仅仅关注于错误面的效应，在此练习中就会被抵消。来访者将更倾向于记忆积极事件和完满任务，而不是困扰和未完成的事业。同样的，"感恩拜访"也可能使得来访者的记忆由关注他们人际关系的苦涩面，转向欣赏他人为自己作的牺牲和奉献。

其他的积极心理治疗机制显得更表面化和行为化。例如，增加来访者对他们的性格力量的认识，将鼓励他们选择那些能够扬长避短的任务，以更好地将自身能力应用于工作中。高工作完成量和高工作效率，将使来访者的参与感和积极情感螺旋式上升。同样的，如何对于同事、朋友以及家人的乐事给出积极有益的应答，是我们教授给来访者的一样社交技能，可以帮助来访者改善人际关系（Gable，Reis，Impett & Asher，2004）。

　　另一种可能的机制是积极心理疗法将性格力量作为增进参与感与人生意义的重要途径，持续反复地进行强调。在治疗过程中，接受积极心理治疗的病人被鼓励在协助下发现他们显著的性格力量：在治疗刚开始的时候，病人被要求用一个在他们的真实生活中发生的故事来介绍自己，而这个故事应该是体现了他们最强大的性格力量的。随后病人完成 VIA-IS 量表（Peterson & Seligman，2004；见www. authentichappiness. org），这是一份效度良好的用来测量病人显著的性格力量的量表。治疗师和病人合作开发一种新的在工作、爱情、友情、抚养孩子以及休闲等方面发挥病人性格力量的方式。进一步，我们要求病人详细地告诉我们他们所擅长的事是什么。虽然我们并没有忽略病人对自己的"缺陷"的关心——以免作为治疗师的我们看上去对病人的困难表现出冷漠或不同情，我们还是强调病人要发现、注意、记住并更多地使用他们已有的核心积极特质。这或许会造成对他们被感知的错误的"迂回战术"，而这些错误又是他们所深知的。一篇报导把这种方法称做"你已经有自己生活的方式，现在使用这种方式吧"。另外，我们强调应该使用性格力量去解决问题。

　　除了提高病人对性格力量的普遍认识以外，我们还训练病人准确地使用显著性格力量来处理抑郁。例如，某个病人想出几种新的特别的方法：用"审美"这项性格力量来处理消极情绪。她把她的房间按照她最喜欢的方式重新整理了一番，用她最喜欢的画家的作品装饰墙壁。这样一来，每天她醒来时，总会发现周围的一切都是美的。她经常想写诗，但总没有时间，而她完全可以加入一个诗歌俱乐部。有一个星期，她每天都在日记里写下三次美的体验；这些体验包括在公园附近的河边看日出，注意到孩子脸上的喜悦，看到她的狗狗们在玩耍时是多么开心。她也喜欢徒步旅行，因此她去华盛顿山脉进行了一次徒步旅行。

　　另一个病人用"爱"这项性格力量来缓解抑郁：他的女朋友在欧洲上春季学期，他为即将到来的情人节感到抑郁。他决定安排一次远距离的情人节晚餐。他和女朋友各自要了自己最喜欢的食物，在一起进餐、听他们最喜欢的音乐的同时通过网络电话进行聊天。与此同时，他们谈论自己对彼此性格力量的欣赏。在春假期间，他去了欧洲，带他的女朋友去她最喜欢的饭店，读了自己对她的感激给她听，给了她一个大大的惊喜。在治疗的最后，他们曾经已在分手边缘的关系又恢复如初了。

　　尽管没有人员参与的、仅在网上进行的练习是有效的，但我们还是猜想，针

17

对严重抑郁，个人积极心理治疗与基本的治疗中温暖、同情和真挚等要素的结合将会使效果好得多。因此，我们预测，当这些"非特异性治疗"与积极心理治疗练习结合起来，并由认知行为治疗法和抗抑郁药物等作为补充时，治疗效果将会更好。

四、结论和局限性

虽然积极心理治疗引起了临床上和统计学上抑郁水平的显著下降，我们仍将这些结果看做是初步的，我们呼吁在以下几方面的注意。第一，虽然我们的两项治疗尝试都只有小的样本，但我们注意到我们的样本容量与大多数心理治疗的结果研究的样本容量是相等的。例如，在一项由凯兹丁（Kazdin）和巴斯（Bass）（1989）进行的元分析中，样本容量的中位数是 12。相似地，夏比诺（Shapiro，1982）总结道，只有 28% 的研究包含了 13 个或更多的病人。第二，在我们的两项研究中，选用的病人都是大学生或者专科生。这也可能限制了积极心理治疗在不同年龄、种族、社会地位和智商的人群中的普适性。目前，明格（Menninger）诊所的丽莎·刘易斯（Lisa Lewis）和她的同事们正在做一项大容量的关于住院病人的研究（N＝100），这项研究试图比较积极心理治疗和传统的心理治疗。我们希望类似的努力可以帮助我们了解诸如积极心理治疗的普适性、特殊性和反应率等重要问题。第三，我们怀疑积极心理治疗的效用是否仅仅局限在治疗抑郁上，我们预期渐增的积极情绪、生活投入度和生活意义将促进对一系列紊乱和问题的缓解。第四，我们并没有抵消治疗师带来的差异，因此我们不知道我们的研究有没有"有天赋的"治疗师效应。最后，积极心理治疗作用的机制，包括对治疗师的角色进行节制以及积极心理治疗与其他治疗方法的共性，将是未来研究的主要方向。

虽然如此，我们仍然为无人工参与的、在网上进行的积极心理治疗训练的潜能所鼓舞；为治疗结束后，其效果的延续期之长所鼓舞；为当积极心理治疗被一个熟练的治疗师运用时所产生的巨大作用所鼓舞。如果这项研究被重复，我们推测未来对抑郁的治疗将把谈论困境、理解与构建积极情绪、生活投入度和生活意义结合起来。

第三节　心理健康思想评述

一、塞利格曼和积极心理学的诞生

"积极心理学"（positive psychology）是宾夕法尼亚大学塞利格曼教授在 1998 年美国心理学年会上倡议及定位的。2000 年，《美国心理学家》（American Psychologist）杂志刊登的《积极心理学导论》（Seligman & Csikszentmihaly, 2002）一文中正式提出了这一概念。而 2002 年出版的《积极心理学手册》（Snyder &

Lopez，2002）则正式宣告了积极心理学运动的独立（任俊，叶浩生，2006）。

（一）积极心理学产生的现实背景

1996 年，塞利格曼当选美国心理学会主席，他开始反思心理学的历史与发展。他认为"二战"前，心理学有三个特殊的使命：1. 研究消极心理，治疗精神疾患；2. 帮助所有的人获得幸福充实的生活；3. 鉴别和培养天才（Seligman & Csikszentmihalyi，2000）。

而事实上，从"二战"以后，心理学的主要任务却仅仅只有治愈战争创伤和精神疾患。这是由于这次战争给无数的人造成了心理上的巨大创伤，自杀、抑郁、创伤后应激障碍等消极心理疾病数量急剧增加。在这样的情况之下，心理学家更倾向于从消极、病理的角度来了解心理问题，以医生治疗病人身体疾病的模式来对待人的心理问题，从而找到治疗心理疾病的方法。此时，心理学就变成了一种"矫正"的"类医学"，这种心理学便是我们目前所说的传统主流心理学，也称病理心理学、消极心理学（Seligman & Csikszentmihalyi，2000）。不可否认心理学在其第一个使命（治疗精神疾患）上取得了重大成就，如 DSM《心理障碍诊断与统计手册》第四版已成为一种世界通用性的精神和心理疾病的诊断标准，其中包含了 340 种左右的心理或精神问题的诊断标准及治疗方案（周嶔，石国兴，2006）。

但是在传统主流心理学取得巨大成就的同时，心理学的另外两个使命，特别是第二个使命（帮助人们获得幸福充实的生活）却几乎没有得到发展。尽管如今人们的物质水平、教育水平提高，娱乐方式也越来越丰富，但是人们的幸福感却没有随着社会的发展而提高。

在和平和发展的社会大环境下，越来越多的学者呼吁：心理学关注的对象决不仅仅是有心理疾病的小部分群体，而应该包括心理健康的普通人在内。心理学应该帮助普通人使其生活更加健康，更加幸福（曹新美，刘翔平，2008）。

与此同时，仅仅针对负面症状的传统治疗的效果也不尽人意。显然，心理健康不仅仅只是没有心理疾病。临床上，即使在病人痊愈后，积极心理状态也并不一定随之而来。同时，塞利格曼还指出，虽然在脑和功能两方面上，痛苦都是被优先体验的。但即使处于痛苦之中，人们依旧有追求幸福的渴望，而且幸福感也许是抵御痛苦最好的利器（Seligman，2008）。

在这种情况下，积极心理学产生了，它对人持积极乐观的评价，强调人的价值，同时致力于研究人的发展潜力和美德，以积极心态解读人的心理现象（包括心理问题）。积极心理学的目的在于帮助人们发现并利用自己内在的已有的资源，并且最大限度地发挥这些资源以获得幸福充实有意义的生活。

正如塞利格曼所言："当一个国家或民族被饥饿和战争所困扰的时候，社会科学和心理学的任务主要是抵御和治疗创伤；但在没有社会混乱的和平时期，致

19

力于使人们生活得更美好则成为它们的主要使命。"

（二）积极心理学产生的理论背景

早在 20 世纪 30 年代，就已经出现了有关积极心理学方面的研究，如特曼（L. M. Teman）关于天才和婚姻幸福感的研究，以及荣格的关于生活意义的研究（Seligman & Csikszentmihalyi，2000）。但是二战的爆发阻断了积极心理学的发展，将心理学的重心转移到了治愈战争创伤上，忽略了积极心理方面的研究。直到 20 世纪 40、50 年代，一些研究者才重新开始探索和研究心理过程积极的方面，如提倡人本主义的马斯洛、罗杰斯，还有支持构建主义的学者（李金珍，王文忠，施建农，2003）。

人本主义学者认为人的本性是善的，人性是自主的、能进行自我选择的。人本主义强调自我实现和高峰体验等心理的积极方面，同时重视人的潜能开发，认为人生来就具有最大限度地实现个体潜能的倾向。甚至"积极心理学"（positive psychology）这个词最早也是出现在人本主义学家马斯洛的著作中（1954 年出版的《动机与人格》最后一章的标题为"走向积极心理学"）（任俊，叶浩生，2006）。但在当时的时代背景下，人本主义心理学家的努力没有使主流心理学的研究主题发生根本的转移，加之人本主义心理学主要依靠个人的观察和传记资料，缺乏必要的实验手段及实证根据，在一定程度上制约了人本主义心理学的发展（李金珍，王文忠，施建农，2003）。

而构建主义强调的是个体在与环境相互作用的过程中是积极参与的，而不是被动地通过直接的直觉来获取知识。"建构"是主体能动性的体现，是主体主观发出的积极主动地对客观事物在头脑中进行建构的过程。

人本主义和构建主义都关注于心理活动积极的方面，认为人不仅仅是被动接受，这在一定程度上吸引学者对积极方面的研究。他们的研究对现代心理学的理论产生了深远影响，在一定程度上引起心理学家对于心理活动的积极一面的重视（周嵌，石国兴，2006）。

虽然塞利格曼一开始否认人本主义对积极心理学的影响，认为人本主义和积极心理学的研究方法存在差异：人本主义学家过分强调主我而忽略客我，过分强调理论假设，推演类推而忽略实证研究，而积极心理学则倾向于实证研究。但是后来随着理论和研究的发展，他也开始承认积极心理学和人本主义心理学的一定的渊源（周嵌，石国兴，2006）。

到了 20 世纪末，心理学家开始关注对于心理疾患的预防（李金珍，王文忠，施建农，2003）。研究者发现人的积极方面的特质（勇气、乐观、人际技能、信仰、希望、忠诚、坚忍等）可以在一定程度上抵御心理疾患。当时虽然还没有正式提出积极心理学，但是与它有关的研究已经很多了，"个性化、自我实现、顶峰体验、健全功能、成熟、积极心理健康"之类与积极方面有关的概念已在文献中可见。

二、塞利格曼倡导的积极心理学的发展与贡献

积极心理学的研究涉及多个领域。目前关于积极心理学的研究，主要集中在研究积极的情绪和主观幸福感体验、积极的个性特征、积极的心理过程对于生理健康的影响以及积极的心理治疗等方面。

(一) 积极的心理情绪和主观幸福感体验

积极的情绪和体验是积极心理学研究的核心。传统的心理学有关情绪的研究大多有消极的倾向。从进化的角度来看，消极情绪比积极情绪更有适应性的特点，因为消极情绪往往能和特定的行为倾向相结合而达到适应环境的目的。例如感到恐惧的人常常会先想到逃跑。而积极情绪则具有发展性的特点。弗雷德里克 (Fredrick，1998) 指出某些积极情绪，包括高兴、兴趣、满足、自豪和爱，都有拓延人们瞬间的知行 (thought-action) 的能力。这有助于构建和巩固一个人的个人资源，如体力、智力、社会协调性等，从而让人们达到更好的发展的目的。而消极情绪则会减少了这一资源，阻碍人的全面发展。

目前关于积极情绪和体验研究得最多的是关于主观幸福感的研究。主观幸福感是指个体自己对于本身的快乐和生活质量等 "幸福感" 指标的感觉 (李金珍，王文忠，施建农，2003)。事实上，关于主观幸福感的探讨始于近代西方哲学领域关于德与福的探讨。而真正的实证研究始于上个世纪早期，但是当时相关的研究并没有形成气候 (任俊，2006)。主观幸福感成为研究热点是近十年左右的事情，众多的研究提出了许多理论，做了许多实证研究，使关于积极情绪尤其是主观幸福感的研究一时间呈现蓬勃发展的态势。

研究者用多种理论来描述主观幸福感的形成和发展，包括了实现论，信息加工判断理论或人格特质论等。而关于影响主观幸福感因素的分析也是研究者所热衷探讨的话题之一，包括了二因素说和多因素说。这些相关的影响因素的探讨大多离不开对个人客观生活环境 (如经济因素、文化模式、身体健康状况、朋友关系等) 以及主观的内在心理状态 (心理储备或人格因素等) 的讨论 (Suh & Fujita，1996；Forest，1996；DeNeve，1998；Schimmack，2002)。而在关于具体的影响主观幸福感的因素中，研究者 (Myers，2000) 在分析人均国民收入与幸福感的统计时发现，在最贫穷的国家里，财富对主观幸福感的影响还是比较大的，国家越富裕，人民越能感受到主观幸福感。当人均国民收入超过 8 000 美元时，这二者之间的相关就消失了，而平等、人权等指标的影响开始明显增大。研究者 (Lucas et al，2000) 关于文化对主观幸福感的影响的研究中发现，在个体主义和集体主义这两种典型的文化模式中，自尊 (self-esteem) 在集体主义文化模式中对个体生活满意度的影响度要比在个体主义文化模式中小。此外，身体健

康和人际和谐与主观幸福感的关系也是研究者探讨的热点。

除了主观幸福感以外，其他的积极情绪例如快乐\生活满意度等也是积极情绪与体验的研究重点。现有的研究发现那些感到快乐和不快乐的人在认知、判断、动机和策略上都有所不同，而这种不同往往是内隐的，难以被意识到（Lyubomirsky，2001）。许多研究对影响快乐和满意度感受的因素进行了探讨，基于他们的研究，研究者（Buss，2000）提出，为了提高快乐程度，个体至少可以通过以下的方式来进行自我调整：建立良好的人际关系并发展亲密友谊；选择价值观、兴趣、人格特征与自己相近的配偶；适当设立一些期望值，因为它们的实现会给人带来很大的鼓舞。

关于积极情绪和体验的测量也是积极心理学发展的一个重要方面。针对积极心理定义的斯蒂恩幸福感指数（SHI；Seligment et al，2005）的提出是这方面的一大成就。SHI反映了人们在三个维度上的幸福程度，它们分别是愉悦感受、投入程度和意义感知。塞利格曼在包含700个被试的预测试中发现，SHI的分数与其他幸福感量表有着较高的相关程度（r＝0.79，Lyubomirsky和Lepper的1999年版的一般幸福感量表；r＝0.74，Fordyce的1977年版的幸福感量表；Seligmen et al，2005）。这说明SHI具有较好的信度和效度。此外，SHI与贝克抑郁量表（BDI；Beck，Ward，Mendelson，Mock＆Erbaugh，1961）有较好的对应关系。

22

（二）积极的人格特质与性格力量

在积极心理学中，积极的人格特质（positive personality）受到了研究者的关注。坎贝尔等人（Campbell et al，1976）研究发现社会人口信息（如收入、智力、受教育程度等）只能解释幸福感的15%的变化。那么影响幸福感的更大因素是什么呢？研究者认为积极的人格特质在影响主观幸福感方面有极大的作用。因此，心理学家逐渐开始对积极品质展开系统的研究。

积极心理学的创始人彼得森和塞利格曼对个体的积极品质进行了系统的研究（Peterson＆Seligman，2004a，2004b），提出了实践价值（value in action，VIA），对重要的积极品质进行了归纳和分类，为积极心理学的发展作出了重要的贡献。VIA系统更被形象地比喻为DSM式的分类系统，生动地体现了价值实践系统对心理健康研究的重要性正如DSM系统对精神疾病研究的重要性。

塞利格曼等人首先对全世界范围内的各种不同的宗教、文化和法律体系进行了分析和论证（Dahlsgaard，Peterson＆Seligman，2005），在众多的积极品质之中，选出了进入价值实践系统的积极的人格品质（即性格力量）。价值实践系统共包含六大类的核心美德（virtue）及24种性格力量（Character Strength）。性格力量亦译为显著优点。性格力量与美德之间是从属关系，每一类美德包含几种性格力量。六类美德具体为：智慧（wisdom）、勇气（courage）、仁爱（humanity）、公正（justice）、克己（temperance）和自我超越（transcendence）。塞利格曼和他的同事认为，这六类美德是人类各种族共有的，在人类进化的过程中对于人类的生存具有至关重要的作用（Peterson & Seligman，2004a，2004b）。性格力量是六类美德的具体表现形式，是在个体的思维、情感和行为中体现出的积极品质（Park，Peterson & Seligman，2004；Peterson & Seligman，2004a，2004b）。性格力量还可以广泛地定义为可以预测个体对生活适应程度的心理过程（Xing & Isaacowitz，2005）。价值实践系统共有 24 种性格力量，具体为：创造力（creativity）、好奇（curiosity）、开放思维（open-mindedness）、好学（love of learning）、见地（perspective）、真实（authenticity）、勇敢（bravery）、毅力（persistence）、热情（zest）、仁慈（kindness）、爱（love）、社会智力（social intelligence）、公正（fairness）、领导力（leadership）、团队精神（teamwork）、宽恕（forgiveness）、谦逊（modesty）、谨慎（prudence）、自律（self-regulation）、审美（appreciation of beauty and excellence）、感恩（gratitude）、希望（hope）、幽默（humor）以及虔诚（religiousness）。

在理论分析的基础上，塞利格曼和他的研究团队对 54 个国家及美国 50 个州的 117 676 名成年被试进行了跨文化研究，结果表明进入价值实践系统的 24 项性格力量在各个国家的情况和美国各个州的情况吻合（Park，Peterson & Seligman，2006）。这一结果证实了这 24 项性格力量是为全人类所共有的。价值实践系统公布后，受到众多积极心理学家的关注。研究人员在其他国家，如克罗地亚（N = 881；Brdar & Kashdan，2010）、英国（N = 17 056；Linley et al，2007）、日本（N = 308；Shimai，Otake，Park，Peterson，Seligman，2006）、瑞士（N = 445；Peterson，Ruch，Beermann，Park & Seligman，2007）、肯尼亚和丹麦（Diener，2006）等国家进行的跨文化研究也都认可了这 24 项性格力量，现有的数据表明价值实践系统有可能成为全世界通用的描述人的积极品质的分类系统。

在提出价值实践系统伊始，塞利格曼等人即将培育个体拥有更多的性格力量，以及鼓励个体表现出更多的性格力量作为目标之一（Peterson & Seligman，2004）。现有的研究表明生活环境及事件对个体所拥有的性格力量有影响（Steger et al，2007）；同时，性格力量在个体的发育过程中（如从青春期至成年）会发生变化（Koenig，McGue，Krueger & Bouchard，2005）。与青少年相比，在成年人中更普遍的性格力量包括：真实、开放思维、见地、领导力、宽恕和虔诚，这些性格力量伴随着认知和情绪系统的成熟而随着年龄的增长而增加（Park & Peterson，2005）。相比而言，在青少年中更普遍的性格力量包括：创造力、团队精神、希望、坚韧、热情和谦逊，这些性格力量似乎在青少年步入成年的过程中被消磨而有所减少。一项通过网络开展的研究发现，在"9·11"事件发生两个月后，和信仰相关的性格力量有所上升。另一项研究发现军校学员与市民相比在诚实、勇敢、团队合作和勤奋等性格力量上得分更高（Matthews，Eid，Kelly，

23

Bailey & Peterson，2006）。我国的学者进行的一些研究也与此相关。如陈宝国（2004）发现双语双文教学有利于培养学生的学习兴趣、热情和毅力。

价值实践系统的创建源于积极心理学的兴起，尤其是对幸福感和生活满意度的关注。因此，价值实践系统与主观幸福感的关系备受关注。研究人员发现在性格力量问卷量表得分更高的被试生活满意度更高（Park，Peterson & Seligman，2004）。而国内的一些研究也发现价值实践系统中所列的性格力量（如乐观、宽恕、幽默、自控等）和生活满意度/幸福感呈正相关（袁莉敏，张日昇，2007）。

价值实践系统和性格力量被提出来以后，研究者不仅关注到它们与幸福感的关系，更关心这些性格力量能够提高主观幸福感。塞利格曼等人进行的一项研究表明，鼓励被试在日常生活中发挥他们所拥有的性格力量可以提升幸福感（Seligman，Steen，Park & Peterson，2005）。这一研究发现赋予了价值实践系统更多实际应用的价值。

（三）积极心理过程与身体健康

积极心理过程与身体健康的关系引起了许多研究者的兴趣。积极的情绪状态（快乐、乐观等）是否能够充当积极生理状态的心理资源？研究发现，积极的情绪状态对于患者的身心状态有改善的作用，同时，良好的状态能够让康复期缩短（Sandra，2001）。一项元分析研究发现，情绪在压力与疾病之间起到了中介的作用，积极的情绪更有利于提高个体的免疫力从而达到抵抗疾病的目的（Denson，Spanovic & Miller，2009；Fredrickson，2009）。而对特定人群的健康状况的研究发现，感染了艾滋病病毒的患者如果对自己康复能力抱有乐观看法的在康复锻炼中反而表现更好（Taylor，1992）。积极情绪会让艾滋病症状出现得更晚（Salovey，Rothman & Detweiler，2000）。而类似的研究还发现，积极的心理影响能降低糖尿病患者的死亡率（Moskowitz，Epel & Acree，2009）。

关于积极情绪和体验对身体健康的作用机制一直是研究者们分析的焦点。生理心理学的研究发现，积极和消极情绪都可能引起体内特定抗体分泌的改变，从而改变一个人的免疫系统活动的强度，从而影响健康（Labott & Teleha，1996）。关于心理状态与生理健康关系的许多研究都得出了相似的结论。

（四）积极的心理治疗

长期以来，心理治疗一直存在着一种诊断病理式的治疗思路。传统的心理治疗把工作重点完全放在对病人的问题的评估和治疗上。针对过去的心理治疗方法，塞利格曼指出，为了让患者正视问题而一味地让患者沉浸在消极的心理情绪中，并不利于实现心理治疗的目的（Seligmen，Rashid & Parks，2006）。而现实中较高的心理治疗退出率印证了他的看法。鉴于这种现状，他提出了用积极心理疗法（positive psychotherapy）来代替传统心理疗法的建议。

事实上采用积极的方式来进行心理治疗已经存在相当长的一段时间了，而积极心理学运动让这种心理治疗方法发扬光大起来。同时，积极心理学也运用了最新的一些研究，补充了积极心理治疗的理论基础，使之系统化和可操作化。在这种意义上来说积极心理疗法或许会成为心理咨询师们的首要选择。

塞利格曼在吸收了前人有关积极的心理治疗的想法之后，和他的合作者一起在宾夕法尼亚大学的心理咨询中心对积极心理疗法进行了实践检验（Seligmen，Rashid & Parks，2006）。研究发现，无论对团体还是对个人采用积极心理疗法，都能显著地降低患者的抑郁情绪。而相对于一般的心理疗法和接受药物的心理疗法而言，接受积极心理疗法的极度抑郁的个体能够更好地改善抑郁症状并得到恢复。同时积极心理疗法还能提高一个人的幸福感。而相对于那些没有接受团体积极心理疗法的控制组学生而言，接受积极心理疗法的轻度至中度抑郁症学生能够显著地降低抑郁症状，并且提高生活的满意程度。此外，这种提高在治疗之后还持续了至少一年的时间。在对门诊患者的研究中，所有指数都具有临床上的显著性，彰显了积极心理疗法的重大优越性。

三、积极心理学对心理健康教育的启示

传统的心理健康教育方法相对单一，仅把心理健康教育作为一门单纯的课程来开设，或者增设一些咨询中心之类的场所，似乎心理健康教育仅仅属于专职心理健康教育老师的工作范畴，而学生则是心理健康教育的唯一目标。然而，根据积极心理学的观点，教师和学生都是成长、发展中的个体，而不是教育与被教育的对立关系，教师要培养自己的积极心理，也要以积极的心理看待学生，重视学生个体自我成长的经验。所以心理健康教育应从良好的师生关系开始。关注教师的积极心理体验，关注教师的心理健康，将有助于为学生营造出良好的真实的学习生活环境，帮助学生形成积极的组织系统，在这个组织系统中有积极的学生之间关系、师生关系、师师关系，当然还包括学校管理者与学生和教师之间的关系，所以心理健康教育不仅仅是一项简单的教学活动，更应该渗透于学校各项工作的点点滴滴、方方面面中。同时，积极心理学重视自我发展，更强调积极人格特质重要性，这种观点决定了学校心理健康教育的方法必须多元化。心理健康教育应尽可能地融合到各门科目的课堂教学工作去，在课堂中教师能充分发展和运用自己的积极心理，这样不仅有利于课堂教学计划的顺利实施以及教学效果的提高，也能帮助学生发展积极心理。

积极心理学认为个体积极品质的形成离不开良好的环境，即建立一个有效的社会支持系统，这样可以帮助人们健康成长，促进个体在未来应对压力与挫折时，更多地采用积极方式，更好地减少或应对压力带来的伤害。学生的生理和心理都在不断的发展中，他们生活环境的变化有时也不可避免，如升学、转学、换班、今后的就业、择业甚至是因各类原因产生的家庭人员结构的变化等等，这些都是学生未来可能面临的环境变化。那么如何来应对这些变化，就需要来自于学

25

校、家庭以及社会的共同关注，有了积极支持系统的提供，学生应对环境变化与挫折时，就更倾向采用积极的看法与应对方式，他们对变化的环境能更好、更快地适应，这对心理健康无疑更为有利。

【建议参考资料】

1. 塞利格曼. 塞利格曼幸福科学四部曲：真实的幸福、活出最乐观的自己、认识自己、接纳自己、教出乐观的孩子（全四册）[M]. 洪兰，译. 辽宁：万卷出版社，2010.

2. SELIGMAN M E P. Authentic happiness：using the new positive psychology to realize your potential for lasting fulfillment [M]. New York：Free Press，2002.

3. SELIGMAN M E P. Flourish：a visionary new understanding of happiness and well-being [M]. New York：Free Press，2011.

4. SELIGMAN M E P. What you can change and what you can't：the complete guide to successful self-improvement [M]. New York：Vintage Books，2007.

5. SELIGMAN M E P. The optimistic child：a proven program to safeguard children against depression and build lifelong resilience [M]. New York：Mariner Books，2007.

6. SELIGMAN M E P. Learned optimism：how to change your mind and your life [M]. New York：Vintage Books，USA，2006.

【问题与思考】

1. 简述由塞利格曼等人提出的价值实践系统的主要理论框架和贡献。

2. 简述积极心理治疗与传统心理治疗的比较及优势。

3. 如何在现有的价值实践系统的基础上，结合东方文化的传统和特征，建构适合我国的价值实践系统？

4. 如何利用互联网开展积极心理治疗的工作，从而大幅度增加心理治疗的受益者，并同时减少心理治疗的费用？

第十一章 约翰·鲍尔比①

【本章提要】

约翰·鲍尔比是英国心理学家、精神病学家和精神分析学家，因其在儿童发展和依恋理论方面的贡献而闻名于世。他将精神分析、认知心理学和进化生物学等学科统合在一起，纠正了弗洛伊德精神分析理论对童年经历的过分强调和对真正创伤的忽视。1989 年，约翰·鲍尔比获得了美国心理学会授予的"杰出科学贡献奖"。本章选译了鲍尔比的《母爱关怀与心理健康》一书的第 13 章和第 14章，分别介绍了大型机构养育对儿童存在的不利影响、群体照顾需遵循的原则和对失调与患病儿童的照顾问题。本章最后对鲍尔比的依恋理论进行了介绍，评述了鲍尔比相关理论的产生基础和理论框架，介绍了鲍尔比的依恋理论对于心理学发展的贡献和意义。

【学习重点】

1. 了解鲍尔比的研究兴趣确立的原因。
2. 掌握鲍尔比依恋理论的主要内容。
3. 领会鲍尔比创立的跨学科的研究框架。
4. 了解依恋理论的发展脉络。
5. 了解鲍尔比的主要贡献和对其理论的主要争议。

【重要术语】

依恋理论　母爱剥夺　安全依恋　群体照顾　机构养育

第一节　心理学家生平

约翰·鲍尔比（John Bowlby）是英国心理学家、精神病学家和精神分析学家，因其在儿童发展和依恋理论方面的贡献而闻名于世。他将精神分析、认知心理学和进化生物学等学科统合在一起，纠正了弗洛伊德精神分析理论对童年经历的过分强调和对真正创伤的忽视。因其卓有成效的研究工作，约翰·鲍尔比于1989 年获得了美国心理学会授予的"杰出科学贡献奖"（Award for Distinguished

---

① 本章作者为辛呈凤。

Scientific Contributions）。

1907 年 2 月 26 日，鲍尔比出生在伦敦一个中上阶层家庭。鲍尔比的父亲安东尼·鲍尔比（Anthony Bowlby）是一位服务于王室的著名外科大夫。安东尼·鲍尔比和他的妻子玛丽·布里吉特·莫斯汀（Mary Bridget Mostyn）共有六个孩子，约翰·鲍尔比是他们的第四个孩子。

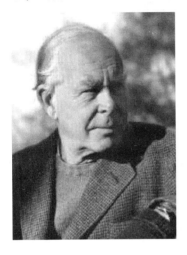

和当时这个阶层的所有家庭一样，孩子们的抚育和教养工作，主要是由保姆和家庭教师来完成。通常来说，鲍尔比能够在下午茶后和母亲待上大约一个小时的时间，夏天的时候，这个时间会稍微长一点；因为和这个阶层其他母亲的看法一样，鲍尔比的母亲认为过多的关注和喜爱会导致对孩子的溺爱，不利于对孩子的教养。而称得上幸运的是，四岁之前的鲍尔比一直有一位与其有着深厚感情的保姆陪伴。四岁那年保姆的离开，对鲍尔比的童年来说是一件影响重大的事情，在他后来的著作中，心爱保姆的离开被他描述为如同失去母亲一般。

28　　　　七岁的时候，鲍尔比被送往寄宿学校。在后来的作品中，鲍尔比把这个时期称为"可怕的时期"，"即使是一只狗，我也不会在他七岁的时候把他送往寄宿学校。"[1] 这样的童年经历使鲍尔比对儿童的心理发展表现出不同寻常的敏感，尤其是对儿童遭受到的苦难的感知，这也成为其研究的前提和基础。大概正是在这样家庭背景下成长的经历，使鲍尔比愿意花费大量的时间和精力去思考依恋与分离的问题。

1918 年，鲍尔比和哥哥被送往伍斯特市的林迪法恩寄宿学校（后来改名为阿贝利府寄宿学校）。1921 年，鲍尔比离开了林迪法恩，开始就读于达特茅斯的皇家海军学院。从军的这段日子塑造了鲍尔比军人特有的专注的思维模式，在后来的研究工作中，鲍尔比将这种专注投入到了对依恋与分离问题的研究之中。

1924 年，约翰·鲍尔比开始了在皇家橡树号战列舰的海军学员训练，很快，他就发现训练相当的枯燥。鲍尔比想离开，但是他无力偿付相关的训练赔偿费用。后来，是鲍尔比的父亲替他支付了 440 英镑的相关赔偿费用，并支持他开始了医学学习。鲍尔比在伦敦接受了必要的培训之后，进入了剑桥大学学习与医学

① SCHWARTZ J. Cassandra´s daughter：a history of psychoanalysis ［M］. London：Viking/Allen Lane，1999：225.

事业相关的自然科学。他学习的课程涉及哲学和心理学领域，也包括当时剑桥大学的首席心理学家巴特利特（Bartlett）的生物心理学课程。在学校的最后一年里，鲍尔比读到了弗洛伊德（Freud）的《精神分析引论》（*Introductory Lectures on Psychoanalysis*）和威廉·里弗斯（William H. R. Rivers）的《本能与无意识》（*Instinct and the Unconscious*）。

从剑桥大学毕业后，鲍尔比跟随琼·里维耶（Joan Riviere）开始了精神分析的训练。1937 年，鲍尔比获得了资格证书，正式成为一名精神分析师。

1938 年 4 月，鲍尔比与外科医生的女儿乌苏拉·朗斯塔夫（Ursula Longstaff）结婚，此后他们一共生有四个孩子。1990 年暑期，鲍尔比回家时，在苏格兰的斯凯岛逝世。

也许与童年的成长经历相关，再加上又亲身经历了"二战"中被逐和无家可归儿童与父母相分离的观察工作，鲍尔比几乎将其一生的研究精力和兴趣都集中在了依恋与分离的问题上。其中，鲍尔比第一篇关于依恋和分离的研究成果发表于 1938 年，而最早关于依恋问题的实证性研究则来自他对伦敦儿童指导诊所的 44 个失调儿童案例的分析。鲍尔比在其研究中发现，患者的症状和他们的母爱剥夺及分离历史有着重要的关联。

第二次世界大战中断了鲍尔比作为一位儿童精神病学家的实践性工作。在战争中，他是皇家陆军医疗队的中校。但是，在战争过程中发生了很多和儿童相关的事件，比如说大量儿童与亲人的被迫分离，拯救犹太儿童的运输计划，伦敦空袭中的儿童疏散，举办集体托儿所以便让幼儿的母亲参与战争等等为鲍尔比提供了丰富的研究素材，为其后来的研究工作打下了坚实的基础。

"二战"结束之后，鲍尔比被任命为塔维斯托克诊所儿童部的负责人，因为鲍尔比非常重视在儿童治疗中家庭关系的重要性，这个部门后来被他改名为"儿童与父母部"。这个部门最初是在梅兰妮·克莱因（Melanie Klein）的领导下工作的。梅兰妮·克莱因是儿童精神分析的先驱，也是客体关系理论的代表人物。应该说鲍尔比的前期研究工作受克莱因的客体理论启发很大，但是后来，两人的研究主张发生了很大的分歧。虽然同样以儿童为关注和研究对象，但两人对于母亲角色的理解有着很大的不同。克莱因非常强调儿童对母亲的幻想，并以此作为儿童精神分析的重点；而鲍尔比则对真实家庭互动模式进行分析更感兴趣。因为其理论主张得不到克莱因的认可和支持，鲍尔比自己建立了一个关注母亲与孩子分离问题的独立研究小组。鲍尔比坚持认为，儿童是对现实生活中的事件作出回应而不是对无意识的幻想作出回应，这一分歧使鲍尔比与精神分析学派产生了疏离，他自己也由此被精神分析学界所排斥。

1948 年，詹姆斯·罗伯逊（James Robertson）成为了鲍尔比的工作助手。罗伯逊曾经在安娜·弗洛伊德（Anna Freud）为无家可归儿童设立的托儿所工作

29

过。在那段工作经历中，罗伯逊在安娜·弗洛伊德的带领下，获得了儿童心理学研究的专业训练，使罗伯逊成为符合鲍尔比要求的具备系统观察水平的工作助手，给鲍尔比的研究工作带来了很大的帮助。

1952 年，鲍尔比和罗伯逊共同制作了纪录片《两岁小孩去医院》（*A Two-Year-Old Goes to Hospital*），这是一部以"儿童的短暂分离"为主题的纪录电影。这部纪录片要表达的中心思想，是儿童与其主要监护人短暂分离的痛苦经历及带来的创伤性的影响。他们也把这部电影推荐给英国精神分析学会，但是传统的精神分析学家们并不认同一个孩子会因为分离而哀伤和悲痛，他们在片中看到的，是孩子由无意识的幻想而造成的痛苦（具体到这部影片中由于母亲怀孕所引发）。虽然没有得到英国精神分析学会同仁的理论认同，但是在生活中，这部电影在改变传统医院对患儿父母来访的限制规定方面起到了实际的作用。

1950 年，鲍尔比开始担任世界卫生组织的心理健康顾问。此前，由于鲍尔比对失调儿童以及机构化养育儿童所产生影响的研究，世界卫生组织委托他编写欧洲战后无家可归儿童的心理健康状况报告。以这些研究为基础，1951 年鲍尔比发表了《母爱关怀与心理健康》（*Maternal Care and Mental Health*）。在这部著作中，鲍尔比通过对美国和欧洲案例的研究，得出了他的主要结论，即"婴幼儿应该经历一段与母亲（或母亲角色的永久替代人）的温暖、亲切和连续的关系，并在其中得到满足和享受"，以及如果婴幼儿缺失这样一种关系可能会造成的重大和不可逆的心理健康后果。

这部作品在理论上引发了一些争议，一些批评家不赞同鲍尔比对母爱（或等价物）的功能必要性的过分强调，也不赞同其"与儿童形成持续的关系是为人父母的重要组成部分"这一观点。但是这部作品在实践中产生了很大的影响。鲍尔比提出的"对婴幼儿来说，任何与母亲的分离都是有害的"这一观点被一些政治组织所引用，用于反对妇女工作而把孩子留在政府的托儿机构。1962 年，世界卫生组织出版了《母爱关怀的剥夺：重估影响》，鲍尔比的合作伙伴玛丽·安斯沃斯（Mary Ainsworth）提供了关于依恋理论的最新研究进展情况，回应了此前存在的一些误会，也试图回应前期关于父爱剥夺的影响证据不足的情况。

在鲍尔比的研究工作中，安斯沃斯是他最重要的合作伙伴。在依恋理论的相关研究中，鲍尔比提出了依恋理论的基本原则，对孩子与母亲关系以及对分离、丧亲及剥夺所带来的关系瓦解的后果进行了深入的研究。安斯沃斯则发展出了新方法来检验鲍尔比的一些观点，并对依恋理论进行了扩展和完善。

从 20 世纪 50 年代开始，鲍尔比综合进化生物学、习性学、发展心理学、认知心理学和控制论等领域的最新研究成果，开始构建新的研究框架。在这一框架下，鲍尔比发展了其依恋行为的理论内涵，明显超越了传统精神分析的视野。他从进化和人类学的角度来看待儿童的心理发展，认为只有考虑人类行为的适当环境即进化的基本环境，才能对人类行为有正确认知。在他看来，在人类进化的进程中，为保护弱小免受威胁，婴儿需要和父母保持接近，而这种依恋行为正是促进和维持与养育者亲近的姿态和信号，比如婴儿的啼哭和微笑，就是最明显的依恋信号。而依恋行为是婴儿与生俱来的本能。鲍尔比的这些研究成果，集中地体现在其后来于 1969 年、1973 年和 1980 年出版的重要著作"依恋三部曲"中。

鲍尔比的最后一项让人关注的研究，是其采用了心理传记的研究方法，对达尔文进行了典型案例的分析研究。鲍尔比运用依恋理论，分析了早年丧母的经历对达尔文的性格和心理的影响以及这种影响如何作用于达尔文的一生，并撰写了一本全新的传记《达尔文：新的生活》（*Charles Darwin：A New Life*，1991）。

鲍尔比及其追随者所做的大量关于依恋行为的研究以及在此基础上提出的儿童心理发展理论，对家庭及各种社会福利机构的儿童养育活动具有重要意义。1989 年，鲍尔比获得美国心理学会授予的杰出科学贡献奖。

约翰·鲍尔比的主要著作包括《母爱关怀与心理健康》（*Maternal Care and Mental Health*，1951）及三部曲——《依恋与丧失》（*Attachment and Loss*）：第一部《依恋》（*Attachment*，1969）、第二部《分离：焦虑和愤怒》（*Separation：Anxiety and Anger*，1973）、第三部《丧失、悲伤及抑郁》（*Loss，Sadness and Depression*，1980）。

第二节 经典名篇选译

31

第 13 章 群体照顾①

一、群体照顾

现在，关于是放在寄养家庭养育还是机构养育的争论看起来可以结束了。虽然没有人赞成以大型群体照顾的方式照顾儿童——事实上，应该是几乎所有意见都反对大型的群体照顾（group care），原因是显而易见的，在这份报告的第一部分里也已经提到了——但小型专业教养院的价值还是得到了广泛认同。这些观点在以下类型的儿童身上最为有效②：

1. 如果不经过调整，无法与养父母建立良好关系的严重失调儿童。我们将在下一章中讨论这种儿童的治疗中心组织。

2. 不再需要日常生活照顾，又不太容易接受陌生人来扮演父母角色的青少

---

① 译自：BOWLBY J. Maternal care and mental health［M］. Geneva：World Health Organization，1951.

② 以下清单由戈登（Gordon）略微修改过。

年。这类型的孩子在父母暂时离开的情况下也可以比较轻松地保持与自己父母的感情联系。唯一例外的是那些离开学校已经开始工作的青少年，他们在谋生和成长的过程中有可能在寄养家庭中更容易轻松地安定下来。

3. 六七岁以上只需要短期照顾的儿童。

4. 当孩子的父母感到孩子与养父母之间关系成为威胁时，或者需要一段间歇时间来决定是带孩子回家还是打发他们去一个寄养家庭的时候。

5. 兄弟姐妹较多的大群体，可能不得不分散到几个寄养家庭里的情况。（将兄弟姐妹群体聚在一起照顾的原则不适用于婴儿和蹒跚学步的小孩，他们在这样的环境中还不能获得所需的基本个体照顾。这点在后面会详细讨论。）

近年来有太多关于机构养育原则的好书和报告，比如美国的霍普柯克（Hopkirk，1944）的书，英国的柯蒂斯报告（Curtis report，1946）等，这里无需多加讨论。但大家公认的原则是，养育机构必须要小——柯蒂斯报告认为不能超过100名儿童——这是为了避免大型机构可能会导致的严格的内部流程，也是为了让儿童能够去当地的学校上学并通过其他方式参与当地社区生活而不至于人满为患。大家公认的另一点，是要根据年龄和性别的组合，将孩子们分散到小型"家庭"中，每个家庭由一位母亲来负责，如果能有一位父亲就更好了，这样的安排不仅能促进家庭中感情氛围的发展，而且能够让兄弟姐妹们继续相处，彼此安慰和支持。（没有什么比根据年龄和性别来分开儿童从而把兄弟姐妹们分开的方式更悲剧也更不利于心理健康了，可惜这样的情况仍时有发生。）"家庭"也必须要小。柯蒂斯报告认为 8 名儿童最理想，12 名为上限。在这样的环境中，以基于个人关系的非正式的个体纪律来代替那些没有人情味儿的规则才是可能的。然而必须承认的是，即使在这种相对较好的环境中也仍然很难避免机构养育中存在的那些让人讨厌的特点——屋舍间的统一规则、职员间的私人摩擦，以及与粗陋欲坠的日常社会生活分离的手段。在这里，无法灵活柔软地允许个人特质的存在，儿童也几乎没有机会参与创造自己的生活环境。很少有人会认识到，对于创造自己生活环境的主动性和责任感的消失，是机构养育中潜在的不利影响。

为了克服这些问题，分散的村舍形式被大力提倡，成为描述中的大型专业寄养家庭。英国地方政府在修建新的住宅时，把一套房子改建为半分离的形式，让已婚夫妇各自管理一间。丈夫外出工作时，妻子在家中照料，寄养儿童与当地儿童混住，并尽量减小他们与普通儿童之间生活的差异。这个体制是否成功依赖于寄养父母的水平，需要选择优秀的能够承担相当大责任的寄养父母，但是做到这一点非常不容易。如果这样的寄养父母很难找到的话，通常可能是雇佣未婚女性来担任寄养母亲，那么相对来说集中的村舍形式可能会更好一些，因为能提供更好的支持。无论采用哪种体制，都可以用集中提供服务的方式来节约劳力和成本，虽然这样的方式中也潜在着风险，这些风险是由太多的个人选择都不由寄养父母决定所带来的。例如，集中供应的方式使家庭的采购工作不存在，同时也没有了家庭生活最重要的一部分，即进行选择的可能性。所以要尽可能地进行协调，并充分地考虑到问题的两个极端，集中供应方式虽然单调但是比较经济，而在另一些相对外围的东西上照顾到了多样性则可能会引致不经济。

斯特恩（Stern）和霍普柯克（Hopkirk）对寄养父母的责任特别是他们与寄养儿童及与其亲生父母的关系的描述值得赞赏。他们还强调了养父母不可试图占有儿童，而应当鼓励亲生父母探望以增进其亲子关系。如今，人们认识到寄养母亲需要专业化培训，从而使她们的工作更加专业化。此外，明确寄养母亲的角色以及与其他专业工作者——社工、精神病学家等——的关系也很重要，这样才可能有好的团队工作。对她们照顾的儿童进行定期的讨论，这应该成为她们职责中的一部分，也应该鼓励她们与受过训练的心理咨询师讨论相关问题。

在未来，儿童的医疗照顾应该包括心理健康部分，应当使用进一步的实验手段，比如使用韦策尔网格（Wetzel Grid）快捷简便地得到心理健康指数。如果弗里德和梅尔（Fried & Mayer）[①] 的发现是确凿的，那么要测出隐藏在表面的适应之下的情绪干扰就有了一个最有价值的工具。这些隐藏的情绪干扰在养育机构中很常见，通常具有重大的精神病学意义。心理健康训练都强调儿童行为的迷惑性，特别是被动服从的行为。比如穆洛克·豪威尔（Mulock Houwer）提到机构养育的儿童容易发展出双重道德标准：规则的外部形态和后来表现出来的可能完全违法的内部标准。芝加哥的劳伦斯（Lawrence）描述到，当曾经长期在教养院生活、看起来友善又礼貌的儿童被分送到寄养家庭去时，很明显他们害怕亲密的私人接触，而看起来更喜欢生活在情绪的真空里。他们逃避作出决定，恼怒于有关独立的建议，有着过度的物质需求。而这一切只有在他们离开养育机构的时候，这些不讨人喜欢的特点才会涌现出来——而当他们还在养育机构时，一切从表面上看来都挺好，认识到这一点很重要。类似的，贝特尔海姆和西尔威斯特（Bettelheim & Sylvester，1948）报告过他们对一群六到八岁的儿童进行的常规精神病学检查，这些儿童生活过的养育机构的管理员认为他们中没有人在任何方面有不正常。尽管对他们的第一印象非常好——"他们看来有非比寻常的团队精神"——但进一步的检查却表明他们缺乏适应能力，而且对玩具和抚摸尤为饥渴。"尽管在心理测量中智力表现良好，但是欠缺时间、空间和人的连贯性的所有概念……"这一事实无情地指出了他们具有心理变态的特征，只是伪装正常而已；他们极有可能很早就进入了养育机构生活。这一切让我们回到了这篇报告的中心议题——对婴幼儿的照顾问题。

33

[①]　参见原书第 379 页。

二、寄宿制托儿所

很不幸有这样一种观点至今仍然普遍存在，即机构化的环境对婴幼儿没有影响。有必要指出的是，从事心理健康训练的人都不支持这种自满的观点，实际上他们全都强烈反对这一观点。在所有心理学家和就此问题开展研究的精神病学家的著作中都可以找到关于这一影响的清晰论述。早在1938年这个问题就在国际联盟报告[1]上进行了公开讨论，报告中讲述了机构照顾婴幼儿的困难，"婴幼儿在个体关注下和家庭情感氛围中能更好地生存，更快更蓬勃地发展"（第一卷124页）。因此在八年之后，在可以获得更多的科学信息的时候，柯蒂斯委员会[2]（他们负责向英国政府报告有关照顾贫困儿童应遵循的原则）却主张"寄宿制托儿所面向所有一岁以上，两岁半以下，尚未寄养或送去家庭群体的婴幼儿"，不免令人痛心。显然，在一篇其他部分看上去都很先进的报告里，这一观点无疑是个严重的缺失。特别希望这份提议不会被英国或别的什么国家采纳，令人满意的是，美国联邦安全局儿童部的官方政策也是反对寄宿制托儿所而支持由寄养家庭来对婴幼儿进行照顾的。

也不是说世界上最好的托儿所无法为婴幼儿提供一个满意的情感环境。这并不是出自对这个问题理论层面过度思虑的教条论断，而是许多不同国家杰出的工作人员在实践中获得的周详意见。比如英国的布林汉姆和弗洛伊德（Burlingham & Freud），从战时运营托儿所的经历中得出了这个意见。起初他们满怀希望解决这个问题，但随着时间的进展，他们日益意识到母爱剥夺的恶劣影响和在机构养育中提供替代照顾的困难。最终他们得出结论，如果婴幼儿要接受持续的永久母亲替代者的照顾——这在观察中表明是最基本的——那么更可取的安排是多增加几个帮手，每个帮手都带几个儿童回家，然后把托儿所关闭。美国的里奇曼（Richman，1946）得出了同样的结论。在给出托儿所及其人员的细节之后，他是这样总结的：

> "要给予九个月到五岁大的儿童以足够照顾所需要的人数比要给予年龄更大的儿童以照顾所需要的人更多；因此这类计划的开支相当高。这个项目的经验支持了那些儿童福利救济文章中报道的证据，幼儿在个体照顾之下茁壮成长，而不是群体照顾。"

荷兰的一个实践者穆洛克·豪威尔强烈批评了家庭对五岁以下儿童的安置。

① League of Nations. The placing of children in families ［R］. Geneva, 1938, 2.

② Great Britain, Care of Children Committee. Report…presented by the Secretary of State for the Home Department, the Minister of Health and the Minister of Education, London（Curtis report），1946.

对婴幼儿的群体照顾总是不尽人意，这不仅是因为群体照顾无法提供足够、持续的母爱，也因为它难以给众多幼儿主动参与群体日常生活的机会，而这对他们的社交和智力的发展是至关重要的。即使一个家庭只有两三个不足五岁的孩子和一个照顾她们的全职母亲，并且让孩子们在饮食、洗衣、装扮、除尘等日常家务方面"帮助"她，她也会筋疲力尽。如果家里孩子多了，几乎不可避免地得将孩子们排除在这些家务之外并期望他们顺从、安静——也就是被动、不参与。由此出现的挫败反应显现为冷漠或暴力进攻，其程度很难为不曾经历这种环境的人所相信。机构养育的儿童被剥夺了参与家庭日常生活和与成年人进行持续社交的机会，艾萨克（Isaacs，1948）透彻地讨论了这一点，论述全面，值得一读。

不幸的是，很多国家的政策仍然允许寄宿制托儿所的存在，虽然有制度力图减弱其负面影响，但只要寄宿制托儿所存在一天，这些制度就毫无用处。为避免最坏的结果，托儿所、助手和儿童必须分散到小型、稳定的家庭群体中去，最好每家都有一套自己的房间——卧室、饭厅和游戏间。有足够多的玩具，让儿童有机会拥有属于自己的玩具。在布林汉姆和弗洛伊德以及艾萨克的出版物中能找到相关的描述和照顾儿童情感的其他技术。健康检查，尤其是对流行性传染病的检查已经深入人心，但希望将来把心理健康的照顾也能包括在内。应该对托儿所儿童进行定期、频繁的心理测试，只要他们情绪紧张就应进行测试。为增强测试的可操作性，可以在不损失太多可靠性的情况下尽可能地将测试简化为心理学家能承担的技术工作。如果这种测试投入使用，或者经证明韦策尔网格能为幼儿提供可靠的发展指数，那么至少能有些关于心理受损的知识，而不是像现在这样相关责任人仍然无视这个问题只是平常地认定儿童"完全没问题"。这种定期测试的结果也有望加快公众的认识：除去极为异常的突发状况，寄宿制托儿所与合理的国家心理健康卫生政策显然是不相容的。

三、研究之家和观察中心①

所有关注对离家儿童进行照顾的人都深刻地认识到有必要对儿童进行深入了解，看是否能够提供其所需要的帮助。然而，人们对如何获得这种了解却很难达成一致。

在这个问题上主要存在有两派观点：一派认为应该有留宿的观察中心，另一派则认为最好是对门诊病人进行观察。前者的方案被瑞典和英国两个欧洲国家采

①　这里的术语是用于指称那些意在观察儿童和诊断儿童的中心。"接待中心"这个词也是这个用意，避免与应急避难所功能的中心相混淆，例如英国内政部也用"接待中心"这个词，却不是这里所指的意思。

纳，为照顾无家可归的儿童制定了相应的国家政策。斯德哥尔摩的儿童福利局规定，所有需寄养的儿童都必须通过 1938 年建立的短期收留儿童的大型中心，并在那里接受拥有一名全职儿童精神科医生和一批受过技术训练的幼儿园教师的协助下实施的为期几周到几个月的观察和诊断。最近两年，英国官方也采纳了这条政策，借鉴了瑞典的经验。在柯蒂斯报告中关于这个主题有一段重要的话：

> "我们认为，超过托儿所年龄的儿童不应该被立即放到他们待的那些由政府管理的某某之家。我们从目睹过的人那里收到了几乎意见一致的表述，把这些地方描述为各种各样的接待站、分类站和清洗站。根据卫生部的人的意见，这么做的需要是我们从大撤退的经历里学到的重要一课。"

根据这份报告和由之而来的儿童法案，英国内政部发布了备忘录，备忘录称考虑到两岁以上的可能需要超过六个月照顾的儿童：

> "为了尽可能充分地了解和理解儿童的健康、个性、行为举止、智力、感情状况和社交历史，必须有一个接待和提供临时食宿的地方，让受过训练的专业人员进行相关的观察。"

在瑞典和英国，有许多接受过心理健康培训的工作者认为，规定所有儿童都得经过观察的政策是错误的，这一观点得到了美国许多相关人员的支持。这些持反对观点的人认为，首先，儿童遭受一段无可避免的不安定的经历并不好；其次，门诊的方法可以同样甚至更好地诊断儿童。他们认为柯蒂斯委员会及其见证者虽然在强调精确诊断的必要性上是正确的，但武断地得出只有通过留宿条件才能达至精确诊断这个结论却是错误的。特别是战时的撤退经历中大规模紧急情况下对待大量人的经验显然并不适用于和平年代。

所以首要的问题是：门诊究竟能进行精确诊断吗？如果可以，建立观察中心的开支和精力显然是没必要的——许多有经验的儿童精神科医生和社工认为，门诊是可以进行精确诊断的。克罗希尔（Clothier, 1948）是波士顿一名有丰富经验的儿童精神科医生，他写到："通常最好在门诊研究案例，以排除他们的家庭背景。"里奇曼（Richman, 1948）是克利夫兰的儿童工作者，他在评论了与治疗相脱离的研究的虚假性和研究中心造成的不安定之后，得出了相同的结论。最后，威尔第和杰拉德（Wildy & Gerard）报告说，他们担任负责人和心理咨询师的伊利诺伊儿童院救助会的观察中心以关闭而告终。他们发现包含在熟练社工得来的社交历史中的诊断信息最为准确，诊所的心理或身体检查也很有意义。他们认为，由社工从儿童在家中的行为及短暂外出期间的关系得来的第一手信息，就预测而言比接待中心的信息更加可靠。

当然，作出精确诊断的困难之一是判断儿童的别扭行为或神经质的症状是对现有不利环境的反应，还是早已嵌入了儿童的个性。为解决这个难题，除了诊所的检查，还可以沿两条不同的线路进行研究——第一，在所有已知的无论是现在还是过去的情境（在家里、在学校、与亲戚相处时、与寄养父母相处时，等等）中详细研究儿童的行为和症状的历史，还有与成人特别是父母有关的个人经历；第二，将他从家庭移植到一个全新的环境里。由于前者能够了解到远为丰富的信息，经验人士认为第一条线路更可靠。而且，第二种办法过于简单可能导致严重的误解，因为众所周知儿童在陌生环境中常常行为异样。就五岁以下的儿童而言这一点千真万确，托儿所的每个老师都知道，墨菲（Murphy，1937）在其著名的研究中也是这么声称的。她指出，显然这个年龄段的儿童的行为取决于以下因素诸如空间、成人的个性和其他儿童的数量、年龄及性别："儿童可能前一天在一群人中格外有同情心，第二天和另一伙儿童在一起时又非常具有攻击性"。而且，儿童注定要受到当时自己所处情境的影响，更确切的说，是受到他们当时自以为所处情境的影响。与此相关，英国一家始创观察中心的精神病学社工沃伦（Wollen，1949）评论到：

37

　　"在一些案例中，他们的举动是出于害怕不良行为可能导致的不良后果。他们也很焦虑，紧抓着爱和安全感，怕成为大人的一员。要说服儿童好好表现就有可能脱离中心，也是不可能的。在其他案例中，暂时的个人焦虑扰乱了他们的行为。在精神病学的谈话中能诊断出来的神经质儿童和失调儿童，在观察中心的行为却通常不会明显地躁动。"

推测儿童在"和平友好的氛围中"的表现就是其个性特征，这是一个基本的错误，认识到这一点，缺乏经验的观察者就不会认为碰巧看到的儿童的表现具有多么大的重要性。看到汤姆打了另一个小孩三次——所以他是一个好斗的男孩。玛丽一个人坐在角落里多时——所以她是一个孤独的小孩。这样的结论当然可能为真，但众所周知，如果去质疑在虚拟环境中的整个观察价值的话，这样的结论常常是错误的。

沃伦也指出存在这样的危险，在管理者看来接待中心和观察中心可以快捷方便地解决家庭困难，结果儿童脱离了家庭，而这不是必需的。这样它可能成为整个社会调查和家庭案例工作的糟糕的替代品。这无疑是一个巨大的危险。事实上，可能只是由于缺乏足够的社会服务和儿童教导服务，才导致人们认为有必要到处发展观察中心。

还有一个危险父母必须注意到，待在观察中心将对儿童产生不利影响。斯德哥尔摩的精神病科医生注意到一些在城市观察中心待过的儿童一到寄养家庭就出现"医院"症状。英国肯特的始创中心在 1948 年的一篇报告中说，"儿童即使因为短期调查而脱离家庭，也会对他与父母的关系产生不利影响，家庭危机使他对父母怀有敌意并感觉被拒绝，此后离家尤为不利"。不到五六岁的儿童面对这样的经历当然更为脆弱。报告高度强调了"试图有效地安慰儿童，必须基于对他个人的恐惧和悔恨的理解，而这一点他自己可能都没认识清楚"。报告着重指出需要"儿童尽早尽量亲密地和将在其离开中心后与他相处的社工或官方接触。"总而言之不需多说，关于儿童的安置和未来打算问题必须绝对的坦诚。然而即使具备所有这些条件，要让儿童在观察中心得到建设性的治疗而不仅仅是度过一段不安焦虑的时光，也是极为困难的。对父母的不利影响也不应该忘记——儿童离家不会促进家庭的纽带和责任感。

尽管可能得出结论说观察中心对大多数儿童而言不是必需的，对不到五岁的儿童是危险的，但仍然有少数人在接受调查时需要暂时的照顾。特别是那些无家可归的儿童和不能获得合理充分的历史和容易配合条件的儿童。在美国，这种实践是通过将儿童安置到特意选择的临时寄养家庭里发展起来的。在这种条件下，更有可能对儿童与寄养父母相处的能力作出合理的评估，以此评估他潜在的发展能力。一些寄养父母特别是自己也有小孩的父母对这项工作很感兴趣，当然，需给他们适当的报酬。

情绪明显异常的儿童最好立即安置到处理精神病儿童的治疗中心，所有国家都需要更多这样的机构。法院判定需要照顾和保护的儿童通常最好留家查看。在不尽人意的条件下待一两周可能不会对他们的未来作出改变，循序渐进有计划地将儿童转去别的环境安置则会成功，必须要抵制愤怒的工作人员的草率和性急。

可能只有对违法的、于人于己都有危险的大龄儿童，观察中心才确有必要存在；这些中心通常叫拘留所，不在这篇报告的关注范围之内。

综上，可以说群体寄宿制的照顾通常不涉及六岁以下的儿童，适合于六至十二岁儿童短期停留，也适合需要短期或长期停留的青少年。当然，对许多失调儿童来说也是不可缺少的，这些儿童的照顾将在下一章中探讨。

第 14 章　失调和患病儿童的照顾

一、失调儿童的照顾

有三类离家儿童需要特殊的精神照顾：

1. 患有精神障碍的儿童和由于治疗或社会限制通过法律上的、医疗上的或社会上的代理人脱离了家庭的儿童。这种障碍不一定是不良家庭条件的结果。

2. 上一章中描述过的由于在养育机构和寄养家庭的经历造成精神障碍的儿童。

3. 由于家庭照顾上的有害经历造成障碍的儿童，比如家庭压迫、分裂和情感上的忽视。

接下来我们将看到，第一类在一定程度上对应着第三类，取决于到底强调的是儿童的适应不良还是家庭环境的不适合。

已经有人谴责了在儿童指导运动的早期历史中，工作者们过于轻易地倾向于将儿童从家庭中剥离出来，由于这个错误使得整个运动在一些地区变了味，但这些方法已经得到了改变。如今许多领导这项工作的人坦言了之前的失败，认为儿童脱离家庭是不得已才采取的手段，因为脱离家庭解决不了潜在的情感冲突。这种政策的结果常常是隐藏了实质问题并制造了新的问题。而且，只可能出现两种结果：要么是得提供我们已知道的既困难又花费巨大的长期照顾，要么儿童或早或晚得回到他来的那个同样的条件中去。面对相对轻易简短的办法的诱惑，人们常常忽视了考虑长期照顾的办法。只有当社工、医生和政府官员对儿童有一个稳妥的长期计划时，才允许儿童脱离家庭。没有这样的计划，脱离仅仅是制造了又一个被剥夺了家庭的儿童。

尽管对儿童脱离家庭的问题严加警告，甚至引进了更好的预防措施来防止儿童变得失调，但还是需要很多年的时间来对脱离了家庭的失调儿童进行照顾。虽然有许多问题不太明显的儿童甚至一些违法的儿童可能是出现在寄养家庭里（Kline & Overstreet，1948）；关于一个十五岁的精神紊乱的女孩的有趣案例有助于理解这一点，但是普遍认为首先必须引导大多数更具攻击性和不良性格的儿童形成更好的社交适应能力。如何做到这一点？需要什么条件？

克罗希尔（Clothier，1948）有一篇有意义的文章，认为如果要使所有不同年龄和不同精神紊乱状况的儿童都得到满足，食宿条件丰富多样是很有必要的。这篇报告形成了处理六岁及六岁以上儿童的问题所遵循的普遍确定的原则。

首先，所有针对机构养育的细节都大概适用。儿童必须分散到布置最佳的单独的村舍或公寓的小群体中去，各自都有寄养母亲或寄养父亲。有时这些小群体聚成一个"村落"，例如在瑞典的思嘉和纽约城郊的霍桑锡达诺尔斯学校；还有芝加哥犹太儿童局进行的城镇实验，建造了三个单元的小楼与环境相融，每个单元由寄养父母照顾六个孩子。另一种安排适合于在有限区域内被打散了的农家，就像温尼考特和布里登（Winnicott & Britton，1944，1947）描述的牛津郡的战时收容所一样。两种安排各有优点，分散安排的优点是每个收容所或农家可以根据寄养父母的个性发展自己的个人生活方式，也不用对付儿童间的比较。

考虑到混合了不同的性别和年龄，大量的实践呈现出多样性，失调儿童的案

39

例开始区分准青少年和青少年，区分青少年出现的性别差异。并非所有人都觉得这种区分可取，但在对群体的大小上并无异议：所有人都认为应该是小型的。温尼考特和布里登（1944）声称12名儿童是最理想的；在思嘉那里是7名，在主要是青少年的霍桑锡达诺尔斯的最佳人数是16名。克罗希尔（Clothies，1948）讨论到准青少年的安排时提议人数为6至10名。这些差异可能并不像初看起来那么矛盾，而是很大程度上取决于有待照顾的儿童的年龄。原则是，年龄越小人数越少。无论怎样，没有一个专业人士建议一家农舍的儿童超过16名，甚至不赞同英国卫生部（1944）的高达25名青少年的提议，即使这是基于战时问题儿童收容所的经验。可能收容所能够容下这么多人，但如果意在治疗就太多了，除非分散到每家都有寄养父母的次级群体中去。

人们将注意到命名也不一样——寄养家庭、收容所、治疗小区、学校，这些名称都在用。可能治疗小区是最令人满意的，提供了治疗的实义。它突出了实质问题也就是儿童精神不健康需要治疗，而且研究发现相比其他名称父母也更愿意接受这个名称，因为这提供了比父母的期望更多的东西。"寄养家庭"或"收容所"这两个词就缺乏这层含义。

像正常儿童的案例一样，失调儿童与父母保持联系是很紧要的，既要接受父母的来访也要有探亲的假期。而且，同样需要与父母一起进行案例研究——这常常被轻易地忽视了。美国宾夕法尼亚威尔克斯—巴里的罗宾逊（Robinson，1947）强调了这一点，还有儿童与父母一道参与制定适当周全的长期计划的需要。关于父母的困难，他写道：

"儿童的改进，特别是其在行为中的反映，常常是父母感觉的唯一起因。儿童很难完成家里都无法达到的事情，而父母可能对此有不同的反应。例如，他可能感到自己与孩子之间造成的分离更强烈了，想抛开已有的困难重建亲密。他可能对治疗中心产生敌意，试图将孩子离开他的责任投射到治疗中心上。他可能不能够或不愿意认识到孩子的变化。他可能直接产生拒绝的情感。他可能立即重新衡量对孩子的一般感觉。无论父母是何种反应，它使得辅助儿童发展的父母培育的质量被削弱了。与父母的工作需要与他们所面对的孩子的全新形象以及他们能更满意地实现父母角色的方式紧密相关。"

由于需要父母与孩子亲密联合的工作，治疗中心应该限定自己允许儿童合理的外出，这要求治疗中心广泛分布在整个社区里。

大家一致认为治疗中心的成败取决于寄养父母的个性以及寄养父母的选择，关于寄养父母的选择温尼考特和布里登说得很有道理：

"我们发现前期的训练和经历的性质不如吸收经验的能力以及真正
自发地处理生活中的事件和关系的能力重要。这一点至关重要，因为只
有面对自己足够自信的人和能自然行动的人，才能自始至终一贯地行
动。更进一步说，来到收容所的儿童把这种看护变成了严峻的考验，以
至于只有能坚持做自己的人才能忍受这些压力。"

尽管温尼考特和布里登还有英国卫生部倾向于认为前期的训练和经历不是
最重要的，但这可能是由于迄今还没有进行与此工作相关的训练的缘故。只要
认识到这是一项有技巧地与儿童建立人际关系的工作，而儿童的人际关系能力
是被大大削弱了的，那么无论在实践上还是理论上对寄养父母进行人际关系和
儿童发展的心理学培训就是明摆着的事了。这项工作肯定必须是专业化的，正
因为培养已经专业化，所有工作者都必须精通心理健康的理论和实践。只有通
过这种实践才能有希望容忍众所周知的三合一症状——进攻、抑郁及退化，并
获得处理它们的技巧。不仅寄养父母必须理解这些，他们还必须能让家庭成员
也理解，因为在一个小的群体里必须所有人都遵循类似的原则，而儿童与家里
人员的关系至关重要。

温尼考特和布里登（1944）讨论了儿童的需求，以考验收容所人员是否优秀
并真正能容忍和处理儿童的攻击性和贪婪：

41

"根据其精神紊乱的程度和丧失家庭的绝望程度（有时是他认识到
尽管家庭残存但已不完备），每个儿童总是在考验收容所的人员，就像
在考验自己的父母一样。有时他就直接这么做，但常常乐意让另一个小
孩代他做。考验中总有一些不可能达到和完成的要求，总得有人讨人
嫌。常常有人会说：'如果不是汤姆的话我们本可以很好的……'但事
实上其他人之所以能有资本说'很好'，仅仅是因为汤姆令人讨厌，因
为看起来这个家庭承受得起汤姆的考验，据此可以推想这个家庭能承受
他自己的考验。"

由于这类行为和尖锐的个人关系的存在，寄养父母必须有接受和拒绝失调儿
童的选择权。而温暖的个人关系，也许能够包容这些行为，但可能无法保持良好
的秩序。而且，每对寄养父母都会发现某些困难比其他的困难易于处理。出于这
些原因，就像温尼考特和布里登所描述的那样，组织收容所群体的政策允许寄养
家庭各不相同，是有所助益的。

关于这种治疗中心准则方法的文章很多，布罗斯（Brosse，1950）作了很好
的评价。所有人一致认为方法必须是非正式的、相对自由的，从根本上基于成人

和儿童间亲密的个人关系而不是冷冰冰的规章和惩罚。社区内政是儿童自己扮演主要角色控制社区的地方，常常得到了有利的实践，但坚决不能认为这就足够了，因为需注意到它们的一些局限。首先，自治的成长不能是强迫的而必须是在有经验的在社区工作的成人的帮助下一步步建立起来的。其次，除了个别情况，十一岁以下的儿童不能自治，也不应该让儿童暴露在自治可能会带来的重负和混乱之下。瓦里美（Vulliamy, 1944）认为只有当群体中有一群十四岁以上的儿童时，才能在工作中引入粗放型管理。再次，像温尼考特和布里登评论到的，被剥夺了满意的早年家庭经历的儿童缺乏必要的内心条件来参与自治。因此自治并不是妙方，尽管恰当的引入颇有价值。

就教育而言，只要有可能就可以送儿童去当地的普通学校，但是必须认识到其中许多儿童精神过于异常，既不会从上学中获益也不太适合上学。在这种情况下教学必须有一个场所，当然如果治疗中心或农家组织为一个"村落"要比各自分散容易些。

在这里和其他方面一样，灵活处理是必要的，学校因其严格的机械化管理与收容所区别开来，要强烈反对这种机械化。

二、治疗

对群体中六七岁以上失调儿童照顾的大背景就介绍这么多。那关于治疗呢？有三个方面：

1. 运用整个社会群体作为治疗终端。

2. 与成员发展治疗关系。

3. 提供个体心理治疗和辅导。

在这个全新发展的领域里不同的工作者就这三种治疗力量的相对平衡持有完全不同的观点，尽管全都同意每一种各有其位。有很多文章写到，支持第一种治疗方法的工作者关注自治共同体的发展，这对精神不太紊乱的青少年特别有用。另一方面，这种方法下的儿童对另一个儿童的行为就像一个旧我，温尼考特和布里登、贝特尔海姆和西尔威斯特注意到了这一过程并举例加以阐述。贝特尔海姆和西尔威斯特（Bettelheim & Sylvester, 1947）还声称其他儿童可以通过他们对一个新来者的行为帮助其看透自己的行为和幻想。他们特别强调"情绪紊乱的儿童如何常常怀疑口头的陈述，这是儿童在达到了治疗效果的群体中的体验现状"。

可能大家都同意，尽管与其他儿童的关系起到了治疗作用，但主要还是与成人的关系承担了治疗的重负。这可以运用于不同的实践。一些工作者提倡区分寄养父母、治疗师和其他大多数喜欢承担不同工作者角色的人。其优点和缺点有些是技术上的有些是权宜之计，在这里讨论它们就跑题了，尽管有背景可以思考，区分角色的工作者比融合角色的工作者更注重父母的问题和亲子关系。区分角色的情况多是治疗师从一开始就是接手这一案例的社工，因此同孩子和父母都有联系。她可能在儿童离家前就进入了治疗关系，可能在儿童回家后继续治疗，这种计划对于寄养父母来说不大可能随意做到。由此治疗师持续扮演了一个重要的形象。

所有国家的医学界就非医学社工的治疗角色都争论不休，但是，尽管仍然有批评，他们还是会有一席之地。那些真正有过同社工一起工作的经历和类似经历的精神病科医生一致赞同非医学社工的价值，虽然他们会强调社工需要适当的训练并与有经验的精神病科医生亲密合作。有意思的是，澳大利亚的心理分析师艾克霍恩（Aichhorn，1925，1935）是治疗被剥夺儿童的先驱人物之一，而他自己就不是医学出身。他的著作《任性的少年》在许多国家都鼓舞人心。

儿童与治疗师和寄养母亲的关系贯穿了失调行为的全领域——孤僻和拒绝接触、敌意、孩子气，以及它们的综合。三者中孤僻是最病态的，孩子气是最有希望的，因为由沮丧而导致压抑的基本需求是对母亲强烈的口腔依赖和总需要母亲在身边——简而言之就是对母爱的需求。一旦儿童能足够信赖一个母亲的形象让自己表达这样的需求并恢复一段婴儿期的关系，就跨出了主要的一步，尽管他的行为在不知情的人看来很糟糕。温尼考特和布里登（1947）对这种治疗的理由作了精彩描述：

43

　　　"难于安家的儿童大多数情况是没有自己满意的家庭，或者经历过家庭的分裂，或者在撤离前得忍受家庭面临分裂的重担。因此，他们所需要的不是如此多的自己家庭的替代品，因为原生的家庭经历才是称心如意的。

　　　原生的家庭经历是指适应了婴幼儿特殊需要的、形成精神健康的基础不可缺少的环境的经历。缺少了对其需求特别定位的人，婴儿无法找到与外部现实的有效关联。缺少了给予他本能满足的人，婴儿无法找到自己的身体，也无法发展完整的个性。缺少一个爱和恨的人，他无法知道自己爱和恨的是同一个人，也就无法发现罪的感觉和他想要修复的欲望。缺少一个为他所知的特定的人和身体环境，他无法发现自己攻击性的想法实际上来源于是在什么程度上遭到了挫败，也就无法区别幻想和事实。缺少为他携手承担责任的共处的父母，他无法发现和表达自己促成他们分离的想法，也无法经历分离未遂的解脱。头几年的感情发展是复杂的和无法跳过的，如果要与这个本质的最初发展阶段和谈的话，每一个婴儿在一定程度上绝对都需要一个良好的环境。"

很不幸的是，除了英国的温尼考特和布里登的工作，基于这些概念的治疗在瑞典和美国也终止了。琼森曾经提到，那里为儿童高度退化的行为提供了机会，包括用婴儿奶瓶给孩子提供食物。贝特尔海姆和西尔威斯特也描述了同样宽容的环境，得出了同样的结果，他们在一篇文章里详细叙述了两个在早年遭遇了强烈剥夺的孩子在调整时退化到了婴儿阶段的故事（1948）。其中一个是十岁的男孩，曾在多个教养院被收养并试图自杀，几周后开始在他的寄养母亲兼治疗师（辅导者）面前举动像个小孩。

> "他使用婴儿般的言语，他把她叫做妈咪，说'妈咪给我洗手。妈咪给我穿干净的袜子'。他要她帮他穿衣服，一勺一勺喂他吃东西。在允许他经历这种原始的儿童—成人关系之后，两个月后，他自动放弃了婴儿言语和喂食的欲望，他与喜爱的辅导者的关系出现了新的层面。"

之后，他再次出现退化而这次是发现了奶瓶要抱着喝。这种为了从全新和更好的基础重新启动原始关系生长的退回婴儿方式的过程需要时间，所以得在治疗中心待好几年而不是几个月。这再一次加深了我们的印象，首要的是防止这种情况的出现。

最后，必须提到如何对待三到六岁的不能留在家里的严重失调儿童这个重大问题。群体照顾显然不合适，由有经验的专业寄养母亲在一两个人的小家庭里照顾他们同时让他们接受治疗可能是解决的办法。这无可避免开支很大，但作为回报，早年治疗的效果比其他任何年龄治疗的效果都好太多，这几乎是最明智的投资。这个领域需要拓展新的工作，希望吸引到养育机构和基金会来赞助它。

三、患病儿童的照顾

显然，防止儿童被剥夺的所有原则同样适用于患病和健康的儿童，虽然所有这些还几乎没有被医学专业人士认识到，在儿童医院里仍然可以发现存在糟糕的剥夺情况。已经有许多国家的儿科主治医生——法国的德布雷（Debre）、瑞典的瓦格雷恩（Wallgren）、巴克温（Bakwin）和去世前一直住在美国的奥德里奇（Aldrich）、英国的斯朋斯（Spence）和蒙克里夫（Moncrieff）——意识到了这个问题，但相关的改革仍然大大滞后。更严重的是，一些儿科医生仍未意识到这一问题，虽然这一人数在逐步减少。

斯朋斯（1947）在"医院对儿童的照顾"的演讲中生动描绘了儿科病房里被剥夺的情况，完全跟备受谴责的大型养育机构中的最差情况一样糟糕。他特别提到了在医院长期治疗儿童的隔绝感、无助感和不确定感。他提到在柯蒂斯委员会的服务时说：

"我不得不听在这些机构度过大部分童年和青少年时期的男男女女的大量证词。敏感而充满才华的证人们回忆起了在他们的青少年时期曾经压迫他们的那些漫长的冬夜梦魇，存在的无助感和未来的不确定性。每天都要面对的无聊功课，编织拉菲亚树的叶子来娱乐，但没有任何一个亲密的人可以向他们解释他们究竟得了什么病，或鼓励他们对未来进行规划。问题的关键在于大多数这些长期住院的形式和安排，基本上被视作医疗机构，安排得太像病房了。"

那么，解决的办法是什么？通常，首先必须尽可能让儿童感觉在家里。关于这一点斯朋斯写到：

"我对要求经常观察和检查的肺结核儿童、需要骨科固定的儿童和慢性病儿童进行了家庭照顾和治疗的实验；从这些实验中我确信我们让孩子们待在长期治疗的医院的决定太经常也太轻易了。"

英国密德萨斯的医学官员几年来提倡在家里治疗年轻的肺结核病人，并认为从获得的结果看比送他们去疗养院好。与此相关，纽约蒙特菲尔医院对慢性病病人的家庭照顾的瞩目发展值得一提。这家医院计划在家中治疗和病房里同样多的病人，为此组织了一个大部门，有自己的医疗和护士人员、社工、租赁设备、摩托运输队和管家服务。医疗主任布鲁斯通声称取得了明显的成绩，特别是"病人能不受疾病限制参与正常的家庭生活，由此对病人及其家庭都很有价值"（参见原书第17页）。每天照顾每个人的花费不超过他们在医院的25%。虽然相比而言治疗的儿童较少，因为这不是一家儿科医院，但原则是同样适用的。事实上，几乎所有儿童在家都有一个成人照顾，这意味着作为许多成人尤其是女性的家庭医疗照顾不可缺少的一部分的管家服务就不那么必要了。蒙特菲尔医院开创性的工作可能会导致医院实践的巨大变革，从防止儿童被剥夺的观点看也将是最具价值的。

在儿童必须去医院的情况下，则可以尽力使儿童的情绪波动最小化。在不足三岁的儿童的案例中，斯朋斯（1947）长期以来提倡只要有可能，就让母亲和她的孩子一起住院。

"我在这个模式下的泰恩河畔纽卡斯尔的医院工作多年，并且将此作为照料儿童不可缺少的一部分。这也不是一个革命性的理念。目前已经由母亲在家中对患病儿童作了大部分的料理。并非所有的疾病都适合这种料理，但大多数三岁以下的儿童都从中获益。母亲与孩子住在同一间房里。她几乎不需要下班时间，因为当孩子生着病时母亲对睡眠的要求降近零点。她给小孩喂食；她照料小孩；她让他保持在最舒服的姿势，或是在枕头上或是在她的膝盖上。保姆或护士随时提供帮助并给小孩技术性的治疗。这种体制的优点有四。首先对儿童有利。其次对母亲有利，因为有这样的经验和对自己孩子的康复负责的感觉可以建立与孩子的良好关系和自信，这对于未来的生活显然有帮助的。再次对护士有利，通过接触女性最好的一面不仅学到了如何对待儿童还学到了如何生活。最后对病房中的其他儿童有利，解放了更多的护理时间来照顾他们。"

新西兰的皮克里尔（Pickerill，1947）在 1942 年为婴幼儿建造了一个整形病区，特别设计了起居室方便母亲照料自己的孩子。尽管这么做主要是为了防止交叉感染，这一目的显然大获成功，但皮克里尔对母亲和婴儿的贡献也让人印象深刻。

"婴儿需要母爱胜过专业护理。和母亲在一起他们更快乐、更满足，能得到更持久的日以继夜的关注，而且对满足的婴儿进行手术也更有可能成功……母亲们对这一结果和我们一样骄傲。"

46　　这种安排为越来越多的儿科医生赞同，也希望为婴幼儿设立的新医院都建立在这个原则之上。幸运的是，许多欠发达的国家从未摈弃这种自然的安排。

如果有需要当然就应该提供的附加服务，是照顾留在家里的其他儿童的管家服务。

必须进入医院的大龄儿童可以住院并由母亲陪伴来医院，给他们脱衣、带他们上床、看他们入睡。没有什么比给孩子讲一个仙女的童话，比如说聚会之类的，随后母亲突然消失只剩了吓呆的他在一个陌生人的手中，要么沉默要么尖叫更糟糕的了。应当鼓励父母定期探望（幸运的是并未发现增加交叉感染①），这么做不仅增加了儿童的快乐和在医院的安全感而且降低了他回家后情绪紊乱的可能性。三到六岁的儿童需要频繁的探望，如果可能每天一次；年龄大点的儿童能撑更长时间。我们发现正式的定期探班时间是一个错误。取而代之更佳的是鼓励母亲放弃经常的刻意的探望，可以在外出购物时来探望，作相对短暂的停留，其间可以给小孩喂食洗澡、送他们小礼物。夏普（Sharp，1950）对儿童病房探望安排的一些困难和如何克服探望三岁以上的儿童的困难作了有趣的叙述。

虽然维持其与父母的联系必须被视为对患病儿童的心理照顾的首要原则，但

---

① WATKINS A G, LEWIS-FANING E. Incidence of cross-infection in children's wards ［J］. Br Med J, 1949, 2 (4628)：616-619.

其实还可以为他们做更多。可以分配护士全方位地照顾特定的儿童，这样每个儿童都能感觉自己和一个真实的人有一段安全的关系。小的病房既可以让他们有家的感觉又可以让管教变得简单，因为与一大群儿童保持友好相处是不大可能的。麦克兰娜（MacLennan，1949）在讨论这些问题时强调，应该向在管理上对儿童医院负责的儿童心理学家致以崇高敬意，应该为每个儿童的情感需求提供一对一的服务。关于纪律她说道："如果护士们有足够时间和知识去恰当地研究状况，不因为高权威而变成暴君，就根本不需要惩罚。"她建议在家庭群体中组织工作人员和儿童进行实验，这也是斯朋斯建议长期医院改制中的一个主题。她建议到：

> "如果儿童生活在一个由寄养母亲照看的小群体中更好，从那儿去学校上学，去疗养海湾接受治疗，去中央大厅玩耍。寄养母亲受过护理训练不会带来不利，但她的工作本身不需要这个资质。她的职责就是与这群儿童生活在一起，试着提供他们曾被剥夺的东西。"

有必要强调这些原则对疗养中心和儿童精神病治疗小区同样适用。如果幼儿要从疗养中获益且免受母爱剥夺的恶劣影响，就必须送他们去接受母亲和孩子的疗养中心，就像第九章中出于另一个原因的建议一样（参见原书第 437 页）。大龄儿童不能送得太远否则父母都很难探望，组织他们在"家庭"群体中由寄养母亲照看将成为公认的做法。不幸的是，儿童精神病治疗小区仍常常模仿老医院设计成巨大的病房和冷冰冰的廊道。这样的小区应该坐落在普通大型住宅楼群并走收容所的路线。

最后，让读者回想一下妇产科病房遵守的惊人做法——产后立即分离母亲和孩子，然后自问一下这是否是促进亲密的母子关系的方式。希望这种西方社会的反常行为永远不要被欠发达国家仿效！

47

第三节　心理健康思想评述

约翰·鲍尔比的研究，是从母婴分离所造成的巨大影响开始的。鲍尔比认为儿童时期的心理发展对其日后的心理发展有着直接影响，因此主张研究者直接针对婴儿和儿童本身进行研究，而不只是对成人已经有可能被扭曲的"回溯"进行研究。通过对心理失调儿童的案例研究，鲍尔比得出基本结论，早期的母婴分离给儿童后期的心理健康将造成不可逆的创伤性的影响。在对这一结论进行深入阐释的过程中，鲍尔比认为传统的精神分析方法和当时正在兴起的客体关系理论都还有欠缺，传统精神分析观点用内驱力来解释所有的行为，客体关系理论对真实生活的不关注，都让他觉得不能准确阐释母婴依恋问题，由此，鲍尔比创立了自己的依恋理论，认为：依恋是基于人的生物性需要，是和进食与性等一样的生物性需要，但又不同于其他生物性需要；依恋需要和探索行为之间存在着交互性关系；每个人都会形成对早年依恋体验的心理表征；通过依恋这一亲密的关联，促进个体把自己觉知为"自主的"人。这些观点共同构成了一个普遍性原理：人的依恋关系驱动着人的发展。

一、母爱剥夺

鲍尔比对母爱剥夺（maternal deprivation）的关注，是从失调儿童的案例开始的。鲍尔比在剑桥大学时的专业方向是心理学和临床医学，在这里，他接受了严谨的专业训练。但毕业之后，鲍尔比并未真正明确自己的研究兴趣和事业方向。离开剑桥之后，鲍尔比担任了帮助不良少年的志愿者工作。在这段志愿者工作的经历中，他接触到了一些对其触动很大的个案，因为偷窃被学校开除的不良少年，成天跟在他后边的"小尾巴"孩子……鲍尔比在帮助这些孩子的过程中，得出自己的观察结论，在他看来，这些孩子的心理发展问题与其从小生活在母爱缺失或家庭关系糟糕的环境中有直接关系。正是这些个案的触动，再加上自己童年经历的影响，鲍尔比将儿童精神病学确立为自己的事业方向，并将关注的重点具体到了母爱丧失或剥夺给儿童造成的影响问题。

鲍尔比的研究工作开始的年代，正好处于两次世界大战之间。世界大战给欧洲造成的巨大影响，使鲍尔比接触到很多因为战争的原因失去或者离开父母的儿童，这些儿童多被送进了孤儿院。在鲍尔比看来，他们虽然在孤儿院里得到了身体上的照顾，但是在心理健康方面，已经产生了巨大的创伤性的影响。这种影响，鲍尔比也归为母爱剥夺问题。母婴分离，成为鲍尔比关注的研究对象，母爱关怀对孩子的重大意义和母爱丧失或剥夺给孩子造成的巨大创伤，成为鲍尔比依恋理论（attachment theory）的基础和源起。

鲍尔比（1951）认为，"婴幼儿应该经历一段与母亲（或母亲的永久替代人）的温暖、亲切、连续的关系，并在其中获得满足和享受"。在鲍尔比看来，婴幼儿时期的儿童处于一个必须依赖母亲的阶段，只有母亲能够给予其所需要的一切，因此，与母亲的关系对婴幼儿来说至关重要，而对这种关系的破坏，则意味着有可能对其后来的心理发展造成巨大的不可逆的创伤。

鲍尔比的这一观点，是在其 1951 年发表的《母爱关怀与心理健康》（*Maternal Care and Mental Health*）中提出的。这部作品是鲍尔比受世界卫生组织委托而撰写的关注战后儿童问题的报告。在这部报告里，鲍尔比通过对美国和欧洲战争儿童案例的研究，提出了母爱剥夺的危害，也指出了大型机构养育的方式存在的问题。鲍尔比通过对母爱在儿童心理发展中重要性的分析，指出对于那些必须寄养照顾的儿童来说，由大型机构来实施的群体照顾（group care）并不利于儿童的发展，更好的方式是小型机构和寄养家庭的模式。鲍尔比还在报告中专门讨论了对患病儿童的照顾问题，认为医院在可能的情况下，应该提供由母亲陪伴和照料的方式，更有利于患病儿童的康复；而对那些心理失调儿童的治疗，则以寄养家庭组成的治疗小区的方式最有利于他们的治疗和康复。尽管这部报告的研究由于时间和条件所限，在数据支持等方面存在一定的局限性，但鲍尔比的观点在当时产生了很大的影响，对于机构养育问题和医院对于治疗儿童的探视安排等，都产生了很多实际的影响。

针对患病儿童的照顾问题，鲍尔比和詹姆斯·罗伯逊（James Robertson）合作，进行了跟踪观察和研究。他们合作拍摄了纪录片《两岁小孩去医院》（*A Two-Year-Old Goes to Hospital*），呈现了患病儿童在前往医院治疗时被迫与家人短暂分离的情形，证实了鲍尔比的观点，即患病儿童不应当与家人分离，由母亲来陪伴和照料的方式最有利于儿童的康复，更重要的是，这样的方式不会在儿童的心理发展中造成伤害。

鲍尔比对母爱剥夺的分析视角，与鲍尔比这个时期在英国精神分析学会受到的影响有着密切的关系。当时的英国精神分析学会，分别以梅兰妮·克莱因（Melanie Klein）和安娜·弗洛伊德（Anna Freud）为代表，已经在传统的弗洛伊德精神分析理论的基础上产生了分歧。对传统的弗洛伊德理论的吸收和对新的理论主张的关注，给了鲍尔比很多的启示。如果说此前鲍尔比更多地受到传统弗洛伊德主义的影响的话，那么在进入英国精神分析学会后，则更多地受到了梅兰妮·克莱因的影响。鲍尔比的精神分析导师琼·里维耶（Joan Riviere）与克莱因关系密切，鲍尔比因此也曾经直接得到克莱因的督导训练。

作为儿童精神分析的先驱之一，克莱因对传统弗洛伊德的主张进行了发展，即不再将内驱力放在最重要的位置，而是将"关系"对个体的影响置于最核心地位。这一主张对于鲍尔比有着非常重要的影响，鲍尔比也成为早期克莱因客体关系理论的倡导者之一，重视对客体的寻求，而把内驱力放在了相对次要的位置。

正是克莱因客体关系理论的引导，使鲍尔比关注到儿童早期发展中关系的重要性以及当这种关系发生变化（剥夺或丧失）时给儿童带来的心理健康方面不可逆的影响，这也正是鲍尔比阐释母爱剥夺问题的基本出发点。

但是对于造成这种影响的具体原因，鲍尔比和克莱因的研究视角还有所不同。克莱因的视角集中在儿童的幻想上，用侵略性与内驱力所致的内部冲突解释所有儿童存在的问题，并不重视外部真实事件的影响；可是通过案例研究，鲍尔比发现儿童生活的真实家庭环境更为重要，认为外部真实事件对儿童发展的影响起着决定性的作用。由此，鲍尔比与克莱因在研究思路上产生了很大的分歧，这导致了后来克莱因对鲍尔比在精神分析学会内的一些研究活动的限制，鲍尔比只

49

好开始组建自己的研究小组。

在这个时期，鲍尔比的研究小组成员主要包括了詹姆斯·罗伯逊（James Robertson）和鲁道夫·谢弗（Rudolph Schaffer）。1950 年，另一个重要的成员加入了鲍尔比的研究团队之中，就是玛丽·安斯沃思（Mary Ainsworth）。这个名字和鲍尔比的名字一起，在此后的若干年里，总是与依恋理论联系在一起。

鲍尔比的母爱剥夺研究，最受关注的问题就是其对于母亲角色的定位。他对母亲角色重要性的强调既成为让人耳目一新的亮点，也成为后来被争议甚至被质疑的问题。

在理论层面，鲍尔比明确地提出了儿童的人际关系经验是他们心理发展的关键这一鲜明的观点，而儿童与母亲的关系，正是这一发展时期中最重要的人际关系经验。这成为后来鲍尔比依恋理论研究的基础，也成为心理学关注儿童心理发展的全新视角，对儿童人际关系（亲子关系）的关注成为儿童心理健康的重要分析视角，对于儿童心理健康的理论研究和治疗干预工作，都具有理论指导价值。

由于母亲在儿童的人际关系中居于主动地位，鲍尔比的理论在干预角度，则体现为可以通过对母亲的帮助来实现对儿童心理发展的帮助。根据鲍尔比的主张，如果给予母亲适当的干预和调整，比如说通过对母亲童年生活的回溯，使其重新体验小时候的经历并感受到被接纳，会非常有助于母亲与自己孩子相处中的共情与接纳，有助于良好的亲子关系的建立，从而实现对儿童心理发展的积极影响。

而在实践层面，鲍尔比对母爱的关注显然有利于整个社会对母亲角色的重视与关爱，并直接影响着寄养儿童和患病儿童处境的改善，使他们的心理健康问题和心理发展状况成为关注的内容之一。但同时这一理论也被一些政治组织所引用，成为其反对女性将孩子放入机构养育而投身工作的重要论据，这又不利于女性社会地位的平等实现。

二、依恋理论

（一）习性学视角的理论框架

在鲍尔比对其所关注的母亲与其孩子分离对孩子所造成的创伤性影响进行研究时，习性学的理论框架进入了他的视野。洛伦兹（Lorenz）对小鹅的印刻现象的描述引起了鲍尔比极大的兴趣，因为他觉察到这种行为学的研究范式与他和罗伯逊正在进行的观察工作非常契合。而对于鲍尔比来说，其一生取得杰出成就的重要原因之一，正是他对于新领域新知识强大的获取能力。鲍尔比为了获得更多的习性学的知识，与罗伯特·欣德（Robert Hinde）进行了联系。用鲍尔比的原话形容，正是在欣德"慷慨而严格的指导"之下，鲍尔比掌握了习性学的基本规则与研究方法，并开始使用这样的方法来探讨依恋问题。而受到鲍尔比的启发与影响，欣德也在马丁利建立了恒河猴基地，以便研究幼猴和母猴之间短期分离的影响。鲍尔比的第一篇行为学文章出现在 1953 年，这预示着鲍尔比开始尝试用行为学的相关概念来构建其依恋理论，而推翻了原来以精神分析概念为主的依恋理论体系。除了欣德，鲍尔比还关注了尼古拉斯·廷伯根（Nikolaas Tinbergen）的研究成果，借鉴了他的研究方法和结论。

鲍尔比正式阐释其构建于习性学和发展心理学基础之上的依恋理论框架，是通过他提交给英国精神分析学会的三篇文章，分别是《儿童连接母亲的本能》（The Nature of the Child's Tie to His Mother，1958），《分离焦虑》（Separation Anxiety，1959）和《婴幼儿的悲伤与痛苦》（Grief and Mourning in Infancy and Early Childhood，1960）。到 1962 年为止，鲍尔比又完成了两篇进一步研究痛苦防御机制的文章，但是没有公开发表。应该说这五篇文章共同构成了鲍尔比依恋理论的基础理论框架，描绘了鲍尔比基于习性学概念的依恋理论的图景。

在《儿童连接母亲的本能》一文中，鲍尔比回顾了当时流行的精神分析理论对于儿童与母亲连接的解读。鲍尔比不认同传统精神分析理论用满足需要的内驱力来解释母婴之间的连接，在他看来，2 个月的婴儿具有明显的依恋行为，而这些行为是由大量的本能反应构成，这些本能的反应将母亲与孩子，孩子与母亲连接了起来。这些反应（包括吸吮、抓握、目光追随以及明显的信号反应，比如哭泣和微笑）在儿童第一年的发展中相对独立地成熟起来，并且在后半年的发展里越来越多地整合和聚焦到了"母亲"的形象上。

为了支撑这一观点，鲍尔比研究了同时期其他学者对婴儿的认知和社会性发展所进行的观察研究数据，比如皮亚杰（Piaget，1951，1954），还整理了自己多年以来在伦敦参与的一个对年轻母亲进行支持的组织里所获得的经验。在对婴儿的发展进行了充分的研究之后，鲍尔比引入了廷伯根（Tinbergen，1951）等人的行为学概念，包括符号刺激、社会性释放等。其中源于行为学理论的"刺激可能是来自内部也可能是来自外部"的观点是招致传统精神分析学者批评的重要原因，因为他们认为这样的行为主义取向的研究忽视了心理现象本身。

由于鲍尔比使用的理论分析框架完全不同于传统的精神分析方法，这篇文章在英国精神分析学会带来的无疑是一场风暴，连他自己的导师琼·里维耶都直接表示反对鲍尔比的观点。当然，他们中的一些人，虽然不赞同鲍尔比的学术观点，但是依然肯定了鲍尔比的学术价值，比如说安娜·弗洛伊德在看过其文章之后，就曾经评价说鲍尔比对于精神分析领域来说具有不可或缺的价值。

其他两篇文章，《分离焦虑》是建立在罗伯逊（Robertson，1953）和海尼克（Heinicke，1956）的观察研究的基础上，以及哈洛（Harlow）和齐默曼（Zimmermann）在恒河猴研究中所进行的母爱剥夺的研究工作之上。罗伯逊在研究中将分离反应划分为三种类型，即抗议、悲伤和否认；鲍尔比则在此基础上运用行为控制的概念对婴儿经历分离焦虑时的情境进行了深入的研究。鲍尔比认为，只要情境发生变化，婴儿的分离焦虑就会随之出现，不一定是由于依恋对象不存在。在这篇文章里，鲍尔比还讨论了泛滥的或者不真实的母爱对婴儿的危险问题。在鲍尔比看来，不真实的和过度保护的母爱是源于一种补偿心理。事实上，婴儿如果出现过度的分离焦虑，往往与其不愉快的家庭经历相关，比如说被父母反复用抛弃来威胁或是拒绝，或者在失去兄弟姐妹的经历中承受了特殊的家庭责任等。此外，鲍尔比还在文章中讨论了另外一类案例，就是分离焦虑水平低于常态甚至缺失的情况。在鲍尔比看来，这是一种处于防御状态的伪独立水平，并非真实的成熟状态。事实上，得到充分关爱的儿童会用抗议的方式来应对父母的分离，但是他们也会很快发展出很好的自我依赖。鲍尔比的这些研究也成为后来与玛丽·安斯沃思合作，深入研究依恋类型的基础。

在《婴幼儿的悲伤与痛苦》一文中，鲍尔比的观点与安娜·弗洛伊德的观点产生了分歧，即婴幼儿是否会感到悲伤？在安娜的观点中，婴幼儿尚未获得足够的自我发展，所以在发生丧亲事件时，如果有替代的照顾者给予相应的满足，那么婴幼儿是无法体会其中的差异性的，因此不会因为丧失亲人而感到悲伤和痛苦。但是鲍尔比的研究质疑了这种观点。鲍尔比认为，只要依恋行为被启动，无论是婴儿还是成人，都会感到悲伤和痛苦。这一观点受到了因研究成年人丧亲之痛而出名的精神病学家科林·帕克斯（Colin Parkes）的关注。帕克斯加入了鲍尔比的研究小组，他通过对寡妇的访谈形成了一篇与鲍尔比合作的文章，其中应用了婴幼儿的分离反应阶段来阐释成人生活悲痛的四个阶段：麻木、怀念和反抗、混乱和绝望，最后是重组。

至此，鲍尔比构建的依恋理论框架基本形成。基于习性学和生物进化论的观点，他特别强调了依恋的生物功能。鲍尔比认为，依恋行为的生物功能具体体现为保护儿童不受进化环境中有害因素的伤害，因为在客观上，弱小的婴儿需要与照顾者保持一种特定的亲近以保证自身的安全感。所以，婴儿与母亲（主要照料者）之间密切的依恋关系，是婴儿适应生存需求的一种本能。正是这种亲密关系提供的安全感，向儿童提供了他所需要的勇气，使他开始摆脱对母亲的依恋，转而向外部世界进发。依恋理论的核心主张，就是形成密切的依恋关系（安全依恋），并基于此关系摆脱依附。

（二）依恋三部曲：多学科研究平台的整合成果

尽管得不到当时的主流精神分析学家们的认同，但是鲍尔比仍然坚持着自己的研究理想。在这段时间里，曾经邀请鲍尔比为世界卫生组织担任研究工作的哈格里夫斯（Ronald I. Hargreaves）组织了一系列的儿童心理生物学的研究小组会议，邀请了鲍尔比参加。在1953年到1956年的会议里，鲍尔比在会议中碰到了很多让他感兴趣的学者，除了皮亚杰之外，还包括了埃里克·埃里克森（Erikson），朱利安·赫胥黎（Julian Huxley），巴贝尔·英海尔德（Baerbel Inhelder），康拉德·洛伦兹（Konrad Lorenz），玛格丽特·米德（Margaret Mead）和路特维希·冯·贝塔郎菲（Ludwig von Bertalanffy）等人。这些学者的研究思路和方法进一步丰富了鲍尔比的研究视野，鲍尔比也开始将他们的研究成果运用于自己的研究工作中，验证自己的研究设想，深化自己的多学科研究框架，获得了具有创新价值的研究成果。

作为自己关于依恋问题研究的总结性成果，从 1969 年开始，鲍尔比陆续出版了他的三部曲——《依恋与丧失》（*Attachment and Loss*）：第一部《依恋》（*Attachment*，1969）、第二部《分离：焦虑和愤怒》（*Separation*：*Anxiety and Anger*，1973）、第三部《丧失、悲伤及抑郁》（*Loss*，*Sadness and Depression*，1980）。

1969 年出版的第一部《依恋》中，鲍尔比阐释了他关于婴儿对母亲的依恋行为的研究视角，提出了动机理论与行为调节的观念，并应用这些观念来解释婴儿与母亲特定的依恋行为，从而界定依恋行为的概念是一种寻求接近依恋对象的行为，是婴儿避免自己处于危险之中的自我保护行为。

1973 年出版的第二部《分离：焦虑和愤怒》中，鲍尔比重新回顾了弗洛伊德内在世界的概念，认为在个人的内部工作模式中自我及依恋对象是非常重要的，因此提供让婴儿自由探索的机会，并发展出相应的自我是非常有价值的。如果父母经常拒绝婴幼儿孩子的要求使他们无法得到满足，孩子会在内部工作模式中认为自己是没有价值的、没有能力的；而由于个人内部工作模式的作用，会使婴幼儿能预期依恋对象的行为，然后在内心计划自己的反应，因而建立起两者的依恋关系。

1980 年出版的第三部《丧失、悲伤及抑郁》中，鲍尔比使用了信息加工系统理论来解释内部工作模式稳定性的逐步增加以及防御性的扭曲。这一观点基于以下两点，一是互动模式逐渐成为习惯并且自动化，二是亲子间的互动性已经逐渐习惯，并反对改变目前的状态。

（三）依恋理论的发展：陌生情境测验与依恋类型研究

在鲍尔比的研究工作中，安斯沃思是其最重要的合作者，也是其理论的重要追随者和继承人。一般认为，鲍尔比是行为学视野下的依恋理念的创始人，他提出了相关的重要概念和理论框架，而安斯沃思则不仅使鲍尔比的理论具有了可验证性，更是将其理论进行了创造性的扩展和延伸。

安斯沃思的《乌干达婴儿》一书是第一本对依恋理论进行实证研究的著作。安斯沃思在长达 9 个月的时间里对 26 个家庭里的 1—24 个月的婴儿与母亲的互动模式进行了观察研究，获得了研究母子互动资源的第一手资料，提出母亲对婴儿依恋信号敏感度的概念，并将实际观察得到的案例资料分为安全依恋、不安全依恋和非依恋三种类型。这些研究工作对于鲍尔比提出的依恋理论框架的验证具有非常重要的意义。

此后，安斯沃思又发明了著名的陌生情境（strange situation）测验，用于观察婴儿与其照顾者在陌生情境下的关系。测验最初是针对大约一岁左右的孩子在陌生情境下产生的依恋和探索行为来设计，由八个片段构成：1. 母亲和她的婴儿第一次被带到一个游戏室中，由实验者向母亲短暂介绍情况；2. 母亲和孩子在房间里相处一段时间，约 3 分钟；3. 陌生人加入进来，陌生人和母亲一起陪婴儿玩；4. 母亲短暂地离开，婴儿和陌生人相处；5. 母亲回来，陌生人离开；6. 第二次分离，母亲离开，婴儿独自一人；7. 持续分离水平，陌生人回来；8. 母亲回来，母子重聚，陌生人自然离开。分离控制的时间一般为 3 分钟，但是如果婴儿在分离中表现得非常痛苦，则会适当缩短时间。因为婴儿的个体差异，有的孩子会在分离过程中表现出极高的痛苦水平，使这个实验存在一定的争议。不过，这一方法仍然被普遍应用于后来的母婴依恋关系研究，也使鲍尔比的依恋理论得到普遍的验证而被广泛接受。

安斯沃思与鲍尔比合作研究的贡献，还集中在对与父母长久分离后得以重聚的学龄儿童的三种基本关系模式的分类系统的梳理：对母亲持有强烈乐观情感的儿童，展现出矛盾情感的儿童和表现出或冷漠或敌对情感的儿童，对应着后来被广泛接受和应用的三种依恋类型，即安全型依恋、焦虑—矛盾型依恋和回避型依恋。

三、鲍尔比依恋理论的主要贡献与主要争议

根据对鲍尔比的研究框架的回溯，我们看到，鲍尔比一生的研究都集中在儿童与母亲的依恋关系及其对心理发展带来的不可逆的影响。鲍尔比执著于自己的研究理想，敏感地捕捉到了最新的科学研究成果和研究范式，应用于自己的研究，从而创造了多学科平台的研究范式，取得了具有创新价值的研究工作。鲍尔比对研究工作的专注、对科学精神的执著、对新的知识和理论孜孜不倦的吸收以及在研究工作中的创新精神，获得了人们的高度认可。即使在当时不能认同他的理论主张的一些学者，也在后来对于鲍尔比的工作表达了尊重。

鲍尔比的依恋理论是基于习性学、控制论、信息加工理论、进化生物学、认知心理学、发展心理学和精神分析等多学科平台研究的整合。在鲍尔比看来，依恋是人类在生物进化的时候已被预置的通向生存的密钥。对母亲的依恋关系是婴儿成长的基本和主要力量，奠定了应对挑战、关系处理以及人格发展的基础。这一观点放于现代，接受起来几乎没有什么难度，但是在其刚出现的那个时期，尤其是刚提出的时候，几乎被认为是离经叛道的观点。因为鲍尔比的观点挑战了传

统弗洛伊德的观点，与其当时所处的英国精神分析学会的主流观点都存在分歧，所以鲍尔比在很长的时间里遭受了质疑和打击。但是，正是鲍尔比不懈的工作和努力，为儿童心理发展的研究提供了全新的视角和理论框架，将行为学的概念、系统控制理论的方法都引入了儿童心理发展的研究工作之中，使相关研究进入了创新性的阶段。也正是因为对此工作的高度认可，1989 年，美国心理学会授予了约翰·鲍尔比和玛丽·安斯沃思"杰出科学贡献奖"的荣誉。

在理论研究领域，鲍尔比的这些理论主张在后来被广泛地接受，成为研究亲子关系、儿童心理发展等课题的重要理论依据；其研究方法和主要观点还从母婴依恋的范畴扩展到成人依恋关系的研究，得到了广泛的应用。

在临床应用的领域，鲍尔比的理论主张也给治疗师们以启发。因为鲍尔比认为在母婴关系中，父母的行为对婴儿的作用，比婴儿对父母的作用要大得多，这一具有预见性的观点虽然同样地饱受争议，但是其应用于预防干预的含义不言而喻，因为成人比先天的禀赋更容易转变。如果有更多的心理治疗师关心这个领域，投入母—婴心理治疗，鲍尔比的理论将能发挥更大的实践价值。从精神动力学角度看，当父母亲与婴儿被看成是"一体"时，他们的关系才会得到更迅速和有效的改善。在一种简短的和集中的干预过程中，不安全型依恋常常能够持久地转变为安全型依恋①。

当然，对于鲍尔比理论的争议，从其理论产生开始，从来都没有停止过——从一开始精神分析学者的强烈反对，到后来对鲍尔比行为主义取向的质疑，到具体的研究证据的怀疑。在这些争议中，有一些被证明是观念的固守所致，而有一些则属于研究方法问题。对此，鲍尔比自己和后来的继承者，不断地努力着进行修正和深化。比如说鲍尔比自己在后来的出版作品中，对 1951 年的《母爱关怀与心理健康》中使用的数据等问题进行了说明和修正，进行了深化研究。

此外，鲍尔比的主张中非常强调的母爱重要性，也导致了将近 50 年的争议，并常常被不同的政治组织予以利用。比如，女权主义者有时会抗议鲍尔比的观念成为了反女权主义的微妙论据。因为根据鲍尔比的主张，母亲们是不适合担任社会性工作的，而应该留在家里照顾她们的孩子。由此，母亲们会容易成为一系列政治、社会和经济失败的文化替罪羊。

虽然有这些批评和争议，但是鲍尔比的依恋理论仍然是 20 世纪心理学值得关注和尊重的研究成果，它的许多预言一直在充分的检验中，更多关于依恋行为不同类别的研究，比如关于父爱、兄弟依恋和祖父母看护的研究，以及成人依恋的研究，不断带来对依恋理论的发展和完善。

55

---

① 杨慧，熊哲宏. 如何成为心理咨询师——来自咨询与治疗大师的启示 [M]. 北京：中国社会科学出版社，2009：102-103.

【建议参考资料】

1. 谷传华，王美萍. 儿童依恋理论述评 [J]. 山东师范大学学报，2000（01）：65-68.

2. 胡平，孟昭兰. 依恋研究的新进展 [J]. 心理学动态，2000，8（02）：26-32.

3. 杨慧，熊哲宏. 如何成为心理咨询师——来自咨询与治疗大师的启示 [M]. 北京：中国社会科学出版社，2009.

4. 张鹏. 从依恋理论看幼儿分离焦虑及其消除策略 [J]. 读与写（教育教学刊），2008，5（03）：62-63.

5. BOWLBY J. Maternal care and mental health [M]. Geneva：World Health Organization，1951.

6. BRETHERTON I. The origins of attachment theory：John Bowlby and Mary Ainsworth [J]. Developmental Psychology，1992，28：759-775.

7. SHEEHY N. Fifty key thinkers in psychology [M]. New York：Routledge，2004.

【问题与思考】

1. 鲍尔比是如何解释婴儿对母亲的依恋关系的？

2. 鲍尔比认为母爱剥夺对于婴儿存在怎样的影响？

3. 鲍尔比与传统精神分析方法在依恋问题上存在怎样的分歧？

4. 鲍尔比如何看待群体照顾和机构养育问题？

第十二章　约瑟夫·沃尔普①

【本章提要】

约瑟夫·沃尔普是美国著名的行为治疗心理学家。他在研究动物神经性症状的基础上，最早将经典性条件作用理论与临床心理治疗实践结合起来，提出了"交互抑制理论"，并发展了具有创新意义的"系统脱敏技术"，促进了将行为疗法应用于临床实践，为治疗人类的心理疾患作出了贡献。首先，本章详细介绍了沃尔普的生平，其追求科学的激情、温和谦虚的态度、对疾病的蔑视精神、丰硕的研究成果以及对心理治疗知识不屈不挠的追求，展示了一个永不言弃的沃尔普；其次，系统阐述了沃尔普的"交互抑制理论"和"系统脱敏技术"产生的背景、内容、具体的治疗方法以及适用范围，沃尔普的"系统脱敏"等行为治疗技术，治疗过程明快简洁，疗效显著以及应用范围广泛。不仅适用于治疗各种神经症，而且用于治疗各种身心疾病；不仅广泛用于矫正儿童或成人的各种不良行为问题，而且也广泛用于矫治各种性功能障碍和性行为偏离；最后，评述了行为治疗及系统脱敏技术的优势和不足，对心理治疗的未来发展趋势进行了分析和展望。随着心理治疗理论和技术的不断发展，系统脱敏等技术也在以后的治疗实践中不断获得发展与深化。行为治疗以其短期治疗的优势，开放性的姿态，不断汲取着其他学派的精华，推动了心理治疗的发展。

57

【学习重点】

1. 了解沃尔普的生活经历对其学术研究的影响。
2. 领会交互抑制技术的原理及应用。
3. 掌握沃尔普系统脱敏技术的原理及应用。
4. 了解精神分析疗法和行为治疗两种技术在心理治疗中的优势和不足。
5. 了解沃尔普为心理学作出的主要贡献。
6. 了解当前心理治疗的现状和发展趋势。

【重要术语】

交互抑制　果断反应　系统脱敏　临场脱敏法　回避条件反射　行为治疗
精神分析

---

① 本章作者为赵军燕。

第一节 心理学家生平

约瑟夫·沃尔普（Joseph Wolpe，1915—1997）是美国著名的行为治疗心理学家。他在研究动物神经性症状的基础上，提出了"交互抑制理论"（reciprocal inhibition），并发展了具有创新意义的"系统脱敏技术"（systematic desensitization），为治疗人类的心理疾患作出了贡献。

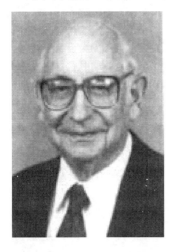

1915 年 4 月 20 日，沃尔普出生于南非约翰内斯堡。他从小曾经立志成为化学家，后来听从父母的安排，进入南非的维特沃特斯兰德大学学医，并获得医学学士学位和化学学士学位，1948 年获得医学博士学位。第二次世界大战爆发后，沃尔普作为医疗人员加入了南非军队，在一所军队的精神病医院工作。医院接诊了大量患"战争神经症"的士兵（即现在所称的"创伤后应激障碍"，PTSD）。当时医院的治疗方法是药物治疗与精神分析相结合的方法，即通过"麻醉分析法"，人们认为让士兵公开谈论心中的感受可以有效治疗他们的神经症。然而，事实并非如此。这种治疗方法的疗效并不持

58

久，很多士兵治愈后很快又会患病。眼看着士兵们遭受疾病的折磨，沃尔普和同事们却束手无策。由于缺少成功的治疗案例，沃尔普对当时占统治地位的精神分析疗法产生了怀疑，开始寻找更有效的治疗方法。从此，沃尔普走上了心理治疗探索的道路。

战争结束后，沃尔普回到母校维特沃特斯兰德大学工作，他开始将想法付诸实施。当时，精神分析学风靡心理学界，研究者大都相信神经症是早期"创伤性的经验"而引起的。沃尔普受到苏联生理学家巴甫洛夫的影响，联想到神经症可能只是一种情绪上的条件反射现象。人类行为是学习的结果，因此也能够用同样的方法消退这些行为。此外，心理学家玛瑟曼（Masserman）对猫的实验性神经症的研究给了沃尔普极大的启发，但是沃尔普并不赞成玛瑟曼用精神分析的方法治疗猫的疾患。1946 年，沃尔普开始对猫进行神经症实验研究。他对笼内的猫进行电击，猫就产生了焦虑反应，如愤怒、拒绝走入实验笼或拒绝吃东西等。猫一旦形成焦虑反应，即使不给以电击，在其他相似的情境中，也会产生同样的焦虑。沃尔普发现，实验性神经症实际是个体在特定情境中通过条件反射而形成的强烈焦虑反应。因此，可以通过使患者对同一刺激产生对抗性条件反射的情绪反应，以此实现去反应作用，从而系统地阻断焦虑的出现，这就是交互抑制作用。对于猫而言，进食是抑制它们焦虑的积极反应；对于患有焦虑神经症的患者而

言，可以通过放松的方法减轻患者的恐惧和焦虑反应。在大量研究的基础上，沃尔普提出了交互抑制理论，并发展了系统脱敏技术。这是沃尔普研究历程上的一个重要转折。

沃尔普于 1948 年获得博士学位后，开始了其心理治疗实践生涯，同时在家乡一所大学的精神医学系兼职授课。1956 年，沃尔普在美国斯坦福大学行为科学中心工作了一年，并获得基金会的奖学金。1960 年，沃尔普与家人移民到美国，在弗吉尼亚大学任教五年。1966 年，他接受了费城坦普尔医学院的聘请，成为一名精神病学教授，在那里一直工作到 1988 年退休。同时，他还在附近的东部宾夕法尼亚州精神病研究所的行为治疗部门担任主任职位，曾经担任行为治疗进展协会的第二届主席。1988 年，沃尔普退休后，全家搬到了加利福利亚州，成为佩珀代因大学的特聘教授并任教九年。在此其间，他仍旧坚持撰写专业论文，组织或参加世界各国的各种专业性的研讨会，一直到他最后去世。

沃尔普曾经希望去伦敦大学工作，在那里，英国心理学家汉斯·艾森克（Hans Eysenck）被沃尔普的研究工作深深地吸引着，强烈希望沃尔普能留下来，和他一起进行研究工作。后来伦敦大学建立了很有影响的行为治疗研究中心。然而，当时由于没有找到合适的职位，沃尔普只好回到了热烈欢迎他的美国。沃尔普的研究对艾森克产生了深刻的影响，成为艾森克新兴的心理学理论及其应用的基础和重要组成部分。艾森克在理论中对沃尔普的方法进行了补充，并将其方法和心理学人格及个体差异的问题联系起来。两位心理学先驱互相尊重，互相学习，建立了深厚的友谊。

沃尔普对行为疗法有着广泛而深远的影响，在行为治疗学界取得了丰硕的成果。从 1950 年开始，他就以其追求科学的激情和创造力天赋，积极投入到行为治疗的研究中。他的演讲和论文具有革命的意义，激起了很多心理学研究者的质疑和对抗。沃尔普并没有因此退缩，而是更加努力工作，撰写了大量的文章或以演讲的方式不断宣传其新的观点和治疗技术。特别是，他将对动物进行精神疾病的研究成果转化为治疗人类神经症的临床实践技术，完善了治疗人类焦虑的原始而有效的方法——系统脱敏法。他对系统脱敏的实验性神经症的研究引起了心理学界的注意，并被邀请去美国斯坦福大学行为科学中心工作，获得了基金会的奖学金。沃尔普是一位多产作家，发表了上百篇影响力深远的论文和著作。他最有影响力的三本著作有《行为治疗实践》（*The Practice of Behavior Theapy*，1958）、《交互抑制心理疗法》（*Psychotherapy by Reciprocal Inhibition*，1990）和《没有恐惧的生活》（*Life Without Fear*，1981）。尽管沃尔普已经离开了这个世界，但是他的作品却被广泛流传至今。

1969 年，沃尔普制订了评估主观不适或疼痛程度的心理困扰量表"主观干扰程度量表"（Subjective Unit of Disturbance Scale，SUDS）。SUDS 量表建立在个

59

体自我评估的基础上，是评价治疗进展的专业性量表。量表测量个体当前体验到痛苦或干扰的主观强度，分为 11 个等级。0 级代表没有困扰，10 级代表最严重的困扰。在心理治疗中的几个间隔期间使用 SUDS 量表，测量每个让来访者痛苦的记忆或恐怖情境中的感受，以此作为心理治疗的依据，当 SUDS 达到 0 级时便可以终止治疗。目前，他的主观干扰程度量表已经在心理治疗领域得到广泛推广和运用。

沃尔普为他热爱的行为治疗奋斗了一生，但是他的贡献在晚年才得到人们的认可，获得了很多荣誉。1974 年，他荣获梅斯麦奖；1979 年，他获得美国心理学会的杰出科学奖；1986 年，沃尔普的母校维特沃特斯兰德大学授予他名誉理学博士学位。1993 年，获得 Psi Chi 杰出成员奖。他还担任了行为治疗协会的第二任主席，1995 年因为对行为治疗作出巨大贡献而获得终身成就奖。尽管收获颇丰，他仍然保持着谦虚、纯真的优秀品质。在出席一些学术会议的场合，面对着会议组织方的热情接待，他会毫不掩饰地表达自己的惊讶和快乐。

沃尔普于 1948 年和斯黛拉·艾特曼（Stella Ettman）结婚，有两个孩子。不幸的是，妻子在 1990 年去世。六年后，他和伊娃·焦尔马蒂（Eva Gyarmati）再婚，仅生活了一年多时间，1997 年 12 月 4 日，沃尔普因肺癌在美国加利福利亚洲洛杉矶与世长辞，享年 82 岁。晚年的沃尔普身体非常虚弱，饱受病痛的折磨。在去世前的三个月里，他忍受着病痛，应邀出席了意大利威尼斯的"欧洲认知行为治疗协会"举办的学术会议。在会议前的晚宴上，他就像健康人一样精力充沛，兴致勃勃地为大家演唱 60 年前自己作学生时常唱的歌，把每个人都逗笑了。沃尔普的可爱、真诚、乐观、坚毅给人们留下了很深的印象，他对疾病的蔑视精神以及对心理治疗知识不屈不挠的追求，向人们展示了一个永不言弃的沃尔普。

第二节　经典名篇选译

一、心理治疗的交互抑制①

心理治疗终于从思辨的荒野上建立起来，并稳步朝着科学研究的领域迈进。以思辨理论为基础的心理治疗开始让位于建立在科学实验基础上的治疗方法。已有研究证明，动物的精神疾病是学习的结果，可以由实验的方法获得，其神经质行为也可以通过学习的方法去消除。同理，用这种方法治疗人类的神经症也是高度有效的，这已经在研究中得到证实。交互抑制技术就是其中方法之一，我将在对以下四个问题的回答中，详细阐述交互抑制技术的原理及取得的成就：

① 译自：WOLPE J. Psychotherapy by reciprocal inhibition [J]. Integrative Psychological and Behavioral Science, 1968, 3 (4): 234-240. 译者为各节标题添加了序号。

1. 什么是交互抑制技术?

2. 有哪些交互抑制技术?

3. 交互抑制技术的临床成就是什么?

4. 研究中最迫切的问题是什么?

（一）什么是交互抑制技术

交互抑制技术通过诱发竞争反应来抑制个体想消除的行为反应,从而克服适应不良的行为习惯。如果在同样的刺激下,诱发出与适应不良行为互不相容的竞争性行为,且诱发出的竞争性行为要比适应不良的行为更"强大",才能有效抑制不适应反应,消除适应不良的行为习惯。在某种情境中,第二种反应会抑制第一种反应,在另一种情境中也可能第二种反应会被第一种抑制,这都可以用交互抑制原理来解释。

（二）有哪些交互抑制技术

交互抑制技术主要用于克服神经性焦虑（长期学习到的适应不良的焦虑反应习惯）,其有效性在治疗患有实验性神经症的猫的过程中得到了验证。研究者使用电击的方法,使实验笼中的猫形成持久的神经性焦虑的反应习惯。即使研究者不再继续施加电击,这些猫在笼子里形成的焦虑反应却不会消失。无论它们在实验室或实验笼中待多长时间或者出现多少次,这些反应都没有弱化的迹象。然而,如果研究者在呈现诱发出神经性焦虑的刺激时,诱发猫反复进食的行为,会弱化它们原来的焦虑反应,并最终消除神经性焦虑。由于在诱发猫的高焦虑环境中,其进食行为会受到抑制,因此,首先要在猫的焦虑感较弱的环境中提供食物。例如,在和实验室有一点点相似的房间里喂食,猫逐渐进食并且焦虑会得到抑制。通过重复性喂食的方法,将猫的焦虑降低到零点。然后,依次在和实验室相似程度越来越高的情境中喂食,直到最后猫在最初诱发其神经症的实验笼中进食也不再感到焦虑为止。

早在 40 年以前,玛丽·琼斯（Mary Jones）就使用食物作为对抗性条件刺激治疗儿童的恐惧症。最近,人们又开始使用她的方法对儿童进行治疗。此外,还有其他更适用于成年人的交互抑制技术。

1. 果断反应

在人际交往情境中,对于有神经质恐惧的患者（如,某人由于过于焦虑和害怕,不敢向工作人员询问偿还贷款的做法）,咨询师要鼓励他去表达真实的需要,这就是果断反应的含义。果断反应（assertive responses）不仅指敢作敢为的反应,还包括很多其他内容,如对于神经性焦虑的患者,咨询师要鼓励患者表达自己的情感:喜欢、钦佩、厌恶……即除了焦虑情绪以外,表达所有和个体情绪相一致的感觉（Salter, 1949; Wolpe, 1958）。研究者发现,果断反应是人们极为普通的需求，如，有些患者由于受到了不公正的批评而感觉受到了伤害，产生无助感。治疗师要鼓励患者表达自己的愤怒，并详细指导他们如何表达自己的感受。这样的表达会抑制焦虑，然后再通过重复性练习，逐渐形成对焦虑的条件性抑制。

2. 性反应

性反应技术（sexual responses）主要用于克服患者在性情境中诱发的不良焦虑习惯。患者通常会抱怨自己性无能或早泄，这主要是因为患者过于焦虑，抑制了副交感神经兴奋，从而导致其阴茎不能正常勃起的结果。然而，患者性反应中的情绪成分（性冲动）并不存在任何问题。治疗师发现，当患者在性行为的某个阶段开始体验到焦虑的时候，指导患者（必须有性伴侣的配合，让患者有安全感）反复重复本阶段的性行为，直到焦虑感降低到零水平。然后以同样的方式进入到下一阶段，重新使新的焦虑降低到零水平。就这样逐层推进，直到患者的性功能恢复正常。在最近的 31 个案例中，我们平均用了 8 个星期的时间，让 87% 的患者性功能恢复正常（Wolpe & Lazarus，1966）。

3. 使用深层肌肉放松进行系统脱敏

埃德蒙·雅各布森（Edmund Jacobson，1938）首次指出，深层肌肉放松能够改变自动化的焦虑反应。他对神经症患者进行了大量的放松训练，然后指导他们完全进入肌肉放松状态。德国的舒尔茨（Schulz，1959）也提出了类似的方法，并在治疗中取得了较好的效果。这是因为，对于日常生活中的刺激所诱发的焦虑，持续放松提供了对焦虑进行交互抑制的可能性。

此外，还有更有效的方法，可以利用深层肌肉放松的技术实现对神经性焦虑的去条件化，这就是著名的系统脱敏法（systematic desensitization using deep muscle relaxation）（Wolpe，1954，1958，1961；Wolpe & Lazarus，1966）。这种方法可以用于治疗恐惧症，或者实现对恐惧症状的所有神经质焦虑的去条件化。系统脱敏法大概需要六个阶段，每个阶段的深层肌肉放松仅占用 15 分钟左右，其余大部分时间是让来访者列出所有感到恐惧时产生焦虑的清单，然后按照焦虑的水平从高向低排列。这个分等级的清单叫焦虑等级。

在实际的系统脱敏程序中，让来访者按照焦虑程度，从最低等级的焦虑开始，对产生焦虑的刺激想象几秒钟，然后完全放松。患者要不断地重复想象这些刺激，直到他不再焦虑为止，然后按照同样的方法和程序依次进行更高等级的焦虑情境想象和放松。通过这种方法，患者在真实情境中产生的焦虑也会被有效消除。有些患者不能想象出产生焦虑的刺激情境，就需要让他们暴露在真实的情境中进行系统脱敏，这叫做临场脱敏法（desensitization in vivo）。

4. 其他模式的系统脱敏

心理治疗中也经常使用其他模式的系统脱敏方法（other modes of systematic desensitization）来抑制焦虑。

（1）在治疗情境中唤起个体的自发性情绪以抑制焦虑。在行为治疗中，这种方法主要用于临场脱敏。例如，有的社交焦虑患者，当他举起茶杯时手会不停地颤抖。治疗师和患者就要通过反复举起一个空杯子进行练习，然后逐渐发展到可以举起盛水量由少到多的杯子。在每个治疗阶段要等到手颤抖的现象消失后，再进行下一个阶段，直到他最后在众人面前重复这些结果时，手也不会颤抖为止。

（2）拉扎鲁斯和阿布拉莫维茨（Lazarus & Abramovitz，1962）曾经提出，通过使用"情绪想象法"（emotive imagery），即在令人愉快、激动的情境中，让儿童依次想象自己暴露在越来越强的恐惧刺激中，可以脱敏儿童的恐惧。

（3）近来，研究者发现通过在皮肤上施加并不让人厌恶的电刺激可以抑制焦虑（即去条件化）。这种效果可以用巴甫洛夫的外抑制理论（external inhibition）来解释。

（4）某反应被另一个反应所抑制，其可能的机制是，温和的电流刺激作用在患者身上，在其神经中枢可能产生一个新的优势兴奋中心，诱发了优势运动的反应，使原来正在进行的条件反射受到抑制，从而抑制了焦虑。

（5）另一个抑制焦虑的方法就是：在即将停止对前臂进行强烈感应电流刺激之前，呈现一个中性刺激，使中性刺激转化为条件刺激来抑制焦虑（Wolpe，1954，1958），这叫"焦虑感解除"（anxiety-relief）条件反射。然后，再使用形成的条件刺激来抑制神经质焦虑。

5. 回避条件反射

回避条件反射（avoidance conditioning）（厌恶疗法）是应用交互抑制原理克服除焦虑外的其他不想要的反应。它主要用于治疗强迫行为和强迫性的药物习惯。当患者面对诱发不良行为习惯的刺激时，随即对患者的前臂给予强烈的感应电流刺激，或使用药物诱发患者的恶心感，进而引起患者的回避条件反射。最近，波士顿的考泰拉（J. Cautela）博士和贝鲁特的朱彼（A. Drooby）博士指出，可以通过让患者想象令人厌恶的事件来诱发厌恶反应。

需要指出的是，在以上系统脱敏的过程中，除了利用交互抑制原理消除了神经质的不良行为习惯，也会经常发生操作性条件反射。例如，表达愤怒的情绪抑制了人际焦虑感，这种在相关情境中因果断反应而形成的操作性条件反射，同时又得到了果断活动结果的强化，如焦虑感降低，随之社会交往获得成功以及治疗师给予赞赏等。

（三）交互抑制技术的临床成就是什么

到目前为止，交互抑制技术已经用于精神病的治疗，并取得了成功。有些研究表明，交互抑制技术治愈了精神分裂症的妄想症状。尽管该技术的真正价值只能通过严格设计的控制实验来证实，但是临床经验也证明了该技术的有效性，当

63

二者都能证实交互抑制技术有效时，说明该技术有着极其重要的价值。

我认为，那些能够熟练掌握交互抑制技术的人都会意识到，自己拥有一种令人惊讶的能力，可以让大多数神经症患者的病情有所好转。他会发现，他可以决定在某个特定的时间里，使用哪种方式去治疗哪个不适应的习惯。我已经证明，在经典性恐惧症的系统脱敏治疗中，令人恐惧的场景呈现的数量和恐惧程度减轻的量之间有着某种准确的联系。

目前我已经发表了很多利用交互抑制技术对个案和小组治疗成功的报告。人们可能对此充满兴趣，诸多治疗师用如此微小的代价就获得了很大的成功，这在心理治疗史上是从来没有过的。我和阿诺德·拉扎鲁斯（Arnold Lazarus）曾经报告过随机抽取的 600 个案例的治疗效果，我们发现，通过使用交互抑制技术，有近 90% 的患者痊愈或显著好转。在我治疗的患者中，对他们访谈的平均次数大约是 30 次，其痊愈率要远远大于精神分析的治愈率（Brody，1962）。更值得注意的是，和精神分析相比，使用交互抑制技术的治疗时间更短。对成功个案的后续研究表明，没有发现患者出现替代性症状，仅有极少的个案出现反复。通过对后者进行研究发现，这种反复是重新建立的神经质习惯，即重建条件反射（reconditioning），而不是原症状的复发。

（四）研究中最迫切的问题是什么

在临床实践中，我们认为行为治疗有着其他方法所不可比拟的优势。但是，这个结论需要得到严格控制的实验研究的证实。因此，实验研究有着极其重要的实践意义。伊利诺斯大学的戈登·保罗（Gordon Paul）和威斯康星大学的彼得·朗（Peter Lang）已经对系统脱敏等相关技术进行了调查研究，研究结果对建立在条件反射基础上的治疗方法提供了有力的支持。保罗博士发现，和他们精神分析中的领悟治疗方法相比，那些精神分析取向的治疗师通过使用系统脱敏法获得了更好的效果。我们需要更多这样的研究，对治疗中的某些部分进行严格的控制或限定；我们也需要在控制条件下，针对复杂的精神病个案，在临床上对行为治疗和其他治疗的效果进行比较；我们还需要寻找更多的方法，因为我们抑制不良反应的方法并非总是有效。

此外，我们还需要研究心理治疗的机制。在交互抑制治疗中，人们认为患者的症状出现好转，是由于个体通过假设产生的态度来抑制焦虑反应，但是这并没有得到充分的证实。我们已经设计了相关研究来探查其中的机制，希望实验心理学家们能对利用交互抑制技术减少不良行为的研究给予更多的关注和支持。

我们期待，在未来的十年里，当今在心理治疗领域占统治地位的神秘而又不甚准确的治疗方法，能够被行为治疗方法所取代。但是到那个时候，行为治疗或许在逐渐兴起的研究潮流下，本身也会发生很大的变革。

64

二、行为治疗和精神分析：治疗和社会影响①

20世纪，人们已经看到了行为治疗方法的创立（Jones，1924）和发展（Ayllon & Azrin，1968；Wolpe，1958）——在心理学实验室中，以学习理论为基础的心理治疗方法发生了改变。行为治疗在解决人类神经症困扰方面有着非常好的效果。保罗（Paul，1966）在严格控制的基础上对系统脱敏法进行了研究，他认为："这个特定的治疗系列不仅确实能让饱受焦虑困扰的来访者受益，而且疗效是可以测量的。这在心理学治疗史上还尚属首次"。尽管如此，精神分析理论却仍然在心理治疗实践中有着最广泛的影响。

（一）精神分析的统治

根据精神分析理论，人的心理活动有些是自己能够觉察到的，有些是觉察不到的，而是存在于"无意识层面"。神经症的症状是被压抑到无意识中的情绪的外在表现形式。弗洛伊德（1922，1950）②认为这些症状是被压抑的性本能和压抑的自我本能两种势力之间相妥协的结果。精神分析治疗旨在通过自由联想和释梦的方法，把被压抑的冲动带到意识层面，从而治愈神经症。所有精神分析的派生理论（阿德勒、沙利文及其他人的理论）都在朝着一个方向努力，即将无意识层面的冲动带到意识层面（Munroe，1955）。

精神分析治疗从来都无法证实其临床有效性。艾森克（Eysenck，1966）考查了42个研究中的7 000个案例后指出，这些数据并不能说明精神分析促进了神经症患者的恢复。面对伯金（Bergin，1971）、伯金和苏因（Bergin & Suinn，1975）、布朗和赫恩斯坦（Brown & Herrnstein，1975）的挑战，欧文（Erwin，1980）极有说服力地支持了艾森克的结论。特别需要注意的是，美国精神分析协会的实例收集委员会（Fact-Gathering Committee）的研究发现，在595个患者中，治疗师认为306个患者已经得到了"全面的分析"（大约经过600个治疗阶段）；事后，对其中的210人随访发现，有126人治愈或明显好转。接受随访的人数是得到全面分析人数的60%，仅占原始数据的31%。

精神分析者对如此贫乏的结果却视而不见，坚持认为对神经症的精神分析是正确的，因而治疗的方向也是正确的，这是他们的习惯。实际上，精神分析理论中没有一个主张曾经得到过科学证据的支持（Bailey，1964；Salter，1952；Valentine，1946）。但是，人们对这些也置之不理。这主要是由于弗洛伊德在他的著作中阐述得极为精彩，他的理论犹如编织了一个魔网，一旦陷入其中，几乎没人

---

① 译自：WOLPE J. Behavior therapy versus psychoanalysis: therapeutic and social implications [J]. American Psychologist, 1981, 36 (2): 159-164. 译者为各节标题添加了序号。

② FREUD S. Psychoanalysis [M] // Jones E. Collected papers (Vol. 5). London: Hogarth, 1950. (Originally published, 1922.)

能解脱出来。人们如此深信不疑，即使有人提出对理论进行实证检验这么平常的建议也会被认为是亵渎了神圣。

在 20 世纪早期，经过了强烈抵制精神分析的阶段后，大多数人转而信仰精神分析理论。1939 年，精神分析获得了美国医学学会官方的认可。那时，西方的知识分子已经将精神分析作为一种生活哲学而广泛接受。和学院派心理学枯燥抽象的理论相比，他们将精神分析看做现实的心理学，可以解决其关心的事情，揭示黑暗而神秘的心灵。

并不是每个人都被精神分析理论所说服。很多人看到了其中的缺陷，并对其提出了有力的批评。其中，最值得注意的评论家之一是沃尔格穆斯（Wohlgemuth），他于 1923 年发表了《精神分析的批判性检验》。但是像他这样的批评影响并不大——就像科南特（Conant，1947）格言中阐述的那样，理论不会因矛盾证据的出现而被抛弃。科南特认为，只有当有更好的理论出现时，原理论才会被取代。当时在 1923 年并没有更好的理论，但是到了 1981 年的现在，一个看起来更好的理论——神经症的行为理论已经伴随我们四分之一个世纪。尽管如此，精神分析理论仍旧稳固地坐在临床治疗的第一把交椅上。要解释其中的原因，首先就要检验有哪些证据可以证明，行为治疗理论及其治疗确实比精神分析理论及治疗好。

66　　（二）神经症的行为治疗概念起源及疗效

现在，我将阐述神经症的行为治疗理论基础及其临床疗效的证据。在 20 世纪初，巴甫洛夫（Pavlov）让动物患上了"实验性神经症"——即对诱发出强焦虑反应的特定刺激有长期持久的易感性，这在很多方面和人类的神经症很相似（Wolpe，1967）。美国很多研究者随后在实验中使用巴甫洛夫的程序变式证实了他的观察（Wolpe，1952）。我使用迪米克、勒德罗和怀特曼（Dimmick，Ludlow & Whiteman，1939）的方法，对实验笼中的猫施加电击，让猫患上了实验性神经症。电刺激让猫感到痛苦但对它们没有什么伤害（高电压、低电流），持续时间为两秒钟（Wolpe，1952，1958）。电刺激诱发了猫强烈的恐惧反应：它们的瞳孔放大，毛发直立，呼吸急促。经过不定期地重复电刺激，大约 5—20 次之后，猫开始对实验笼和周围环境感到非常恐惧。如果不对它们进行治疗，这些刺激所唤起的恐惧会伴随动物的一生（Gantt，1944）。无论这些猫在实验笼中暴露时间长短，其恐惧感都不会消除；即使它们离开实验笼数月时间，其恐惧感也不会减轻。然而，通过诱发动物的进食行为，可以抑制由最初泛化的刺激诱发的焦虑，从而让每只动物的恐惧能够系统性地弱化，甚至降低到零水平。因此，行为治疗的原理存在于反应竞争中。临床实验证明，食物的竞争也会战胜儿童的恐惧（Jones，1924），但是应用于成人则没有什么效果。幸运的是，研究者发现了很多其他反应有抑制能力，可以克服成人的恐惧。通过深度肌肉松弛产生的平静可以抑制恐惧，在某些不合适的社会恐惧场所表达合理的愤怒也可以抑制恐惧，在性恐惧的个案中通过使用某种性反应来抑制恐惧，还可以通过更神秘的系列方法来抑制恐惧，如冲击疗法（Wolpe，1973）。

然而，这些实验得出的方法能否用很少的时间和努力得到不同寻常的治愈率，是很重要的问题。通过和已有的文字记载相比较就可以找到问题的答案。无论哪个体系的心理治疗从业者都在他们的案例中获得了40%—50%的治愈率或显著好转率（Eysenck，1966）。如果不同派系的追随者——弗洛伊德和荣格的分析者，无学派的治疗师、会心团体者（encounter groupers）、初生尖叫者（primal screamer，一种原发治疗法）等——都达到了这个治愈率，那么这些治疗方法一定有共同的工作机制且和他们各自的技术无关。因此，只要治愈率不能显著高于基线水平，就不能说哪个治疗体系的程序对患者是有帮助的。

现在的问题变成：行为疗法提高了最后的治愈率吗？我根据在没有对照组条件的临床观察结果，首次发表了对行为疗法的统计分析（Wolpe，1958）。在210个神经症个案中，平均经过了30个治疗阶段，有188（89%）个患者痊愈；或者根据奈特（Knight，1941）的标准，至少有80%的患者明显好转：即，症状有所好转，工作效率提高，对快乐和性的调节能力提高，人际关系有所调整，处理一般的心理冲突和现实压力的能力有所改善。自那时以来，对于熟练的行为治疗者而言，在他们的神经症案例中报告出至少80%的治愈率已经是很普遍的事情。最近，使用冲击疗法和反应干预的方法治疗强迫性神经症（患者总是避免接触"脏东西"，并且反复洗手）的发展已经是成绩斐然（Foa & Steketee，1979；Meyer，1966；Rachman，Hodgson & Marzillier，1970）。以上这些个案曾经是精神病学最棘手的问题之一，而现在大量的患者在几个星期的时间内，就有望可以恢复或显著提高。

大量的控制研究对行为疗法提供了更多的支持，我将介绍两个著名的研究。保罗（Paul，1966）让精神分析取向的治疗师使用三种技术治疗有严重当众讲话恐惧的患者，包括使用他们自己学派的短期领悟疗法、系统脱敏法和一种叫做"注意安慰剂"（attention placebo）的控制程序。研究结果发现，治疗师使用系统脱敏法有更显著的疗效，且与其他两种方法差异显著。

第二个是斯隆、史泰博、克里斯托尔、约克斯顿和惠普尔（Sloane，Staples，Cristol，Yorkston & Whipple，1975）的研究。研究者将"轻微的"和"中度的"神经症患者随机安排到两种治疗组——行为治疗或短期精神分析取向的心理治疗，以及等待治疗的控制组中。经过四个月的治疗后，使用评定量表测量患者的症状改善程度。结果发现，接受行为疗法的患者有93%的人痊愈或显著好转，而接受精神分析等待治疗的控制组的患者只有77%的人痊愈或显著好转，且二者在0.05水平上差异显著。此外，接受行为治疗的患者在工作效率和社会适应方面有显著改善，而接受精神分析的患者在社会适应方面没有变化，在工作效率方面仅在边缘显著水平有很小的改善。一年后的跟踪调查发现，相对于控制组的患者，那些接受行为治疗的患者在目标症状上表现出更大的进步。

（三）行为治疗的假象

对实验中的动物使用类似的能消除强焦虑反应习惯的治疗程序，增强了我们克服人类适应不良、习得的焦虑性反应的能力。行为疗法的结果证实了理论对该疗法的预测。这是心理治疗领域独特的成就，确实应该让行为疗法进入心理治疗的中心舞台。但是，为什么这个位置被剥夺了呢？

这是因为行为疗法的形象遭到了歪曲，主要表现在两个方面。在公众眼里，行为疗法由残忍的、有辱人格的治疗构成，其中有令人厌恶的电击、知觉剥夺、洗脑、电休克治疗以及精神外科手术等。这是报纸上的宣传在大众心中留下的形象。米特福德（Mitford，1973）在《慈悲和惯常的惩罚：监狱企业》（*Kind and Usual Punishment：The Prison Business*）这本书中，极度贬低了行为疗法。这些诽谤最初来自监狱中对犯人的治疗报告，实际上那些治疗并不是由行为治疗师进行的（Friedman，1975）。面对人们对行为治疗的谴责，尽管戈尔戴蒙德（Goldiamond，1975）对此进行了反驳，但是行为疗法仍旧在公众心中留下了不良印象。同样，电影《发条橙》（*Clockwork Orange*）将行为疗法表现为令人厌恶并且是完全虚构的治疗，也对其形象产生了非常恶劣的影响。

在精神病学和临床心理学领域，人们对行为疗法有普遍的错误理解，即认为行为疗法过分简单、草率，只能应用于恐惧症和某些性障碍的治疗。治疗师对大多数人所固有的微妙、复杂的情感没有兴趣并且感觉迟钝。在某些研究报告中，对行为疗法治愈简单恐惧症，特别是蛇恐惧的介绍，是造成这种印象的因素之一。很多不同学派的著名心理学家及精神科的医生们信息闭塞，经常发表一些否定的观点，对行为疗法形象造成了很大伤害。例如，马莫尔（Marmor，1980）最近指出，行为疗法主要强调的是通过行为矫正消除当前的症状或症候群，而患者的主观问题、情绪或思维却被认为基本和心理治疗过程无关。同样，拉扎鲁斯（Lazarus，1977）指出，从认知过程的角度来看，行为疗法的特点是"回避了大多认知过程"，"继发性的皮质下自动的条件反射是情绪和行为改变的真正基础"。一位非常受美国精神科医生喜爱的英国精神科医生马克斯（Marks）反复声明，行为治疗适用于"成人精神科大约10%的门诊病人"，即那些患有恐惧症、强迫症和一些性障碍的人（Marks，1975）。这些事例代表了那些遍及在文献中的对行为治疗普遍的不正确的认识。

在临床范围内，行为疗法对患者的思想既不冷漠也不狭隘，这从其文献中可以看到。它不仅可以成功地应用于恐惧症和性问题，而且应用于神经症问题的整个领域，包括最复杂的社会神经症等问题。对于那些经过冗长精神分析却没有效果的患者，行为疗法却能一次次地在适当的时间内帮助他们痊愈（Wolpe，1958，1964）。

就像我以前在文章中阐述的那样（Wolpe，1978），对于"行为治疗师认为患者主观的问题、情感或思想和心理治疗过程无关"的谴责显然是非常荒谬的。无论对于哪种神经症患者，正是这些主观问题和抱怨，才是神经症患者前来求医的动力。对行为治疗师而言，患者的故事是治疗中的主要资料。行为治疗师要仔细了解患者所有相关的经历，因为随后的治疗行为完全取决于对患者病因的评估。患者的"情感和思想"是主要的信息来源，治疗师可以通过各种能够引起患者思考的访谈或问卷来获得。没有什么疗法比行为治疗更"个性化"了；没有其他的治疗师能像行为治疗师一样，在开始治疗之前知道这么多关于患者的细节；没有其他人能像行为治疗师一样，能明确地针对个人问题量身制作治疗方案。

通过行为分析可以获取必要的信息，识别焦虑反应的刺激源，并建立焦虑和任何其可能的结果之间的因果联结，如性障碍、抑郁、妄想、强迫，或像暴露癖、盗窃癖那样的反社会行为习惯。行为分析可以确定哪些神经症焦虑是建立在自主条件作用的基础上，哪些是建立在错误认知的基础上的。在进行这项分析的过程中，治疗师的技能是行为疗法获得成功的基础，可以治愈甚至是最复杂的神经症。

然而，不幸的是，很多使用行为治疗技术的人并没有学习很多行为分析，或者不懂得需要学习行为治疗技术。他们不能识别错综复杂的刺激—反应关系，他们不会区分条件反射焦虑和认知基础上的焦虑，对复杂的个案会束手无策。就像巴洛（Barlow，1979）强烈谴责的那样，他们对类似广场恐惧症给出简单的打包治疗。显然，和那些懂得行为分析的治疗师相比，这些人很难让患者痊愈；不仅如此，他们还会以此撰文指出，人们夸大了行为疗法的效果。

（四）社会影响

精神分析的失败以及他们对失败的合理化产生了非常严重的社会后果。有人可能会抱怨，说我是有偏见的裁决者，当然我是。让我引用一位杰出的精神分析学家施密德伯格（Schmideberg，1970）的话：

"经常会有一些患者前来，他们曾经接受过多年的精神分析治疗却没有治愈，极其迫切地需要帮助。他们认为，精神分析是唯一有价值的治疗，如果没有效果，那么一定是他们特别糟糕，以至于精神分析不能给他们提供帮助；因此，这些想法强化了他们的抑郁和失败感。不仅他们的心理状态，而且现实生活中的处境都发生恶化，有时甚至是无法补救的。"

在施密德伯格阐述的例子中，有一位 54 岁的男士，第一次寻求治疗是他在 20 多岁的时候。那时，他感觉到各种焦虑和压抑。其实，这很大程度上是年轻人由于家庭贫困、缺乏经验而胆怯、害羞的表现形式。后来，一位美国领先的治疗师对他进行了 30 年的精神分析疗法，却并没有帮助了他。他来到施密德伯格这里求助的时候，已经在治疗上花光了钱。他已经支付不起一间办公室，而不得不在家进行其会计工作。另一个案例是一位 28 岁的女士，最初并没有明显的症状。她希望拥有幸福的婚姻和充实的生活，带着美好的期望，她接受了精神分析疗法。在接受分析的过程中，她出现了旷野恐惧症状，而且变得越来越糟糕。然后，她继续进行了两种其他的分析方法，症状继续恶化。12 年后，当施密德伯格第一次看到她的时候，她已经严重超重，并且失去了美丽的容貌和任何结婚的机会——那才是她真正想要的唯一的事情。

我已经见过很多这样的个案。精神分析取向的治疗师对没有进展的治疗进行了合理化，让患者背负起治疗失败的责任。他们会告诉患者，症状没有好转是由于他或她的"阻抗"，而不是治疗错误或治疗不当造成的。一个公正的观察者肯定会质疑治疗师的能力和诚实，他们的技能应该能够打破阻抗，但是那些五或十年都不能为患者做到这些的人却依然说出同样的话。

让患者没完没了地陷于这种尴尬中是不道德的做法，也在社会上玷污了心理学这个行业。我们所有的人都会受到它的影响。或许数年之后，有人会争辩说，当时就没有更好的治疗方法可以提供给患者，饱受煎熬的患者至少还得到了有益的支持。但是对于任何健康领域的从业者来说，了解他或她领域的最先进水平，当其治疗方法失败的时候，能够给患者提供其他的选择，这是道德最起码的要求。

在 1980 年 5 月的美国精神病学协会的研讨会上，我问了 500 个精神病专家，有多少人对行为疗法的文献有所了解，大约 25% 的人举起了手。如果你有肺炎，你是否会将自己委托给这样的内科医师：他坦承自己没有认真地读过青霉素的文献，以及当他面对青霉素疗效的证据时，却表达了怀疑。

更糟的是，在我国大部分精神病学和临床心理学部门，精神分析哲学的传播者仍旧控制着心理疗法的教学。有 40% 或更多的神经症患者在任何心理治疗访谈情境中都会治愈，却成为他们的治疗师情绪激发的结果，这对他们而言是一种救助性的恩典。

怎样才能改变这种可悲的状态呢？或许在某种程度上可以通过揭露这些做法中的过错来改变，就像我在这里做的一样。但是人们不可能改变，除非他们得到或失去某些利益。最近，人们从国家精神卫生研究所的声明中听到了对精神分析疗法隐约的威胁，保险公司如果见不到治疗成效的证据，就不愿意继续为心理治疗付款。

因此明天是充满希望的。但是，如果明天行为疗法在临床世界占据了正确的位置，弊端就会结束，公众会更好吗？从理论上回答，可以说"是的"。但实践中的答案是"还没有"。在整个北美洲，有足够行为分析能力的从业者不超过200人，很难找到高质量的培训。从国家提供的一百多个项目中，大约只有一打的项目涉及到让拥有熟练行为分析技能的教师进行管理和监督的内容。为了建立起培养优秀教师和优秀治疗师的项目，国家财政需要调整他们对心理治疗支持的主要倾向才能补救目前的不足。只有到那时候，我们才能说，心理治疗达到先进水平并且润泽了广大陷于痛苦中的大众。

第三节　心理健康思想评述

自 20 世纪 70 年代起，行为治疗以其独立的治疗体系与卓有成效的治疗方法，逐渐在心理治疗领域中占据了优势地位，被誉为心理治疗领域的第二势力。行为治疗的出现，是对传统的西方心理学理论的重大突破。其意义不仅是使人类在探索自我的道路上又前进了一步，还在于它的出现打破了传统的精神分析学说在西方一统天下的格局，为心理治疗领域注入了生机和活力，推动了心理治疗研究的发展。在行为治疗得到广泛推广和迅速普及的过程中，南非的精神病学家约瑟夫·沃尔普作出了巨大的贡献。他最早将经典性条件作用理论与临床心理治疗实践结合起来，在前人研究的基础上，发展和创立了交互抑制原理和系统脱敏原理，从而促进了将行为疗法应用于临床实践。

71

一、行为治疗产生的背景

（一）巴甫洛夫的经典条件反射

行为治疗以行为主义理论为基础，其发展历史可追溯到 20 世纪初，俄国生理学家巴甫洛夫（Ivan Pavlov）的经典条件反射实验为行为治疗的发展奠定了最初的基础。在实验中，他将食物（无条件刺激）放在饥饿的狗面前时，狗会自动分泌唾液（无条件反射）。然后，巴甫洛夫在每次给狗喂食之前先让狗听铃声，这样铃声和喂食经多次结合后，铃声再一出现的时候，狗就会分泌唾液。这时，铃声已成为进食（无条件刺激）的信号，称为条件刺激。这就是著名的经典条件反射（classic conditioning），即某一中性环境刺激（无关刺激）通过反复与无条件刺激相结合的强化，最终成为条件刺激，引起了原本只有无条件刺激才能引起的行为反应的过程。

（二）华生和琼斯的人类行为实验

20 世纪 20 年代，美国行为主义的创始人约翰·华生（John Watson）深受巴甫洛夫经典条件反射理论的影响，开始将该理论应用于对人类行为的实验研究。他与妻子罗莎莉·瑞娜（Rosalie Rayner）一起完成了一项闻名世界的"小艾伯特"（Little Albert）实验。艾伯特是一个九个月大的婴儿，他原来并不害怕小白鼠，曾与小白鼠一块儿玩过很多次。但在实验中，每当给艾伯特看小白鼠时，实验者就猛地敲响铜锣把艾伯特吓哭。经过连续多次的配对呈现白鼠和铜锣声后，艾伯特一看见小白鼠便开始哭叫并迅速躲避，形成了恐惧性的条件反射。不仅如此，艾伯特习得的这种恐惧反应甚至会泛化到小白兔、白围巾、棉花、老人的白胡子等其他物体上。华生的实验表明，人可以通过条件反射习得某些行为，当这些行为阻碍了人类更好地适应社会和生存的时候，就成为心理障碍或不适应的行为。那么，通过采用相反的条件反射学习程序，同样也能消退或去除不良行为反应。后来，华生也曾经设想要把艾伯特的恐惧行为再消除掉，但小艾伯特被母亲带走了，他没有完成这一设想。

继华生的实验四年后，另一位美国行为主义心理学家琼斯（Mary Cover Jones）用行为心理学的方法成功治愈了一个叫彼得的男孩。彼得特别害怕兔子、白鼠等，甚至对皮毛和棉绒也非常害怕。实验者首先创设了一个安全的环境，让彼得和其他孩子一起玩，并给他食物。当他玩得正高兴时，就把一只兔子呈现在他们面前。最初，彼得很害怕。但是随着这一过程的反复进行，他的恐惧开始减弱。慢慢地，他能够容忍兔子跟自己越来越靠近，最后，经过这一训练过程，他可以将兔子抱在怀里抚摸，原有的恐惧反应彻底消除。这就是传统的行为疗法，琼斯以条件反射原理为依据对恐惧症进行了治疗，其中已经蕴含了"系统脱敏法"的基本思想，成为对当时盛行的精神分析理论的巨大挑战，具有重要的意义。

行为主义者采用科学的方法，坚持以实验研究为基础，客观地、精确地研究行为，使得实验结果可以经得起在实践中反复重复和检验。然而，当时大多数的心理学研究都是建立在动物实验的基础上，像华生、琼斯这样，将心理学实验室的科学发现应用于人类的问题相对较少，因而还不能引起人们的足够重视。在20世纪30年代，西方的精神动力心理学正处于鼎盛时期，受到排挤的行为主义者们开始质疑精神分析疗法的合理性和有效性，试图发展一种建立于科学、可证实的条件作用和学习原理之上的临床心理学。南非的精神病学家约瑟夫·沃尔普就是行为治疗历史发展中的重要人物之一。

（三）沃尔普的发展性研究

沃尔普使用巴甫洛夫的经典条件反射理论，让猫患上了恐惧症。他将一些猫关进实验室的实验笼里，先响铃声，后给予电击。在电击的作用下，所有的猫对电击作出了各种猛烈的反应：上蹿下跳、又抓又刨、簌簌发抖、哀嚎、蜷缩起来、颤抖、口吐白沫……一旦把它们从笼子里放出来，这些症状随之减轻。但是，如果将它们重新放入笼中，即使没有铃声和电击，它们仍旧会表现出同样惊恐不安的行为，拒绝进食，产生强烈的焦虑反应，即便连续数小时把它们关在笼子里，这些反应也丝毫不会减轻。沃尔普发现，猫不仅在实验笼中拒绝进食，就是对放笼子的实验桌，乃至实验室，都发生了强烈的焦虑反应及拒绝进食。猫的这种焦虑反应跟其他的无效反应不同，其他无效反应可通过疲劳和消除强化而消退，但猫的这种神经过敏性反应则"应看做是永久的和不可改变的"。沃尔普认为：如果不对猫进行治疗，焦虑反应将永远伴随这只猫。或者，把猫放到其他情境中，猫听到声音时仍然拒绝进食，即使这声音不是最初被电击时听到的铃声。可见，猫已经将对铃声及实验笼刺激的反应泛化到其他相似的刺激上。当它处于焦虑反应的条件中时，进食反应就受到了抑制。

如何治疗猫由于电击造成的恐惧与焦虑呢？沃尔普认为，焦虑症状抑制了进食，那么在不同的情境中，食物或许也可以抑制焦虑反应。因此，可以通过实验抑制这些条件性的焦虑反应。沃尔普将猫放在与实验室布置完全不同的房间里，环境的改变缓解了猫的焦虑，猫经过犹豫开始毫无顾忌地进食。接着，沃尔普把进食的地方移到一间与实验室相似的房间里。猫又开始焦虑不安，踌躇许久，它最终战胜了自己，继续进食。再接下来，又把进食的地方升级为那间实验室，但是远离实验笼。猫重返受伤害之地焦虑不安是可想而知的。然而，又经过一番努力，猫再次完成了进食。最后，把进食位置越来越移近实验笼乃至移到笼里，猫仍然完成了进食。但是，如果此时铃声大作，猫又会惊恐万状，拒绝进食。沃尔普认为，更换环境只能引起焦虑反应的视觉刺激（实验室及实验笼）逐渐失去作用，而对于能引起猫焦虑反应的听觉刺激（铃声）却无济于事。于是，沃尔普又采用同样的方法，让铃声由远及近，由弱变强，使猫逐步适应，消除了猫对铃声的焦虑反应。

猫对实验室、实验笼以及铃声的恐惧，经过这样层层升级的适应性训练，终于完全地消除了。这就是沃尔普的"系统脱敏法"。沃尔普认为，如果一种抑制焦虑的积极反应（如进食），在产生焦虑的刺激之前出现，则会减弱这些刺激的强度。在猫的实验中，将对食物的积极反应与笼子、而且最终与实验室里的笼子产生联结，终于克服了在这些地方产生的焦虑。沃尔普的实验表明，动物神经性症状的产生和治疗都是习得的。因此，他认为治疗人类神经症的方法也可由此发展而来，于是提出了交互抑制理论（reciprocal inhibition）以减少神经症行为，并从该范式出发，发展了系统脱敏技术（desensitization）。

1958 年，沃尔普出版了著作《交互抑制心理疗法》（*Psychotherapy by Reciprocal Inhibition*），阐释了自己的思想。他认为，通过教给病人放松的方法及让他们面对恐惧，可以有效治疗焦虑或恐惧症状。这本书遭到了精神分析学派的不屑和质疑。那些在精神分析传统熏陶下的研究者认为，沃尔普的方法并不能解决神经症的产生原因，而仅仅是解决表面上的问题。这种治疗方法不可避免地会导致"症状替代"（symptom substitution），而不是真实意义上的治愈。然而，实

73

践证明沃尔普的治疗方法是成功的，并一直在现代心理治疗中使用。

在猫的实验室实验中，沃尔普首先用食物作为抑制焦虑的反应。当他呈现恐惧刺激条件时，同时会提供食物，食物降低了猫的焦虑反应，即进食反应抑制了焦虑反应。为了寻找更有效的治疗焦虑或恐惧的方式，沃尔普使用了果断式训练法（assertiveness training）来发展不同的交互抑制技术。他认为，人们对冲突或拒绝的恐惧类似于不自信的情绪，恐惧和自信情绪不可能同时存在，因为人的神经系统不能够简单地同时完成这两种相反或相冲突的精神传递。因此，可以用自信来抑制恐惧情绪。沃尔普教给来访者在压力情境中如何放松，当他们学会了新的行为后会逐渐忘却恐惧。果断式训练对那些有社会情境恐惧或焦虑的患者特别有用，但是应用于别的恐惧中就不那么有效了。而且，人们在克服恐惧的过程中，如果没有成功，反而会陷入沮丧的情绪中。因此，克服恐惧的关键是把握好"度"。

沃尔普交互抑制理论及系统脱敏技术的提出，为心理治疗领域找到了一项建立在人类行为基本规律上的治疗方法。许多精神科医生开始将系统脱敏疗法应用于临床以治疗恐怖性神经症，从而使行为治疗实践的力量不断壮大起来。到了20世纪70年代，行为治疗在世界的整个心理治疗领域中，已经超过了精神分析治疗而占据绝对的优势地位，成为整个心理治疗发展的第二个里程碑。

二、行为治疗的特点和优势

要对行为治疗思想进行客观、公允的评价，就不得不提及在心理治疗领域与之抗衡多年的精神分析疗法。经典的精神分析疗法由奥地利医生弗洛伊德所创建，主要用来分析个体的无意识思想，帮助他们认识自己不适应问题和无意识冲突的来源。弗洛伊德认为，来访者的问题可以追溯到童年经验，这些童年经验涉及到关于性的冲突，只有对这些经验进行广泛的提问、探索和分析，才能帮助个体意识到这些童年经验是如何影响他们成年后的行为。精神分析疗法中的许多理论假设是不可验证的，其真理性得到了行为学派的质疑。1940年，美国行为主义心理学家多拉德（John Dollard）和米勒（Neal Miller）在耶鲁大学主持的一项研究中，曾经试图将弗洛伊德的精神分析原理转化为行为主义的科学语言，如使用"刺激"、"反应"、"强化"等词汇重新阐释弗洛伊德的理论，以及通过严格的实验心理学测试改进并明确精神分析学说，使之成为一门真正的行为科学，从而进一步证明行为主义的价值。然而，他们发现，就连弗洛伊德最基础的概念都难以转换成实验心理学的确切语言，就像我们很难通过操控电脑程序，写出充满浪漫风情的诗歌一样。

行为治疗方法则不同，它的形成和发展经历了一条与精神分析疗法完全不同的道路。精神分析理论是先有临床治疗效果，然后再建立理论假说；行为疗法则是先在心理学实证研究的基础上，建立起行为主义心理学的联结主义学习理论，继而使用该理论去寻找解决患者心理问题的临床心理治疗方法。其治疗过程明快简洁，疗效显著以及应用范围广泛。行为疗法不仅用于治疗各种神经症，如强迫症、恐惧症、焦虑症，而且用于治疗各种身心疾病，如高血压病、冠心病、心律失常、偏头疼、哮喘病等；不仅广泛用于矫正儿童或成人的各种不良行为问题，如吸烟、吸毒、酗酒以及各种反社会行为，而且也广泛用于矫治各种性功能障碍和性行为偏离。

尽管如此，行为治疗还是受到了心理学研究者的质疑与批评。很多研究者认为，行为疗法虽然来自于实证研究，但大多数实验是以动物为研究对象。实验中，动物形成的不适应行为是刺激—反应之间形成一定的联结过程，而人与动物的最大不同，就是人具有主观能动性，人的心理过程，如认知、情感、意志、动机等因素在刺激和反应之间起到了重要作用。因此，行为治疗忽视了人的意识或内在心理过程的作用，而只是关注患者外在的行为表现，束缚了行为治疗的发展。

行为疗法认为人的非适应性行为是习得的，需要应用基本的学习技术，通过替代反应去矫正人类的非适应性行为。治疗中鼓励来访者积极行动，一步步地实现具体的改变。行为疗法更关注的是如何缓解患者的症状，而不是找出引起症状的原因。如，在治疗强迫症过程中，行为治疗师会试图减轻患者的强迫行为，而不是去分析患者获得强迫症的原因；认知治疗师则会认为导致人出现心理障碍的原因是不合理的信念和认知偏差，从而聚焦在改变患者的非理性的认知，建立理性的人生观；人本主义治疗师则会寻找症状背后的内心症结，引导来访者接纳自我，发挥其内部的潜在资源，以达到治疗的效果。可见，不同的心理疗法在治疗过程中各有侧重。在心理治疗发展的过程中，不同学派之间一直争论不休，我们也很难判定，是否改变了患者的不适应行为，其心理问题一定会得到改善；或者是否找到患者行为的深层动机，就一定能改变其外在症状。然而，我们可以确定的是：行为治疗师为治愈患者心理障碍开辟了一条独特的道路。

三、行为治疗中的交互抑制和系统脱敏思想

交互行为就是彼此之间竞争的行为。如果某情境刺激引发了一定的反应，而新刺激的进入可能会引起不同的反应，那么旧的反应可能被削弱。随着个体对新刺激反应的行为增加，发生了新的学习，旧的行为会逐渐完全消退。沃尔普发展了交互抑制的学习理论。他指出，如果能使一种与惧怕或焦虑情绪不能共存的反应，在产生恐惧或焦虑的刺激面前出现，那么，这种刺激就能抑制这种惧怕或焦虑的反应。他进行了大量的研究，并将这一原理应用于行为治疗，于1958年出版了《交互抑制的心理治疗》一书。在该书中，沃尔普指出，表现为神经症的

75

那些不适当行为是个体学习的结果，要治愈也必须经历学习的过程。在临床治疗上，焦虑与放松、快乐与悲伤等两者是不可能同时共存、只会相互抑制的成对的心理状态。因此，只要对患者进行系统性的放松技术的训练，让其对某种刺激的过敏性反应逐渐递减直至消除，从而抑制焦虑等心理反应。这一临床技术就是系统脱敏技术。

比如在沃尔普的实验中，以进食代替惊恐行为，并不是一个简单建立的过程，而是通过一系列的更换进食环境以及由远而近的电铃声刺激才达到目的的。变换的进食环境越来越类似原来的实验室，电铃声的刺激由远而近，由弱变强是为了使猫逐步地适应原来所不适应的刺激，猫最后的确适应了。沃尔普将在动物实验中的发现应用到人类，进行了一系列严格的实验研究后，创造了系统脱敏疗法，成为大多数行为疗法的实践基础。

系统脱敏技术分为三步。第一步就是教会来访者掌握放松技巧。沃尔普改进了雅各布森（Jacobson）的放松技术，将放松的时间调整到更短；第二步是深入了解来访者的异常行为表现（如焦虑和恐惧）是由什么样的刺激情境引起的，帮助来访者把引起焦虑的情境划分等级。第三步，让来访者开始从最低等级的焦虑开始，想象产生焦虑的刺激情境，同时做放松练习。治疗师要不断根据来访者的反应调整刺激的强弱。这样循序渐进，有系统地把那些习得的、强弱不同的焦虑反应，由弱到强一个一个地予以消除，最后把最强烈的焦虑反应（即我们所要治疗的靶行为）也予以消除（即脱敏）。

系统脱敏技术在临床上多用于治疗恐怖症、强迫性神经症以及某些适应不良性行为，在心理治疗实践中疗效显著，这在很多相应文献中可以找到证明。不仅如此，系统脱敏技术治疗时间周期短，只需要为期数周的时间，就可以帮助很多经过年复一年的集中精神分析疗法、然而却最终无法解决其行为症状的患者走出困扰。

然而，系统脱敏法在心理治疗中也有其自身缺陷。一方面，系统脱敏法主要应用于人际关系紧张、恐怖症、强迫症等神经症的治疗，而不适用于人格问题的矫治。另一方面，在进行系统脱敏治疗的过程中，来访者不能正确确定焦虑的等级、不能进入想象焦虑的情境或者不能进入放松状态都会影响系统脱敏的实践效果。

当然，我们不可能要求系统脱敏法囊括对所有心理问题的治疗有效，其操作过程中的局限性也需要治疗师和来访者不断在实践中学习和调整。总体而言，沃尔普的系统脱敏法是成功的，其产生及应用完成了从行为主义心理学的学习理论到行为治疗的临床技术的飞跃，把人类行为治疗的历史推到了一个新的阶段。

四、行为治疗的发展趋势和未来展望

（一）心理治疗的发展趋势

传统的心理治疗关注来访者过去的体验和经历，在其童年的回忆中寻找当前症状的根源。随着行为治疗、认知治疗、人本主义治疗等多种治疗方法的出现和发展，西方以及我国心理治疗的重心发生了很大变化，主要表现在以下几个方面：

1. 心理治疗方法趋于整合

尽管新的心理治疗方法层出不穷，然而不同心理治疗学派之间已经不再各执一词、"剑拔弩张"，而是以包容、接纳的态度吸收其他治疗学派中的精华，不断完善自己的理论模型。各学派心理治疗研究者已经达成共识，一种心理治疗理论不可能解决所有类型的心理问题，只有走整合的道路才符合心理治疗发展的历史潮流。心理治疗的整合倾向有多种形式，如以一种学派的治疗模型为主，间或采用另一种心理治疗模型的技术或方法；或者在自己的理论框架上将不同理论模型的观点融会贯通，从而建立起某种新的理论模型等。

2. 心理治疗过程趋于短程化

随着社会经济迅速发展，生活节奏加快，人们都在为了事业、生活忙碌奔波。尽管存在心理问题、心理障碍的人越来越多，却很少有人愿意消耗大量时间及金钱进行长程心理治疗。快节奏、高效率的生活节奏下，人们对心理治疗也提出了短程、快速的要求，促使专业人员思索及发展以问题解决为中心的短程心理治疗方法和模型。顾名思义，短程心理治疗具有周期短、疗效快的优势。此外，在短程心理治疗中，治疗师更为积极主动，以更为开放的观点看待来访者的问题，帮助来访者寻找自身可以利用的积极资源，以问题解决为目标，在具体目标的指引下，从一点一滴开始改变。尽管如此，短程治疗也不能完全取代长程治疗，如人格障碍、强迫症等仍需要进行长程治疗。

（二）行为治疗的发展趋势

行为治疗尽管仍然存在很多不足，但是其开放性确是不容置疑的。行为治疗在建立之初就呈现出百家争鸣的局面。它不像精神分析疗法，在理论上师承弗洛伊德，而是很多研究者依据各自的研究和观察提出了各自的学说，这些学说共同组成了行为治疗的理论基础，如巴甫洛夫、华生、桑代克、斯金纳等。在心理治疗发展的历史趋势影响下，行为治疗也取得了迅速发展，它以短期治疗的优势，开放性的姿态，汲取了其他学派的精华，主要体现在行为治疗和认知治疗、辩证哲学等整合方面。

第一，行为治疗在认知心理学的强大思潮和社会学习理论的冲击下，从理论指导到具体方法都发生了变化。行为治疗家已经放弃了极端的行为主义理论及单一的、片面的强化观点，而是重视在刺激和反应之间的中介调节因素的作用，如人的认知、情绪、动机和意志等因素。同时，认知疗法也意识到，认知与行为关系密切，认知的变化可导致行为的转变，行为的转变又可引起认知的更新，二者在治疗中的结合越来越紧密，逐渐整合为认知行为治疗。认知行为治疗是行为治疗的进一步发展，是通过改变个体的认知过程来矫正其适应不良的情绪和行为，建立和重构功能良好的认知过程以达到良好的社会适应。

第二，行为治疗的另一整合趋势是行为治疗家对人格障碍的关注。早期的行为治疗只关注患者的症状或问题行为，对其人格结构并不感兴趣，也无意处理其人格障碍问题。现在，行为治疗认识到，人格健全是关系到治疗成败的重要因素之一。因此，在20世纪90年代，美国华盛顿州立大学行为科学系教授莱恩汉博士（Marsha M. Linehan）在传统的认知行为疗法基础上创立了辩证行为疗法。辩证行为疗法对行为科学理论、辩证哲学以及禅宗实践理论进行了整合，在实际治疗中汲取不同心理治疗学派之精华，如心理动力学、以来访者为中心以及认知行为治疗等，帮助人们认识自我，调整情绪，建立有效的人际关系以及顺其自然，学会忍受生活中不可避免的痛苦，是对目前边缘人格障碍等问题最有效的治疗方法之一。

总之，行为治疗理论和技术是一个稳健的开放体系，不仅与其他治疗方法整合能力强，且治疗周期短而疗效显著，符合心理治疗历史发展的潮流。在行为治疗不断发展与完善的过程中，沃尔普以及一些早期行为学派的心理学家作出了不可磨灭的贡献。沃尔普在条件反射等理论基础上，建立了交互抑制原理和系统脱敏原理，为心理治疗领域找到了一项建立在人类行为基本规律上的治疗方法，并将此方法应用于临床实践，系统脱敏等技术也在以后的治疗实践中不断获得发展与深化。可以说，正是由于早期行为学派心理学家的努力，推动了心理治疗的发展，以致心理治疗能在今天形成如此生机勃勃，流派纷呈的局面。

【建议参考资料】

1. 奥汉隆，戴维斯. 心理治疗的新趋势：解决导向疗法［M］. 李淑珺，译. 上海：华东师范大学出版社，2009.

2. 班克特. 谈话疗法：东西方心理治疗的历史［M］. 李宏昀，沈梦蝶，译. 上海：上海社会科学院出版社，2006.

3. 车文博. 心理治疗手册［M］. 广州：广东教育出版社，2009.

4. 帕罗特. 咨询与心理治疗［M］. 郭本禹，译. 北京：高等教育出版社，2009.

5. 徐光兴. 临床心理学：心理咨询的理论与技术［M］. 上海：上海教育出版社，2009.

【问题与思考】

1. 行为主义理论是如何看待人的适应不良行为的？

2. 你认为精神分析疗法和行为治疗两种技术各有什么优势和不足？

3. 沃尔普的交互抑制原理和系统脱敏技术产生、发展的理论背景是什么？

4. 你知道哪些心理治疗技术？它们分别属于行为、认知、人本主义、精神分析学派治疗技术中的哪一分支，亦或是哪几种学派之间的整合？

5. 如果某同学患上了考试焦虑，一到快考试的时候前几天就开始生病，出现恶心、呕吐、拉肚子甚至发烧等症状，请利用文中的系统脱敏技术，减轻该生的考试焦虑症状。试着写出你的治疗步骤及计划。

第十三章　阿尔弗雷德·阿德勒①

【本章提要】

阿尔弗雷德·阿德勒是一位有影响的奥地利心理学家，是个体心理学的创始人，现代自我心理学之父；他是精神分析学派内部第一个反对弗洛伊德的心理学体系的心理学家，从生物学定向的本我研究转向社会文化定向的自我心理学。阿德勒被认为是 20 世纪最著名的心理学家之一，排名第 67。阿德勒的研究对后来西方心理学的发展具有重要意义。在阿德勒的个体心理学当中，自卑是核心概念。本章选译了阿德勒的《自卑与超越》一书的第三章内容"自卑感与优越感"，反映了阿德勒对自卑的认识，其中涉及到了自卑的产生与识别、自卑的影响、了解自卑的途径等方面。本章最后对阿德勒的个体心理学进行了介绍，评述了个体心理学的理论和基本观点，以及个体心理学在心理咨询和教育中的运用。

【学习重点】

79

1. 了解阿德勒创建个体心理学的历程。
2. 领会个体心理学的人性观和基本观点。
3. 掌握自卑与追求优越的关系。
4. 掌握自卑与生活风格的关系。
5. 掌握自卑与社会兴趣的关系。
6. 领会阿德勒疗法的原理与过程。
7. 领会在教育中如何运用阿德勒的个体心理学。
8. 了解阿德勒为心理学作出的主要贡献。

【重要术语】

个体心理学　自卑　自卑情结　优越　生活风格　社会兴趣

第一节　心理学家生平

阿尔弗雷德·阿德勒（Alfred Adler，1870—1937）是个体心理学的创始人，现代自我心理学之父；他是精神分析学派内部第一个反对弗洛伊德的心理学体系

---

① 本章作者为李冬梅。

的心理学家，从生物学定向的本我研究转向社会文化定向的自我心理学。阿德勒被认为是 20 世纪最著名的心理学家之一，排名第 67。阿德勒的研究对后来西方心理学的发展具有重要意义。

　　1870 年 2 月 17 日，阿德勒生于奥地利首都维也纳郊区。他的父亲是一名犹太商人，主要做谷物生意。由于父亲经营有方，他的家境颇为富裕，一家人热爱

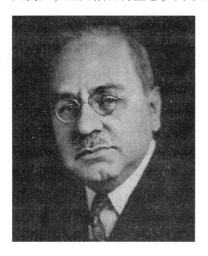

艺术，尤其是音乐。阿德勒从小生活舒适安逸，物质生活相对丰富，但他却认为自己的童年是不幸的。阿德勒在六个兄弟妹中排行老二，哥哥体格健壮，是个典型的模范儿童，而他自觉长相既矮又丑，与长兄有一种激烈的对抗情绪。母亲似乎偏爱哥哥，但阿德勒与父亲相处融洽。阿德勒是一个直到四岁才会走路的体弱多病的儿童。他患有佝偻病，无法进行激烈的体育活动。但他并没有让身体上的缺陷压倒自己，相反，这刺激了他的上进心。阿德勒喜欢交游，结交各种各样的朋友，在孩子们的游戏中也总是试图超过他的哥哥。他的父亲鼓

80　励他说："阿德勒，你必须不相信任何事。"其实他的父亲是在告诉他，不能让眼前的困境束缚住自己，不能相信当下的困难就是人的一生，而要勇于突破，大胆地去创造自己的生活，这种坚强的信条造就了阿德勒一生的功名。

　　五岁时，阿德勒患上了致命的肺炎，医生认为他快死了，家人也不抱什么希望。但几天后，他竟奇迹般地康复了。这场病加上他三岁时大弟弟的死亡使他萌生了要当一名医生的愿望，他要用这个生活目标去克服童年的苦恼和对死亡的恐惧。所以，尽管他很喜欢音乐，也对许多艺术门类有很深的造诣，他还是选择了心理医生的职业，他许多个体心理学的观点都可以追溯到童年时的这一遭遇。

　　阿德勒五岁时上小学，九岁时进入弗洛伊德十四年前上过的中学。刚上中学的时候，由于他数学不好而被老师视为差等生，老师因此看不起他，并建议他的父亲让他去当一名制鞋的工人。当然，他的父亲拒绝这样做，但这事也刺激了好强的阿德勒，促使他努力学习，在数学上有了很大进步。偶然的一个机会，他解决了一道连老师也感到头疼的数学题，成了班上的优等生，更增强了他的自信心。阿德勒后来经常提到这件事，在不无自豪的同时，也启示人们：人的潜力是没有局限的，更不是天生注定的，只要肯去挖掘，每个人都有成功和飞跃的机会，这也是阿德勒个体心理学的一个重要原则。

　　中学毕业后，阿德勒如愿以偿，进入维也纳医学院，系统学习了有关心理学、哲学的知识，并受到良好的医学训练。1895 年，阿德勒获医学博士学位。

毕业后，他先在维也纳医学院实习了一段时间。1896 年的 4 月到 9 月，他应征服役，在奥地利军队的一所医院工作。1897 年到 1898 年，他又回到母校深造。在这期间，他和来自俄国的留学生罗莎结婚。

在行医期间，阿德勒曾就公共卫生问题写过几篇文章，这是同他早期的兴趣，即社会民主运动相一致的。就在这一时期，阿德勒读到了弗洛伊德的《梦的解析》一书，他写了一篇捍卫弗洛伊德所论观点的论文。基于这一原因，1902 年弗洛伊德邀请阿德勒加入维也纳精神分析协会。1910 年阿德勒当选为维也纳精神分析协会主席。但是，阿德勒不赞同弗洛伊德的性决定论，强调社会文化因素在人格形成和发展中的决定作用。阿德勒与弗洛伊德的分歧日渐显露。1911 年，阿德勒辞去了精神分析研究协会的主席职位，并退出该协会，另组非精神分析协会，1913 年更名为个体心理学学会。

1917 年，阿德勒发表引起很大争议的文章《器官缺陷及其心理补偿的研究》（*Study of Organ Inferiority and Its Psychical Compensation*），标志着他与弗洛伊德的分歧已经明显化了。阿德勒在这篇文章中首次引入了"自卑情结"的概念。他认为，由于身体的缺陷或其他原因引起的自卑，一方面可能毁掉一个人，使人自暴自弃或发生精神病，但另一方面，自卑也能激发人的雄心，使人发奋图强，以超于常人的努力和汗水补偿生理上的缺陷，从而成为不平凡的人物。

随后，阿德勒更体会到：不管有无器官上的缺陷，儿童的自卑感总是一种普遍存在的事实；因为他们身体弱小，必须信赖成人生活，而且一举一动都要受成人的控制之故。当儿童们利用这种自卑感作为逃避他们能够做的事情的借口时，他们便会发展出神经病的倾向。如果这种自卑感在以后的生活中继续存在下去，它便会构成"自卑情结"。因此，自卑感并不是变态的象征，而是个人在追求优越地位时一种正常的发展过程。

1917 年，阿德勒在其《神经病的形成》（*The Neurotic Constitution*）中提出他的新心理学。新心理学包含了他的大多数主要思想。1918 年，他提出了"社会兴趣"这一概念。社会兴趣，同克服自卑感一起，成为阿德勒最重要的概念——心理健康的标准。在心理病理学的个案里，阿德勒把这些人称之为生活失败者，他们的社会兴趣倾向未能得到适当的发展。这些人追求社会上无用的个人权力，反对健康的、社会上的有用目标。心理治疗师通过鼓励、证实患者的错误，以及增强其社会兴趣来提高患者的自我尊重。治疗师的工作是帮助患者认知重组，并习得社会上更有用的行为，特别是早期回忆和出生顺序，也包括梦，都被用来促使患者了解自己的生活风格。

20 世纪 20 年代，阿德勒对预防发生了很大兴趣。他任教于维也纳教育学院，参与了维也纳教育学院的儿童指导师资培训；他在公立学校建立了众多的儿童指导中心。此后，他到欧美各国演讲，受到了热烈欢迎。1926 年阿德勒成为哥伦

81

比亚大学的客座教授。1932 年，他成为长岛医学心理教授。1934 年他定居纽约，次年创办《国际个体心理学杂志》。1937 年 5 月 28 日，阿德勒因心脏病逝世于苏格兰的阿伯登。

阿德勒的心理整体论、主观目的论和社会文化定向，不仅为新精神分析社会文化学派奠定了思想基础，并且为人本主义心理学的产生提供了前提条件。至20 世纪 20 年代，其个体心理学在实践中取得成功，对于西方心理学的发展有较大影响。阿德勒著有《理解人性》（*Understanding Human Nature*，1927）、《个体心理学的实践与理论》（*The Practice and Theory of Individual Psychology*，1927）、《生活的科学》（*The Science of Living*，1929）、《生活对你应有的意义》（*What Life Should Mean to You*，中译本名《自卑与超越》或者《超越自卑》，1931）、《儿童教育》（*The Education of Children*，1930）以及《社会兴趣：人类的挑战》（*Social Interests：A Challenge to Mankind*，1933）等。

第二节　经典名篇选译

自卑感与优越感①

82

一、自卑情结

个体心理学的重大发现之一——"自卑情结"（inferiority complex）——似乎已经举世皆知了。很多学派的心理学家都使用了这个词，并且按照他们自己的理解去运用这个词。但是，我不知道，他们是否真正切实地了解或准确无误地使用了这个词。例如：告诉病人他正纠结在自卑情结当中是没有用的，这样做只会加深他的自卑感（feelings of inferiority），而不会让他知道怎么样克服自卑。我们需要找出他在生活风格（style of life）中表现出的特殊的欠缺之处，需要在他没有勇气的时候鼓励他。

每一个神经病患者都有自卑情结。但是，想要根据一个人是否有自卑情结来判断他是神经病患者而没有其他疾病的做法，显然是行不通的。我们只能从导致他觉得无法继续生活的他所面临的情景种类，以及他加于其努力和活动的限制，来将他和其他疾病患者分开。如果我们只是告诉他"你正承受着自卑情结之苦"，这样根本没有帮他增加勇气，因为这就等于告诉一个头痛的人："我能说出你有什么毛病，你有头痛病！"

如果许多精神病患者被问到，他们是否觉得自卑的时候，他们会摇头说：

---

① 译自：ADLER A. Feeling of inferiority and superiority ［M］ // What life should mean to you. Oxford：Oneworld Publications Ltd，1992：52-68. 译者为各节标题添加了序号。

"没有觉得。"有些甚至会说："正好相反，我非常清楚我比身边的人都要更胜一筹！"所以，我们不需要问，只要注意个人的行为就可以了。从他的行为中，我们可以看出他采用什么诡计来向他自己保证他的重要性。例如，如果我们看到一个傲慢自大的人，我们能猜测他是这样的感受："别人总是看不起我，我必须要表现一下我是何等重要的人物！"如果我们看到一个在说话时手势表情过多的人，我们能猜到他是这样的感受："如果我不强调的话，我说的东西就显得太没有分量了！"

对于那些在行为举止间处处要凌驾于他人之上的人，我们也会怀疑：他是否有自卑感？他必须通过做出特殊努力才能够克服这种自卑？这就像是害怕自己个子太矮的人，为了使自己显得高一点，总会踮起脚尖走路。两个孩子在比身高的时候，我们常常能看到这样的行为。害怕自己个子太矮的人，为了让自己看起来比实际高度更高一点，会挺直身体并紧张地保持这种姿势。但是如果我们直接问他："你是否觉得自己太矮小了？"我们却很难期望他会承认这个事实。

然而，这并不是说：有强烈自卑感的人一定是个显得柔顺、安静、拘谨和与世无争的人。自卑感表现的方式多种多样，或许我能够用三个孩子第一次被带到动物园的故事来说明这一点。当站在狮子笼前面的时候，第一个孩子躲在他母亲背后，全身发抖地说："我要回家。"第二个孩子站在原地，脸色苍白，他用颤声说："我一点都不害怕。"第三个孩子目不转睛地盯着狮子，并问他的母亲："我能不能向它吐口水？"事实上，这三个孩子都已经感受到自己所处的劣势，但是每个人根据自己的生活风格，用自己的方式表现出他的感觉。

因为我们都发现我们希望改善自己现在的地位，所以我们每个人都有不同程度的自卑感。如果我们能一直保持勇气，我们就能以直接、实际而妥善的唯一方法——改善我们的境况——来使我们摆脱掉自卑感。没有人能长期地忍受自卑感，自卑感一定会促使个体采取某些行动来消除自己的紧张状态。如果一个人已经气馁了，如果他不再认为脚踏实地的努力能改善他的境况，那么他仍然无法忍受他的自卑感，他仍然会努力设法摆脱他们，只是他采用的方法并不能帮助他前进。他的目标仍然是"凌驾于困难之上"，可是他却不再设法克服障碍，而是用一种优越感（feelings of superior）来自我陶醉，或让自己麻木。同时，他的自卑感会越攒越多，因为造成自卑感的情景仍然没有变化，问题也依然存在。他所采取的每一步行动都会逐渐将他引入到自欺（self-deception）当中，而他的各种问题也会以日渐增大的压力这种形式来逼迫他。

如果我们只是看他的动作，而不是去了解动作背后的实质，我们会以为他是漫无目的的。在我们的印象中，他们并没有要改善其境况的计划。我们看到的是：虽然他像其他人一样全心全力地让自己觉得顺当，但是却放弃了改变客观环境的希望，他所有的举动都带有这种色彩。如果他觉得软弱，他会跑到能使他觉

83

得坚强的环境中去。他没有把自己锻炼得更坚强，更具有适应能力，相反，他们训练自己，使自己在自己的眼中显得更强。他这种欺骗自己的努力只能获得部分的成功。如果在工作中他体会到了不公平感，那么在家里他可能会变成暴君，通过这种方式重新肯定自己的重要性。他可能通过这种方式来欺骗自己，但是真正的自卑感仍然原封不动，仍然是旧有情景引起的旧有的自卑感。它们会变成精神生活中长久潜伏的暗流。在这种情况下，我们就称之为"自卑情结"。

现在，我们应该给自卑情结下一个定义。当个人面对一个他无法恰当应对的问题时，他强调他绝对无法解决这个问题，这时出现的就是自卑情结。从这个定义中我们能够看到：愤怒与泪水以及辩解一样，都可能是自卑情结的表现。由于自卑感总是造成压力，所以必然会出现争取优越感的补偿活动，但是其目的却不在于解决问题。

争取优越感的活动总是朝向生活中没用的一面，而真正的问题却被遮掩起来或者避而不谈。个体限制了他的活动范围、想方设法地要避免失败，而不是追求成功。他在困难面前会表现出犹疑、彷徨，甚至退却的举动。

我们能够很清楚地看到广场恐惧症患者身上的这种态度。这种病症表现出一种信念："我不能走得太远。我必须留在熟悉的环境中。生活中充满了危险，我必须避免面对这些危险。"当坚守这种态度时，个体就会把自己关在房间里，或者呆在床上不肯下来。

在面对困难时，最彻底的退缩表现就是自杀。这时，个体在所有的生活问题面前已经放弃了，而表现出他的信念。即，他认为，他已经完全无能为力改善自己的境况了。但是当我们知道自杀一直是一种责备或报复时，我们就能够了解个体为什么在自杀时会争取活动优越感。在每一个自杀案例中，我们都会发现——死者一定会把他自杀的责任归结到某一个人身上。自杀者似乎在说："我是所有人中最温柔、最仁慈的人，而你却这么残忍地对待我！"

每一个神经病患者都会或多或少地限制自己的活动范围和他与外界情景的接触。他想和生活中必须面对的三个现实问题①保持距离，并将自己局限在他觉得能够主宰的环境中。通过这种方式，他为自己筑起了一座小房子，关上门窗，远隔清风、阳光和新鲜的空气，度过一生。至于他是用怒吼呵斥还是用低声下气来统治他的领土，则是通过他的经验决定的——他会在他所尝试过的方法中挑选最好最有效果的那种方法来实现他的目标。有时候，如果他对某一种方法觉得不满意，他也会尝试另一种。但是不论他使用的是哪种方法，他的目标都是一样的，即获取优越感，而不是努力改善他的境况。

---

① 阿德勒在《自卑与超越》第一章"生活的意义"里面提到这三个问题，分别是职业、社会和婚恋问题。

当儿童发现眼泪是驾驭他人的最佳武器后，他就会变成爱哭的孩子，而爱哭的孩子又很容易成长为抑郁症成人。泪水和抱怨——我把这些方法称为"水性的力量"（water power）——是破坏合作和奴役他人的有效武器。与过度害羞、忸怩作态及有罪恶感的人一样，我们也可以从这种人的行为举止中看出他的自卑情结，他们已经默认了自己的软弱和在照顾自己时的无能。他们隐藏起来不为人所见的，是想要获得至高无上地位的固执的目标以及不惜任何代价从而凌驾于别人之上的决心。与之相反的，一个喜欢夸口的孩子，在初见之时，就会表现出优越情结（superiority complex），但是如果我们不管他说什么都去观察他的行为的话，那么我们很快就会发现这个孩子不承认的自卑情结。

所谓的"俄狄浦斯情结"（Oedipus complex）实际上只是神经病患者"小房子"的一个特例而已。如果个人总是不敢应对他的爱情，他就无法成功地解决他的神经症。如果他把他的活动范围限制在家庭圈子中，那么毫不奇怪，他的性欲问题也需要设法在这个范围里解决。由于他的不安全感，他从来没有把他的兴趣扩展到他最熟悉的少数几个人之外。他害怕与别人相处时，不能继续再按照他所习惯的方式来控制局势。俄狄浦斯情结的牺牲品多数是被母亲宠坏的儿童，他们所受过的抚养过程使他们相信：他们的愿望生来就有被实现的权利。但是他们却从来不知道：在家庭之外的情景中，他们可以凭借自己的努力，赢得温暖和爱情。所以，在成年后的生活中，他们仍然绑在母亲的围裙带上。他们在爱情里寻找的，不是平等的伴侣，而是仆人；而能让他们最安心依赖的仆人就是他们的母亲。我们如果让母亲宠溺他，不准他对别人感兴趣，同时，要求父亲对他漠不关心，那么，对于任何孩子，我们都可能造成俄狄浦斯情结。

行为受限制的现象，在各种神经病症都会有所表现。在口吃患者的语言中，我们能看到他犹疑的态度。他残留的社会兴趣驱使他与同伴交往，但是他对自己的轻视、他对这种尝试交往失败的恐惧，与他的社会兴趣相互冲突，结果导致他在言辞中就显得犹疑不决。那些在学校里总是落后的儿童，那些在30多岁仍然找不到工作或者一直拖延婚姻的男人或者女人，那些必须反复做出同一行为的强迫症患者，那些对白天的工作感到十分厌烦的失眠患者，他们都显示出了自卑情结，这种自卑情结限制了他们解决生活问题的能力。那些手淫、早泄、阳痿和性欲倒错的个体，都表现出这样的情况：在接近异性时，由于害怕自己行为不当，他们就形成了错误的生活风格。如果我们问："为什么这么害怕行为不当呢?"我们就能看到他们好高骛远的目标。这个问题唯一的答案就是"因为这些人把他们自己的成功目标制定的太高了"。

我们已经说过：自卑感本身并不是异常的，它们是人类进步的原因。例如，科学的兴起就是因为人类感到他们的无知，和他们应对未来的需要——科学是人类在改善他们的情境、在对宇宙做进一步探索、在试图更妥善控制大自然的过程中，努力奋斗的成果。事实上，在我看来，我们人类的全部文化都以自卑感为基础。如果我们想象一下，一位兴趣索然的游客来访问我们人类的星球时，他必定会这样说："这些人类啊，看看他们的各种社会和机构吧，看看他们为求取安全所做的各种努力吧，看看他们用房屋防雨、穿衣服保暖、修路使交通便利的行为吧——很明显，他们都觉得自己是地球所有居住者中最弱小的群体！"在某些方面，人类确实是所有动物中最弱小的。我们没有狮子和猩猩的强壮，有很多种动物也比我们更适合单独应对生活中的困难。虽然有些动物也会成群结队地群居生活，用团结来弥补它们软弱，但是比起我们能够在世界上发现的任何其他动物，人类却需要更多的和更深远的合作。

人类的孩子是非常娇弱的，他们需要许多年的照顾和保护。由于每一个人都曾经是人类中最弱小和最幼稚的婴儿，由于人类缺少了合作，便只有听凭环境的宰割。所以，我们不难了解：如果一个儿童没有学会合作之道的话，那么他必然会走向悲观，并发展出牢固的自卑情结。我们当然也知道：即使是对最有合作意识的个人而言，生活还会不断地给他提出其他问题。没有哪一个人会认为自己已经实现了最终的优越目标——能够完全控制周围的环境。生命太短暂，我们的躯体也太脆弱，可是生活中的三个问题却不断地要求我们要交出更圆满、更完美的答案。我们会提交我们的答案，然而，我们却绝不会满足于自己的成就止步不前。但是只有在个人是为了真正改善我们的共同处境、具有合作精神、充满希望和贡献更多的奋斗的条件下，这种奋斗才会勇往向前，

我们永远无法达到我们生命的最高目标，这个事实我想没有人会怀疑。我们可以设想一下，一个人或整个人类已经到达了一个完全没有任何困难的境界，在这种环境中的生活一定是非常沉闷的。每件事都能被预料得到，每件事都能被预先计算出来，明天不会带来意料之外的机会，对于未来，我们也没有什么可以希望的。我们的生活兴趣，主要是由不确定性引起的。如果我们对所有的事都能肯定，如果我们知道了每件事情，那么讨论和发现就不复存在，科学也就已经走到尽头，宇宙只是陈旧的故事，曾经让我们继续朝目标努力的艺术和宗教，也不再有任何的意义。幸好，生活的挑战并没有消失。人类一直在奋斗，我们也能够不停地发现新问题，并创造合作和贡献的新机会。

但是，神经病患者在开始奋斗时就已经受到阻碍，他对问题的解决方式始终停留在非常低的水平，因此他的困难相对较大。正常人会寻找更多、更有意义的方法来解决问题，他能接受新问题，也能提出新答案。因此，他有能力为社会作出贡献。他不会落于人后，增加同伴的负担，也不需要不要求特别的照顾。他能够根据自己的社会情感（就像根据自己的需要一样）独立而勇敢地解决他的问题。

二、优越的目标

每个人都有的优越感目标，这是属于个人所独有的。它决定于个体赋予生活的意义，这种意义不仅仅是口头说说。而是体现在他的生活风格之中，并像他自己独创的奇异曲调似的布满于他的生活风格。但是，我们不能在他的生活风格里简洁、清楚地看到他的目标。他表现的方式非常含糊，所以我们也只能从他表现出来的线索猜测他的目标。了解一个人的生活风格就像了解一位诗人的作品一样。诗虽然是由字组成的，但是它的意义却远超过组成它的字。我们必须在诗的字里行间推敲它的主要意义。一个人的生活风格也是一种最丰富和最复杂的作品，因此心理学家必须要学会在个人生活风格的表现中进行推敲，必须要学会觉察隐含意义的艺术。除此之外，别无他法。

生活的意义是在生命开始时的四五年间获得的，获得的方法不是通过精确的数学计算得来的，而是对整体感到茫然，在黑暗中摸索，只能在凭借感觉去捕捉一点暗示之后，作出自己的解释。优越感的目标也同样是在摸索和猜测过程中制定下来的，它是如我们生命般长期存在的驱动力，是动态的趋向，而不是地理图上的一个静止点。没有哪一个人能把自己的优越感目标清晰完整地描述出来。他也许知道自己的职业目标，但这只不过是他努力追求的一小部分而已。即使目标已经被具体化，但是抵达目标的途径却是千变万化的。例如，有一个人立志要成为医生，但是立志成为医生也意味着许多不同的事情。他不仅希望成为科学或病理学的专家，他还要在他职业活动中，表现出他对自己和对别人的不寻常的兴趣。我们能够看到，他训练自己去帮助他的同类到何种程度，以及他限制他的帮助到何种程度。他把他的这种目标作为补偿其特殊自卑感的方法，而我们也必须能够从他在职业中或在其他方面的表现，猜测出他想要补偿的是哪种特殊的情感。

例如，我们经常发现：医生在儿童时期很早就认识了死亡的真面目，而死亡又是给他们造成人类不安全这种最深刻影响的一个方面。也许兄弟或父母去世了，他们以后学习发展的方向，就是为他们自己或别人找出更安全、更能抵抗死亡的方法。另一个人也许把立志成为教师当做他的具体目标，但是我们也非常清楚，教师之间的差异是非常大的。如果一位教师感觉到社会地位很低，那么成为教师这个优越感目标的目的，可能就是想要管理统治地位更低的人，他可能只有与比他弱小或比他缺乏经验的人相处时，才会感觉到安全。那些具有高度社会情感的教师，会以平等的心态对待他的学生，他真正想对人类的福利有一番贡献。在这里，我们还要特别提起的是：教师的能力和兴趣的差异有多大，那么他们指向目标的行为就有多明显。当目标被具体化之后，个人为了适应目标，就会限制并管理他的潜能。他整个目标的原型会在这些局限之下扶摇前进，在任何情况下，这个原型都会寻找方法去表现个人所赋予生活的意义和个人争取优越感的最

87

终理想。

因此，对于每一个人，我们都要看到他表面之下隐藏的东西。一个人可能会改变实现目标的具体化的方法，正如他可能会改变他既定目标（如职业）的表现一样。所以，我们必须要找出潜在的一致性，即人格的整体。这个整体无论是用什么方式表现，它总是固定不变的。如果我们把一个不规则三角形旋转到不同的位置，那么每个位置都会让我们产生不同的这个三角形的印象。但是，如果我们再努力观察，就会发现这个三角形始终是一样的三角形。个人的总体目标也是这样：它的内涵不会在一种表现中表露得淋漓尽致，但是我们可以从它的各种表现中把它识别出来。我们绝不可能对一个人说："如果你做了这些或那些事情，你对优越感的追求就会获得满足。"对优越感的追求是极具弹性的。事实上，一个人越健康、越接近正常，那么当他的努力在某一个特殊的方向受到阻碍时，他就越能够寻找其他的、新的门路。只有神经病患者才会认为他的目标的具体表现是："我必须如此，否则我就无路可走了。"

我们不打算轻率地评价任何对优越感的特殊追求，但是我们在所有的目标中，却发现了一种共同因素——想要像神一样人物的努力。有时，我们会看到孩子毫无顾忌地按照这种方式表现自己，他们说："我希望变成上帝。"许多哲学家也有同样的想法，有些教师也希望把孩子们训练和教育得与上帝一样。在古代宗教训练中，也可以看到同样的目标：教徒必须把自己修炼得近乎神圣。变得神圣的理想曾以较为温和的方式表现在"超人"的观念之中。据说：尼采（Nietzsche）发疯之后，在写给斯特林堡（Strindberg）的一封信中，曾经署名为"被钉在十字架上的人"。

发狂的人经常不加掩饰地表现出想要成为像神一样地位的优越感目标，他们会断言"我是拿破仑"，"我是中国的皇帝"。他们希望能成为整个世界注意的中心，成为四面八方景仰膜拜的对象，能通过无线电和整个世界联络并聆听他人所有的对话。他们希望能够预言未来，拥有超自然的力量。

成为像神似的人物的目标也许会以适当的、理性的方式表现出来，那就是希望无所不知、拥有普遍智慧，或希望长生不老。无论我们是希望让世俗的生命长生不老，还是我们想象我们能够经过许多次轮回，而一次又一次地回到人间来，或是我们预见我们能够在另一个世界中永生不朽，这些想法都是以成为神一样人物的欲望为基础的。在宗教的训导里，只有神才是不朽的东西，才能历经世世代代而永生。我不打算在这里讨论这些观念的是或非，它们是对生活的解释，它们是"意义"。而我们也各以不同的程度采用了这种意义——成为神，或成为圣。甚至是无神论者，也希望能征服神，能比神更高一筹。我们不难看出，这是一种特别强烈的优越感目标。

优越感的目标一旦被明确之后，对个人来说，在他的生活风格中，就不存在什么错误，个体的所有行为都和他的目标保持一致。为了达到个体这个目标，个人的习惯和行为，都是完全正确的，它们都无可非议。每一个问题儿童，每一个神经病患者，每一个酗酒者、罪犯或性变态者，都采取了适当的行动，以达到他们认为是优越的地位的目标。他们不可能抨击自己的病症，因为他们有这样的目标，就应该有这样的病症。

在某个学校里有个男孩子，他是班上最懒惰的学生，有一次，老师问他："你的功课为什么老是这么糟？"他回答道："如果我是班上最懒的学生，你就会一直关心我。你从不会注意好学生的，他们在班上又不捣乱，功课又做得好，你怎么会注意他们？"只要他的目标是希望引起教师的注意和操控教师的行为，他就不会改变做事方式。要他放弃他的懒惰也是丝毫没有效果，因为他要达到他的目的，就必须如此做。从这个意义上看，这样做是完全正确的，如果他改变他的行为，他就是个笨蛋。

另外有个在家里很听话，可是却显得相当愚蠢的男孩子，他在学校中总是落后，在家中也显得平庸无奇。他有一个大他两岁的哥哥，但是他哥哥的生活风格却和他大不相同。哥哥又聪明又活跃，可是生来鲁莽成性，不断惹出麻烦。有一天，有人听到这个弟弟对他的哥哥说道："我宁可笨一点，也不愿意像你那么粗鲁！"一旦我们意识到他的目标是在避免麻烦，那么他愚蠢的表现实在是非常明智。因为由于他的愚蠢，别人对他的要求也比较少，即使他犯了错，他也不会因此受到责备。从他的目标看来，他不是愚蠢，他是装傻。

直到现在，一般的治疗都是针对病症进行的病理性模式。个体心理学完全反对这种应用在医药领域和教育领域的模式。当一个孩子的数学落后，或学校报告总是做不好时，如果我们只注意这些、并想提高孩子的学业表现的话，这种做法是完全无效的。也许他是想让老师心烦，或甚至是想让自己被开除以逃避学校。那么即使我们提高了他的学业表现的话，他仍然会另寻它法来达到他的目标。

这和成人的神经病类似。例如，假设一个成人患有偏头痛的病。这种头痛对他非常有用，当他非常需要时，头痛会适逢其时地发作。头痛能帮助他避免去面对很多的生活问题。每当他必须会见陌生人或作出决定时，他的头痛就会发作。同时，头痛还能帮助他对他的部属或妻子和家人滥发脾气。我们怎么能够期望他会放弃这么有效的工具呢？在他看来，他给予自己的痛苦只不过是一种智慧的发明，它能带来各种他所希望的好处。毫无疑问，我们可以用能够震慑他的解释来"吓走"他的这种病症，正如用电击或假装的手术偶尔也能够"吓走"炮弹休克症的士兵一样。也许医药治疗也能使他获得解脱，并使他不再延用他所选择的特殊病症。但是，只要他的目标不变，那么即使他放弃了这种病症，他还会再选用另一种。"治疗"了他的头痛，他会再害上失眠症或其他新病症。只要他的目标不变，他就必须继续找出新的毛病来达到目标。

　　有一种神经病患者能够以惊人的速度摆脱他的病症，并毫不迟疑地再选用新的一种。他们变成了神经病症的收藏家，不断地扩展他们的收藏目录。阅读心理治疗的书籍，只是向他们提供许多他们还没有机会一试的神经病困扰而已。因此，我们必须探求的是他们选用某种病症的目的，以及这种目的与一般优越感目标之间的关系。

　　如果我在教室里要来一座梯子，爬上它，并坐在黑板顶端。看到我的人可能都会想道："阿德勒博士发疯了。"他们不知道梯子有什么用，我为什么要爬上它，或我为什么要坐在那么不自在的地方。但是，如果他们知道："他想要坐在黑板顶端，因为除非他身体的位置高过其他人，他便会感到自卑。他只有在能够俯视他的学生时，才感到安全。"他们便不会认为我是疯得那么厉害了。我是用了一种非常明智的方法来实现我的既定目标。梯子看来是一种很合理的工具，我爬梯子的动作也是按计划而进行的。

　　我疯狂的所在，只有一点，那就是我对优越地位的解释。如果有人说服我，让我相信：我的既定目标实在选得太糟，那么我才会改变我的行为。但是，如果我的目标保持不变，而我的梯子又被拿走了，那么我会用椅子再接再厉地爬上去。如果椅子也被拿走，我会用自己的能力去跳、爬或蹦。每个神经病患者似乎都是如此：他们选用的方法都正确无误——它们都无可厚非。他们需要调整的，是他们的既定目标。目标一改变，心理习惯和态度也会随之而改变。那些符合新目标的习惯和态度，很快就会取代原有的那种方式，他也不必再保持原有的方式。

　　我们来看一个例子，一位 30 岁的妇女，她因为受到焦虑的困扰而无法与人结交，于是来向我求助。由于她没有办法赚钱维持生计，结果仍然要依赖家庭供给生活所需，成为家庭负担。偶而她也会从事一些诸如打字员之类的小工作，但是非常不幸，她遇到的雇主总是想向她求爱，这让她感到惊恐使她不得不离职。但是，有一次她找到一个职位，这次她的老板对她没有什么兴趣，也没有接近她，结果她觉得受到羞辱，又愤而辞职了。她已经接受心理治疗达数年之久——我想，大约是 8 年左右——但是她的治疗却一直没有改善她的社交技能，或让她找到能够赖以谋生的职业。

　　当对她进行治疗的时候，我追踪她的生活风格到童年时期的第一年。因为没有了解她的儿童期经历，就不可能了解她长大后的表现。她是家里的小女儿，非常美丽，而且被宠得令人难以置信。当时，她双亲的境况非常好，因此她只要说出她的希望，就一定能如愿以偿。当我听到这里时，我赞叹地说："哇，你像公主一样被养大的！""是呀，"她回答道，"那时候每个人都称我为公主呢！"我让她说出最早的回忆。她说："当我 4 岁时，我记得我有一次走出屋子，看到很多孩子在玩游戏。他们动不动就跳起来，大声喊道'巫婆来了！'我非常害怕，回家后，我问家里的老婆婆，是不是真的有巫婆这样的东西。她说'真的，有许多巫婆、小偷和强盗，他们都会跟着你。'"

从那以后，她就很害怕一个人留在房子里，并且把这种恐惧表现在她的整个生活风格中。她总觉得自己没有足够的力量离开家，家里的人必须支持她，并在各方面照顾她。她的另一个早期回忆是："我有一个男钢琴教师。有一天，他想要吻我，我钢琴也不弹了，并跑去告诉我的母亲。以后，我再也不想弹钢琴了。"在这里，我们也看到她已经学会要和男人保持距离，而她在性方面的发展，也是遵循着避免发生爱情纠葛的目的而进行的。因为她认为：恋爱是一种软弱的象征。

在这里，我必须要说：有许多人在卷入爱的旋涡时，都觉得自己很软弱。在某些方面看来，他们是对的。当我们恋爱时，我们必须变得温柔，我们对另一个人的兴趣也会为我们带来许多烦恼。只有优越感目标为："我决不能软弱，我决不能让大家知道我的底细"的人，才会躲开爱情的相互依赖关系。这种人总是要远离爱情，并且也无法接受爱情。你常常能注意到：当他们觉得有陷入爱情的危险时，他们便会把这种情况弄糟。他们会讥笑、嘲讽并揶揄他们觉得可能使他们陷入危险的人。用这种方式，他们便避开了软弱的感觉。

这个女孩子在考虑到爱情和婚姻时，也会感到软弱。结果在她从事某种职业时，如果有男人向她求爱，她便会感到惊慌失措，除了逃避以外，再也无计可施。当她仍然没学会如何对付这些问题的时候，她的父母都去世了，她的公主般的王朝也随之结束了。她找了一些亲戚来照顾她，但是事情并不如意。没有多久，她的亲戚就对她非常厌倦，再也不给予她所需要的关注。她很生气地责备他们，并且告诉他们："让我一个人孤零零地生活，是件多么危险的事。"这样，她才勉强地免除掉孤苦伶仃的悲剧。

我相信：如果她的家族都完全不再为她担心，她一定会发疯。达到她优越感目标的唯一方法，就是强迫她的家族帮助她，让她免于应付所有的生活问题。在她的心里，存有这种幻想："我不属于这个星球。我属于另一个星球，在那里，我是公主。这个可怜的地球不了解我，也不知道我的重要性。"如果这种情况再严重一些的话，她就会疯掉，可是由于她自己还有点资源，她的亲戚朋友也还肯照顾她，所以她还没有踏上这最后一步。

另外还有一个例子，可以很清楚地看到自卑情结和优越情结。有一个 16 岁的女孩子被送到我这儿来，她从 7 岁起，就开始偷窃，12 岁起，便和男孩子在外面过夜。当她两岁时，她的双亲经过长期激烈的争吵后，终于离婚了。她被她的母亲带到祖母家里抚养，她的祖母对这个孩子却是非常溺爱纵容。在她父母吵的最厉害的时候，她出生了，她母亲对她的出生并不欢迎。她从未喜欢过女儿，在她们之间，一直存在着一种严重的紧张关系。

当这个女孩子来看我时，我用友善的态度和她谈话，她告诉我："我不喜

91

拿人家的东西，也不喜欢和男孩子到处游荡，我这样做，只是要让我妈妈知道，她管不了我！"

"你这样做，是为了要报复吗？"我问她。"我想是的。"她答道。她想要证明她比她的母亲更强。但是她之所以有这个目标的原因，则是因为她觉得比母亲软弱。她感到母亲不喜欢自己，她正在遭受自卑情结的痛苦。她认为能够肯定她优越地位的唯一办法就是到处惹事生非。儿童偷窃或其他的不良行为，往往都是出于报复。

一个 15 岁的女孩子失踪了 8 天。当她被找到后，被带到少年法庭。她在那里编了一个故事，说她被一个男人绑架，他把她捆起来后，关在一间房子里达 8 天之久。没有人相信她的话。医生亲切地和她谈话，要求她说出真情。她对医生不相信她的故事，感到非常恼怒，并因此打了他一记耳光。当我看到她时，我问她将来想做什么，并给她一种印象，让她觉得我只是对她自己的幸福有兴趣，而且也能够帮助她。我让她说出做过的一个梦，这时她笑了，她告诉我她的梦："我在一家地下酒吧里。当我出来时，我遇见了我的母亲。不久，我父亲也来了。我让母亲把我藏起来，免得让他看到我。"

她很害怕她的父亲，而且一直在反抗着他。他经常惩罚她，她因为怕受惩罚，只好被迫说谎。当我们听到撒谎的案例时，我们就必须思考当事人的父母是否很严厉。除非真相能带来危险，否则谎言便毫无意义。同时，我们还能看出：这个女孩子还能和母亲进行某种程度的合作。后来，她告诉我：有人把她诱骗到地下酒吧，她在里面过了 8 天。因为她怕父亲知道，所以不敢说出实情，但是同时她又希望他能知道这段经过，通过这种方式能让自己占上风。她觉得一直被他压制着，只有在伤害他时，她才能尝到胜利者的滋味。

我们要怎样做才能帮助这些用错误方法来追求优越感的人呢？如果我们认识到：对优越感的追求是所有人类的通性，那么这件事情便不难。知道了这一点，我们便能设身处地同情他们的挣扎。他们所犯的唯一错误就是他们的努力都毫无用处。正是对优越感的追求，促进了人类的发展，它是促进了我们对文化作出贡献的源泉。人类的整个活动都沿着这条伟大的行动线——由下到上，由负到正，由失败到成功——向前推进。但是，只有那些能坦然面对并把握生活的人，才是能够为他人幸福而努力奋斗的人，才是能够继续前进、让别人受益的人。

如果我们按这种正确的方式来对待人，我们就会发现：要他们悔悟并不困难。人类所有对价值和成功的判断，最后总是以合作为基础，这是人类种族最伟大的公理。我们对行为、理想、目标、行动和性格特征的各种要求，都应该有助于人类的合作。没有人完全缺乏社会情感，神经病患者、罪犯也都知道这个公开的秘密。这一点，我们可以从他们拼命想替他们的生活风格找出合适的理由，和把责任推给别人等行动中看出来。但是，他们已经丧失了向积极生活前进的勇气。自卑情结告诉他们："合作中的成功不属于你。"他们已经避开了现实的生活问题，而是在与虚无的阴影作战，以此来重新肯定自己的力量。

在人类的分工中，有许多空间可以安置不同的既定目标。可能正如我们知道的，每种目标都可能包含一些小错误，我们也总能找出目标中的毛病予以批判。对一个儿童来说，优越感可能在于数学知识，对另一个孩子而言，可能在于艺术，对第三个，则可能是健壮的体格。消化不良的孩子可能以为他所面临的问题，主要是营养问题。他的兴趣可能转向食物，因为他觉得这样做就能改变他的状况。结果他可能变成专门的厨师，或营养学家。在各种特殊的目标里，我们都可以看到：和真正的补偿作用在一起的，还有对某些可能性的抗拒，和对某种自我限制的训练。这些我们都能理解。例如，一个哲学家事实上必须不时地离开社会，这样才能思考，才能写作。但是如果优越感目标中伴有高度的社会兴趣，那么它所犯的错误便不会太大。

第三节 心理健康思想评述

阿德勒是现代著名的精神分析学者，也是"个体心理学"的创始人。个体心理学，按照阿德勒的解释，是指试图理解作为一个有机整体的个体的经验和行为的科学。他坚信人所有的行为都是由个体对生活的基本态度所引起的，他对改进大多数人生活的兴趣也是因为这个原因（Ryckman，2005）。阿德勒的"个体心理学"并非强调个别差异的心理学。他所指的个体是一个与社会、与他人不可分割的有机整体，一个有自己独特目的、寻求人生意义、追求未来理想的和谐整体。阿德勒的个体心理学理论强调个体应在正确理解生活意义的基础上，进行积极的心理补偿，学会合作之道，培养健康的社会兴趣，从而不断超越自我，实现自身和社会的和谐发展。

个体心理学从人的整体性和能动性出发，认为每个人都有自己追求的目标，追求目标实现的动力都是为了克服自卑感，借助补偿作用获得优越感。在补偿的过程中，个体形成了独特的生活风格，生活风格又制约着个体进一步的补偿作用，个体在追求优越的同时，自身的社会兴趣也逐渐发展起来。阿德勒的个体心理学的影响十分广泛，不仅在传统心理咨询领域获得了极大的成功，而且在一定程度上改变了人们对教育，尤其是家庭教育的看法。

一、阿德勒个体心理学理论

（一）人性观与基本观点

1. 对人的基本看法

阿德勒（1927）强调人的整体观，认为人是不可分割的一个整体，人也只有

93

就整体来看才能加以了解。人是有责任心、创造力、统一的社会的人，其行为是有目的，并指向目标的。阿德勒认为从出生之后，每一个人都会积极地从过去的经验中选择资料建立对自己、对生活的看法，或主观的信条系统，形成生活风格。生活风格一旦建立之后，就成为个人行为的最高指导原则。个体的生活方式反映了个体面对生活挑战时，其思维、感受和行为的独特性。强烈的自卑感和社会兴趣的减少，可能导致生活方式出现问题，进而导致个体功能发挥失常。阿德勒认为人的生存永远离不开社会、人际关系、工作与性。虽然这些行为环境会决定一个人的生活风格，但生活风格也会决定一个人与生活环境的交往方式与内容。一个人会因为持有错误的生活风格而产生错误的看法、目标、学习及价值观念。这些观念很自然地导致挫折、泄气、失望，或失去生活的勇气。

2. 基本观点

（1）以追求优越为统一人格的核心和总目标。认为追求优越是人生命中的基本事实。这种天生的内驱力将人格汇成一个总目标，使人力图成为一个没有缺陷的"完善的人"。

（2）以器官缺陷（后扩展到心理、社会方面）的自卑与补偿为人格发展的动力。认为人总是有缺陷的，有缺陷就会自卑。自卑既能摧毁一个人，也能使人奋发上进，尽最大努力去补偿，以取得优越。

（3）以生活风格与创造性自我为个人定型化的行为模式。认为生活风格约在四五岁时已在家庭环境中形成，其中个体在家庭中的出生次序和家庭氛围有较大作用。而创造性自我是人格塑造中一种有意识的主动力量。

（4）以社会兴趣为个体形成关心社会、公共意识的精神的标志。认为人具有一种为他人、为社会的自然倾向，有无社会兴趣是衡量个体是否健康的主要标准。社会兴趣的水平决定个体生活意义的大小和对社会贡献的程度。

（二）自卑与补偿

1. 自卑

自卑是个体心理学中一个最基本的概念。阿德勒认为，当个体面对困难情境时，一种无法达到目标的无力感与无助感，对自己所具备的条件、作为和表现感到不满和失望，对自我存在的价值感到缺乏重要性，对适应环境生活缺乏安全感，对自己想做的事情不敢肯定，这就是自卑感。

2. 自卑的形成

阿德勒认为自卑的形成来源于幼年时期的无能，他认为自卑始于婴儿时期。在这个阶段，婴儿需要成人的保护与管束，婴儿必须要依靠成人的帮助才能够生存下来，例如：吃奶或者玩玩具都需要成人的帮助。因此，成人在婴儿心目中是伟大的、无所不能的，而自己却是渺小的、无助的。即，在最初与他人交往的过程中，婴儿就体验到了自卑与无能。随着年龄的增长，个体发现了自己对目标追求过程中的力不从心，这种体会加重了个体的自卑感。

3. 自卑的影响

阿德勒认为自卑感是人格发展的动力。他认为自卑感并不是变态的，而是人类因为无法解决所面临的问题时的一种情感体验。自卑对个体人格发展的影响具有两面性。积极影响表现在，如果个体能在自卑的影响下，把自卑感表现为前进的动力，就能补偿其缺陷并获得成功。但是，当个体不能恰当地处理问题，因自卑而逃避，并形成了不敢面对现实的习惯、进而导致对社会、对世界的敌对态度时，也就是说当这种自卑感转化为内在的心理倾向——自卑情结时，那么这种自卑情结就会产生消极影响，阻碍个体人格的发展。

4. 自卑的补偿

每个人都有不同程度的自卑感，而优越感即是自卑感的补偿。一个健康、正常的人，当他的努力在某方面受到阻挠时，他就能在另一方面找到新门路，争取优越感。例如人类是所有动物中最弱小的，所以人类需要比其他生物更多的团结与合作。但是有些人却制定了错误的目标，使用错误的方法来追求优越感，将他们的努力转向生活中无用的一面，真正的问题却被遮掩起来或摒除不谈。例如缺乏勇气的人，因为不觉得自己强壮，所以他们总是逃避困难，通过避免战斗，他们得到一种比本身更强壮与聪明的感觉，这种优越感是他们用来逃避自卑感的方法。人类追求优越感是永远不会停止的，因为我们永远不会满足于自己的成就而止步不前。

（三）追求优越

1. 虚构目的论

阿德勒提出了虚构目的论（fictional finalism），认为一个人所做的每一件事都会与最终的虚构目标相联系，例如"具有重要的地位，才能够被接纳"、"一旦有足够的钱，我就会十分幸福"等等，这些假设反映出个体追求安全感的自我观念，这就是奋斗的目标。按照阿德勒虚构目的论的观点，这种虚构目标能够指导个体的行为，目标在个体前进的方向上具有重要的引导作用。阿德勒指出了未来对个人前进和奋斗的作用，但是他也同时认为个体的过去经验、现今处境和未来发展方向都会影响个体目标的形成。

2. 追求优越

阿德勒认为人的全部心理表现都是由目标引导的，那么人发展的目标到底是什么呢？阿德勒认为人所追求的目标就是一种优越。

追求优越（striving for superiority）是对完美或优越的永无止境的追求。阿德勒认为，人具有寻求优越的动机，总是力图从低劣的位置上升到优越的位置，从失败到成功，从自卑到优越和完美。阿德勒认为，每个人奋力追求的目标就是优越，是"生命的基本事实"。阿德勒所指的"优越"一词并非比别人优越，而是

95

发挥出个人的潜能，使自己的能力由低变高、由负转正。我们借助追求能力、精熟，以及完美来克服无助感。例如，我们将自己的短处转为优点，或在某方面追求突出以补偿另方面的缺陷。在寻求增强能力的独特方式中，就逐渐形成了我们每个人的个体性。

阿德勒区分了追求优越的两种不同方法。一种是追求一种优越、完善的社会，使每个人都获得益处。另一种是只追求个人优越，很少关心他人，其行为往往受过度夸张的自卑感驱使，这时，个体产生了优越情结。具有优越情结的人之所以表现优越感，其用意是掩饰自己的缺点，他们往往表现出专横跋扈、自卑、缺乏社会兴趣、不被他人喜欢的特点。

3. 追求优越的体现

在人的生活中，总会遇到三类问题：与他人之间的关系问题——社交，与职业有关的问题——职业，与爱有关的问题——婚恋问题。而人的追求目标也无外乎这三个领域。在社交问题上，对自尊与优越的追求是个体生活的基本目标；在职业方面，能够使兴趣与职业相适应，能否在职业中发挥潜能是个体的基本目标；在婚恋问题上，阿德勒认为在平等的基础上发展出能让自己和他人幸福的能力是个体的目标。

（四）创造性自我

1. 什么是创造性自我

创造性自我（creative self）是人格的自由成分。它使得个体能在可供选择的生活风格和虚构目标之间，自由选择对自己最有效、最适合的组合。从这个概念中，我们能够看到阿德勒对人的意识的强调。阿德勒认为，人是有意识的个体，可以选择自己的生活道路、决定自己的命运，每个人都可以自由地选择环境和遗传作用的影响，按照自己独特的方式把它们组合起来，加以创造，形成自己的生活态度。

2. 创造性自我的内涵

创造性自我是阿德勒人格理论中最重要的一个方面，是按照自己的创造性，构建出来的独特的生活风格，是人格塑造过程中的个体有意识的主动力量，是人格直接参与自己的命运、并决定自己与外界的关系。阿德勒的创造性自我重视自我，也提高了意识的地位，体现了人生的主动性原则。

（五）生活风格

1. 什么是生活风格

生活风格，也称为生活方式，是指个体在环境中所表现的独特的生活形态与方式；是人在追求优越过程中，解决生活环境问题的独特方式，即个体追求优越的手段。它是一种标识生活存在的独特的方式，是自我作为一个整体在社会生活中寻求表现的一种独特方式。人追求优越的方式主要来自于童年的经验。

96

2. 生活风格的影响因素

阿德勒认为生活风格是在儿童时代初期形成的。每一个儿童形成什么样的生活风格有赖于他的家庭环境和幼年的经验。生活风格的影响因素主要包括儿童所处的家庭环境、儿童的生活条件及周围的社会环境。儿童所处的环境不同，儿童便会形成不同的生活风格，其中家庭环境对于个体的生活风格的形成尤为重要。生活风格是由成长性自我发展并建立起来的，大多数形成于四五岁时，儿童利用由遗传得到的条件和环境中获得的印象，加以修正并配合追求优越的目标，塑造成自己所特有的特质。

生活风格基本在四五岁时形成，但是随后仍然会有所发展，这种发展主要是通过模仿获得的。从 5 岁以后，主要包括学校学习和职业社会两阶段。当儿童离开家庭进入学校学习的时候，他就会面临挑战，儿童要接受考察，看一看已经形成的生活风格是否能适应学校生活。阿德勒提出，学校是家庭的延续。学校生活对生活风格的发展有着重要的作用。因此，当儿童的生活风格出现问题时，学校和教师的纠正对儿童形成健康的生活风格有着重要的影响。

3. 生活风格的内容

（1）自我概念（我是什么样的人，好的，坏的，聪明的，笨的，有能力的、缺少能力的）。

（2）自我理想（我应该成为第一，最好的，最糟糕的等等）。

（3）关于物质世界和社会环境的看法（生活——激动人心的，令人困惑，危险的；人是——值得信任的，关心人的，竞争性的等等）。

（4）一系列伦理观念（个体的是非观）。

4. 生活风格的类型

1935 年，阿德勒根据个人的社会兴趣程度，把人划分为四种类型：社会利益型、支配型、索取型和逃避型。这四类又可以归为两类生活风格：

（1）健康的生活风格（healthy style of life）。阿德勒把完美的追求作为生活风格的正常发展，他所说的完美指的是与社会利益的结合，即健康的生活风格。健康的生活风格可以使人逐步达到完美并与人协调相处，为社会发展作出贡献。社会利益型的个体就是具有健康生活风格的人，他们有正确的社会兴趣，试图用有益于社会的方式来解决问题。

（2）错误的生活风格（mistaken style of life）。当个人的追求与社会目标相抵触时，这时的生活风格就是错误的生活风格。错误的生活风格包括三类：第一种是统治型，这种人倾向于支配和统治别人；第二种是依赖型，这种人希望从别人那里获得一切；第三种是回避型，这种人采用通过回避矛盾的方法获得人生的胜利，常以碌碌无为的方式避免失败。

5. 生活风格与自卑

阿德勒认为生活风格包含着一整套的行为方式，借助这套行为方式，就可以补偿他真实的或想象的自卑。这套行为方式由一些习得的行为模式和遗传的情绪反应构成。概括起来包括四个方面：（1）习惯，阿德勒称为性格特质（character traits），例如忌妒、猜疑、报复、懒惰等等；（2）情绪反应；（3）情结，例如补偿情结、救世主情结等；（4）体式语言（organ dialect），例如尿床，就是儿童表达一种敌意或者引起注意的行为方式（罗继才，2002）。

6. 了解生活风格的途径

每个儿童最初的生活环境都是家庭，出生顺序即是儿童的最初基本生活环境。儿童首先得找出其在这个顺序中的地位，从而获得家庭环境中的归属。进而，儿童在更大的社会范围内有所归属，具有意义成为一个人，并得到相应的认可和重视。这些认知和评价会影响儿童发展方向的生活风格。

（1）出生顺序

阿德勒指出人的出生顺序及在家庭中所处的地位，对一个人有极大的影响。哥哥、姐姐喜欢向弟弟、妹妹发号施令，甚至仗势欺人；弟弟、妹妹则对父母特别恭顺，以博得他们的欢心。他集中研究了长子、次子、幼子和独子。发现长子常为弟妹的出生深感不安，他们大都轻视别人，犯罪者、精神病患者、酗酒者以头一胎较多。次子大都雄心勃勃，有远大的抱负，不墨守成规，一般比较干练、果断。幼子处于全家人溺爱的地位，往往缺乏通过自己的努力获得成功的勇气。独子常常是逗人喜爱的，他们在生活中可能为了吸引别人而形成优雅的举止，但在缺乏良好教育方法的情况下，也会产生相反的后果。

（2）早期记忆

阿德勒认为人的早期记忆可以显示出其生活风格的根源，从中可以看出他是被从小惯大的还是长期被忽视的；他愿意与什么样的人合作以及合作到什么程度；他曾和什么样的人合作以及合作到什么程度；他曾遇到过什么样的麻烦以及他是怎样对待它们的。无论对待成人还是孩子，都应在听了他的抱怨之后，询问他早期的记忆，然后将这些记忆同他所提供的其他事实相印证。比如有人在回忆时可能犹豫不决，拖泥带水，由此便可推断事实上他的童年是不愉快的，对这种人必须加以引导和暗示，以获得我们所需要的东西。

（3）梦的分析

阿德勒认为意识和潜意识共同构成一个统一的整体，因此，梦能够显示一个人的生活风格。

（六）社会兴趣

阿德勒认为人不是单纯的生物，而是一种社会动物。他认为个体在追求个人目标或优越的同时，也发展着自身的社会兴趣。社会兴趣不完全是天生的，而是一种先天的潜能，是一个人一生中必须有意识培养和发展的潜能。

1. 什么是社会兴趣

阿德勒认为每个人都有一种关系他人与社会的潜能，这种潜能不仅指对自己的亲人、朋友的情感，而且这种情感的发展可能扩及全人类甚至整个宇宙。阿德勒把这种潜能称为社会兴趣，也称为社会情感。

阿德勒从研究个人的自卑感出发，经过对人的生理、心理和社会方面的研究，最终把个体与社会结合起来，强调人类社会对人格发展的重要性。如前所述，按照阿德勒的观点，每个人在一生中必须解决三个重大问题：职业任务、社会任务以及爱情和婚姻任务。所有这些问题都需要一个充分发展的社会兴趣。在探讨社会生活对个体人生的意义时，他指出，生活的意义不是为了个人的优越而奋斗，而是为了满足人类和谐友好的生活，以及建立美好社会的需要，也就是"对人类全体发生兴趣"。

2. 社会兴趣的特点

（1）社会兴趣是一种先天的潜能，而不是人的本能。阿德勒认为社会兴趣只有在适宜的社会生活环境中才能发展成熟。在社会兴趣的培养和发展中，家庭教育有着关键的作用。阿德勒认为决定一个人是否具有社会兴趣的主要因素是母亲，儿童碰到的、最初的、主要的社会环境是与母亲接触。正是母子早期的互动，从根本上决定儿童今后是否能以一种健康的态度对待他人。当个体进入学校和社会以后，社会兴趣是决定学习和事业发展方向的关键因素。

（2）社会兴趣具有广度和深度。从广度上来讲，社会兴趣泛指一切与人有关系的对象。从深度上来讲，社会兴趣对生活风格具有指导作用。

（3）社会兴趣是个人对自卑感的一种最根本的补偿，它使每一个人都能更好地为社会贡献力量，在为社会服务的工作中感到自己的价值。

3. 社会兴趣的类别

人们通常会在社会生活中遇到三类问题：

（1）职业选择。每个人都期望自己成为对社会有价值的人，每个人都期望能找到实现自己社会价值、对社会有所贡献的工作。

（2）社会活动。人在社会生活中需要与他人交往，建立友谊关系是每一个正常人适应生活的最一般方式。

（3）爱情婚姻。幸福美满的家庭生活是每个人都努力追求的，但这也是出问题最多的一个方面。

4. 社会兴趣的发展

个体各个生命阶段中的重要他人，会影响其社会适应能力的发展。早期发展具影响力的人依次是母亲、父亲、同胞手足与教师。母亲是孩子最初人际接触与合作的对象，社会兴趣也由此开始，儿童所学习而得的能力会扩展到家庭以外的

99

社交圈，母亲也可能会是孩子发展社会兴趣的绊脚石。父亲也与儿童建立合作关系，并强化母子间初步建立的关系，弥补儿童无法从母亲那里获得的部分。兄弟姊妹能激发个人的合作态度并将其扩展到与其他儿童的合作上。

如果儿童无法与家人建立良好的合作关系，这时就需要教师帮助儿童进行修正和调整。早期因不良家庭教养而产生的不适应行为，也可以通过学校教育得到改正。在个体后期发展中，对社会兴趣有影响的人依次为朋友、伴侣、工作伙伴。个人的那些会鼓励和支持他的朋友，为他提供了追求兴趣和参与互利活动的机会，对某些人而言，朋友提供或替代了一个像家庭般的人际网络。伴侣间的亲密关系能丰富一个人的社会情感。如果在工作当中，个人与合作度高、富有创造力与会鼓励他人的同事（工作伙伴）一起做有意义的工作，那么个人就会体验到自己对团体的贡献是重要的。

5. 社会兴趣与心理健康

阿德勒把社会兴趣等同于认同感、同理心，是心理健康的一项指标。一个心理健康的人，往往有这样一些特点：有浓厚的社会兴趣，懂得互助合作，有健康的生活风格和正确的解决问题的方法。阿德勒认为，从自然的观点看，人是一种天生非常柔弱的动物，离开社会的保护，人类生命就不可能进化。因此，作为一种社会存在，为了保证自己的继续生存，每个人都必须在适应社会环境的过程中发展自己的精神器官。在这个过程中，健康的人就发展出了社会兴趣或者社会感。

如果一个人没有社会兴趣，个人的生活将是不幸的。他认为"在所有人类的过失中，在神经症和心理变态中，在犯罪、自杀、酗酒、吸毒和性倒错中……都可以看到社会兴趣的极大丧失"。在这些心理出现问题的个体身上，能够看到他们赋予生活的意义，是一种属于个人的意义，他们的兴趣也只停留在自己身上。

阿德勒认为，生活的意义在于奉献、对别人发生兴趣以及互助合作，如果他不能体认人类的重要性是依他们对别人生活所作的贡献而定，那么他就很容易孕育出错误的意义，也就容易出现心理问题。

那么，什么样的人容易出现心理问题呢？阿德勒指出，来自于幼年时期的三种不佳状态，是导致个体社会兴趣丧失、产生心理问题的重要原因：

（1）身体有缺陷的儿童。阿德勒认为，身体缺陷是自卑感产生的主要原因。身体缺陷的儿童常因为别人无法了解他们的困难，变得只对自己有兴趣，进而成为失败者。另一些人则是滥用自己的弱点，强迫别人接受自己的支配。

（2）受到骄纵的儿童。由于父母或他人的宠爱和骄纵，儿童养成以自我为中心的习惯，什么事情都会从自己的利益出发，不会处理自己与他人和社会的关系。所以当他进入一个众人不是以他为中心，而且别人也不关注他的感觉的情境的时候，他就会觉得世界亏待了他。在这类儿童身上，经常会出现很强的挫折感，很难适应社会生活。当他们长大后，如果别人不再对他们谄媚或顺服，他们往往觉得社会对他们充满敌意，而想要施以报复，此时如果施以处罚，只会更加强他们"别人都反对我"的信念。

（3）被忽视的儿童。被忽视的儿童在自己成长的过程中，因为发现自己的价值受到他人的忽视，因此他们从不知爱与信任感为何物。因为社会曾对他们冷漠，他们就误以为社会永远是冷漠的，所以他们不但怀疑别人，也不能信任自己，他们往往对他人、对社会充满敌意，也毫无兴趣。当他们面临生活问题时，总会高估其中的困难，而低估自己应付困难的能力及旁人的善意与帮助。

二、阿德勒个体心理学在咨询中的运用——阿德勒疗法

（一）咨询原理

阿德勒认为心理问题都是由于错误的生活风格导致的。生活风格的错误之所以产生，是由于人们过于追求个人的权力与优越，而缺乏足够的社会兴趣。当个体缺乏社会兴趣而面临无法解决的困难的时候，心理上就会出现失调。尤其是当个体受到失败的威胁时，一些症状就"可以用来保护他的自尊心，并为他的那种错误的、自我中心的生活风格找借口"（Anabacher，1969）。阿德勒认为可以通过提高来访者的社会兴趣来达到咨询的目的。在咨询过程中，咨询师向来访者揭示人性的需要，通过各种方式鼓励来访者在应付生活问题时，做出有意义的选择 101
（沈德灿，2005）。

（二）咨询假设

阿德勒的心理咨询模式体现了个体心理学对人的基本假设和看法：

1. 人是可以改变的。
2. 人不了解自己，心理咨询就是一个让人了解自己的过程。
3. 咨询者要与来访者保持合作。
4. 揭示症状和行为的目的是咨询的关键。
5. 咨询者的陈述应该传达一种相信人的内在力量的感觉。
6. 咨询者应当促进人的归属感。
7. 大部分的心理咨询是帮人改正错误的社会价值观。
8. 通过咨询能够为善良的行为和有效的应对策略提供一个模式。

（三）咨询特点

由于阿德勒强调人的意识性、选择性，指出克服自卑、追求优越与社会兴趣是心理健康的标准。因此阿德勒设定的咨询目标就是重新组织来访者的认知，帮助来访者表现出更多的符合社会要求的行为。阿德勒强调自尊、同情和平等的重要性，这一点与罗杰斯的来访者中心疗法类似。阿德勒重视在咨询过程中与来访者的分析和探讨，把对来访者的分析解释和评价看做是一种积极的咨询过程，认

为可以通过这种方式帮助来访者顿悟和重新认识自我。

（四）咨询目标

阿德勒不认为来访者是需要咨询的患者，咨询的目标在于再教育。因此，需要给来访者提供信息、教育、指导和鼓励，以全新的方式去看待自己、别人和生活，帮助来访者重建自信。具体的目标包括（Mosak，1995）：

1. 培养社会兴趣。

2. 协助来访者克服挫折感与自卑感。

3. 调整来访者的观点与目标，即改变来访者的生活风格。

4. 调整错误的动机。

5. 帮助来访者感受自己与别人是平等的。

6. 帮助来访者成为对社会有贡献的人。

（五）咨询过程

建立社会兴趣咨询的过程包括四个环节（Corey，1995）：建立适当的咨询关系、探索来访者的心理动力（分析与评鉴）、鼓励来访者了解自己（洞察）以及引导来访者作新的决定（引导与再教育）。

1. 建立咨询关系

阿德勒认为良好的咨询关系应该是平等的关系，建立在合作、互信、尊重、与目标一致的基础上。来访者不是被动的接受者，而是应主动地投入咨询关系中，并从合作关系中学会对自己的行动负责。咨询关系是改变来访者的起点，如果这当中缺乏互信与融洽的关系，那么来访者不容易改变其生活方式。

咨询关系建立在深入的关心、投入与友谊的基础上，咨询者是来访者在需要时能依赖的朋友，双方是合作关系，一起为来访者的利益而努力。

建立良好关系非常有效的方法是使用各种支持与鼓励，帮助来访者去察觉自己的优势和自己的潜力。在最起初的阶段里，咨询者可以通过倾听、反应、尊重、相信对方能够改变及真诚等方式，和来访者建立起咨询关系。来访者普遍缺乏自我价值意识，自尊心低落，对于适应生活任务的能力缺乏信心。此时，咨询者所提供的支持可以祛除其绝望与沮丧感。对许多人而言，可能因此第一次体验到别人对他真正的关怀。鼓励包括协助来访者发挥其潜能及化缺点为优点，例如，将固执与强硬化为果断与整合（Dinkmeyer & Losoncy，1980）。

为了建立与维持良好咨询关系，波尔斯与葛律弗斯（Power & Griffith，1987）建议第一次晤谈应该提出如下的问题：

（1）为什么你来找我？

（2）你以前如何处理你的问题？

（3）如果没有这些困扰，你的生活会如何不同？

（4）你期望我们之间的合作应有什么样的成绩？（或如果摆脱这些困境，你会做些什么?)

2. 探索来访者内心动力

在这个阶段里,咨询者要帮助来访者了解和决定自己的生活风格,并了解此种生活方式对自己生活中各项功能的影响,以此进行初步的评估。刚进行咨询时,咨询者需要帮助来访者拓展视野,重新去看待这个世界。

咨询者需要帮助来访者把过去、现在以及未来的行为串联起来,并密切注意来访者的感觉、动机、信念与目标,帮助来访者了解自己对生活方式的感受。

那么,咨询者如何才能了解来访者的生活方式呢?可以通过三种途径(出生顺序、早期记忆和梦的分析)来对来访者的生活方式进行评价和鉴定,找出这些错误的想法与解释,使来访者能察觉这些负面的想法及造成的影响。在这个过程中,咨询者就像是"心理探索者",因为咨询者会和对方一起探索过去、现在、与未来,会帮助来访者探讨有哪些成长的其他选择,并找出能够最有利于自己未来的途径。

(1) 出生顺序

莫索克与舒尔曼(Mosak & Shulman,1988)曾设计出一份问卷,探讨来访者在家里的心理地位以及跟家人间的互动情形。问题包括:"谁是家中最被喜欢的小孩?你的父母与子女的关系怎么样?他们以什么样的方式表达?你与父母亲的关系怎么样?你跟家中的哪个差别最大?这些差别在哪些方面?哪个孩子最像父亲、母亲?体现在哪些方面?你最像谁?体现在哪些?你是什么类型的小孩?"

同时,咨询者也要了解来访者进行咨询的理由,以及他对生活中基本任务达成情形的满意程度。这些能够帮助咨询者了解来访者的自我知觉情形及影响。

(2) 早期记忆

阿德勒认为每个人都有数以百万计的记忆,在这么多记忆中,来访者能够记住的一定会投射出他的基本信念,或者甚至对生活的错误看法。对早期记忆的了解包括来访者对过去事件产生的感觉与想法。这些事件必须是来访者能清晰回想起来的,阿德勒学派认为人们只会记住与目前观点一致的过去事件,所以这些幼年经验对于了解其生活方式,了解其信念与基本的歪曲的认知,是重要的线索。早期回忆也会帮助来访者了解自己如何去看待自己,如何去看待这个世界,以及了解生活目标、动机、信念与价值观。

相应问题包括:"我想知道在你七八岁之前曾发生过的特殊事件;告诉我你曾有过哪些深刻的记忆,而且这些记忆不是长大后别人告诉你的","我很想知道你幼年时期发生过的一些事件,而且是九岁前的事情。告诉我发生了什么,哪些情节令你印象深刻,以及当时你的感受或想法是什么。当时你有哪些感受呢?"

这种方式可以引导来访者进行许多回忆,在咨询过程中,最少要来访者回忆三个事件,当然,在具体的咨询过程中到底要来访者回忆几个事件,还要和具体的情况联系。

（3）梦的分析

阿德勒认为梦投射了来访者的想法与心情，因此可用来探索来访者的内心动力。阿德勒疗法对梦的分析重点放在童年时期的梦及重复出现的梦。梦可能是未来行为的序幕。梦把问题浮至表面，所以可以成为咨询的内容。但是，梦又是有目的、独特的，所以想要了解梦的意义，就必须要了解来访者的个性。了解来访者个性，也是评价来访者生活方式的一条重要途径。

在上述的三个工作都完成之后，就要对资料进行整理、归纳和解释。评价生活风格是为了找出来访者的基本错误，这份摘要可以给来访者看，并在咨询中加以讨论。

在随后的咨询中咨询师要鼓励来访者检查自己的错误认知，向自己的错误观念挑战，并把自己的优点与才华做详细记录。"鼓励过程"是阿德勒疗法最突出的特点，鼓励的技术在咨询的每个阶段都会用到。咨询者要抓住来访者所提供的每个机会，进行鼓励，来访者会慢慢接受自己的优势和长处，认清自己有能力作不同的选择，并能够加以执行。

3. 鼓励来访者了解自己

阿德勒疗法虽然注重支持和鼓励，但是也强调来访者洞察的重要性，咨询者会鼓励来访者发展出洞察力，以便察觉错误的目标与自我挫败的行为。解释是促进洞察的非常重要的技术，解释的重点要放在来访者此时此地的行为及意图中的期望。解释与生活方式有密切关系，咨询者在评价完来访者的生活方式之后，要通过解释使来访者察觉到自己的生活方式、目标与意图、以及其目前的行为等。通常，解释的重点是放在行为及其结果上，而不是行为产生的原因。

阿德勒疗法的假设是，没有人能知道另一个人内心世界的真相，因此只能冒险去猜测。所以他们在作解释时，会以开放式的语句来进行，例如："我有个预感想跟你分享……"、"我觉得情形似乎是……"、"情况会不会是这样……"等等。这样的解释方式不会令来访者出现防备，并能够自在地讨论。通过这样的方式和过程，来访者最后能够了解自己在哪些地方出了问题，情况是怎样产生的，以及应该如何去弥补。

4. 引导来访者作新的决定

这是咨询的最后一个阶段，在这个阶段中，咨询者要通过引导与再教育，帮助来访者自我努力、重新定向，将对自己的了解转化为行动。帮助来访者正视自己的优点和资源，鼓励他们认识到面临生活问题时自己有新的选择，以及自己作出选择的勇气。

在这个过程中，来访者需要调整自己的目标。在咨询者的鼓励下，让他们感受到自己"仿佛"已经成为他们想成为的人，这样才能打破自我设限的假设。

但是，来访者有时还会想要重复旧的行为模式。因此，咨询者需要获得来访者的承诺和保证，即当来访者意识到自己想要重复旧有行为模式的时候，来访者自己要停止下来，只有这样，洞察才能转化为行动。

这个阶段是解决问题与作决定的阶段。咨询者和来访者要一起思考有哪些可能的改变方案以及各方案的结果，也要评估各方案能否达成来访者的目标，同时，也要考虑方案的具体行动。

这个阶段常用的技术包括直接法、欲擒故纵法、仿佛法、泼冷水法、把持自己、触钮法、避开陷阱、设定任务与承诺、中止与总结、忠告及沉默等等。

由于阿德勒疗法的咨询模式是成长模式，不是医疗模式，所以可以应用在各种不同的领域，包括：儿童辅导中心、亲子咨询、婚姻咨询、家庭咨询、团体咨询、儿童与青少年个别咨询、文化冲突等等。

三、阿德勒个体心理学在教育中的运用

阿德勒在《儿童的人格教育》（1930）一书中指出，儿童的教育要注意以下几个方面：

1. 发展积极的自我观：教育者要给予孩子持续的信任，发展他的自信，过多的批评会造成怯懦和不自信；给予自由和机会，促进孩子自立，教育者过于展示优越感会滋生他的依赖心理；树立榜样，鼓励他自我要求，自我创造，阻止他沉溺于自我，裹足不前；鼓励他认可自己的性别和异性，不要显示或暗示拒斥自己的性别和异性。

2. 发展积极的困难观：鼓励他努力克服障碍，提供适当的挑战，塑造他的勇气和自信，不要提出过高的要求，也不要提出过低的要求；允许和支持他创新尝试，不要把孩子视为被操纵的木偶；倡导和展示坚韧、恒心，做事追求完美，不要显示出没有耐心，或办事拖拉。

3. 发展积极的他人观：鼓励他培养一种人类的关爱感，不要向孩子灌输偏见和冷漠；鼓励合作和与人共享的愿望，不要挑起恶性竞争；教会孩子理解和体察他人，不要培养他的自私和自我中心；帮助孩子对自己公平的份额满意，不要容忍贪婪和自私；展示和鼓励帮助他人，不要成为剥削者和暴君；展现自己乐于奉献，不要在孩子身上播种会使他成为一个索取的人的种子。

4. 发展积极的异性观：发展孩子深刻地认可异性，不要通过言行来贬损异性；全面理解异性和与异性的亲近感，不要创造无知或距离；促进热情、信任和友善，不要播种敌意和不信任。

（一）家庭教育

1. 家庭教育的重要性

个体心理学强调家庭教育的重要性（刘红，2000）。阿德勒指出，人从出生

之后，就要接受家庭教育。阿德勒认为父母对儿童进行早期教育有其不可替代的作用，因为一个人的生活风格在四五岁时就形成并固定下来，这会对以后的生活产生很大的影响。因此，父母只有从早期便开始训练儿童，才能使他们形成对职业、友谊和爱情的正确态度，形成自信、乐观、勇于探索等良好个性特征以及善于与人合作的能力。

2. 母亲与父亲的区别

（1）母亲

家庭对于个体的成长有着极为重要的影响。最早的影响来自母亲，母亲通过言传身教，在孩子遗传的基础上，充分发挥孩子的潜能，调整训练孩子的行为模式、想法和观点，使孩子发展了良好的社会能力、形成了积极的生活风格，促进孩子人格的健康发展。

阿德勒指出母亲要对孩子施加良好的影响，培养出具有合作能力的儿童，应该注意避免两个问题：第一，不应该认为自己的地位是低下的。如果母亲认为对孩子的兴趣是一种低下的工作，她便无法学会孩子需要的技巧、关心、了解和同情，她生活的目标会阻止她和孩子进行亲密的联系，她也不会设法扩展孩子和别人的联系，并教导他们和其他人平等地合作。第二，不应该过分强调母亲和孩子的关系。阿德勒认为和母亲发生关联的，有她的孩子、丈夫以及围绕她的整个生活。母亲的角色是双重的；她必须给予孩子自己是一个可信赖人物的最初感觉，然后她必须帮助孩子把这种信任和友谊扩展到父亲及其他人。否则，假使母亲只考虑和孩子的联系，她难免会宠坏他们，使他们很难形成独立性以及和别人合作的能力。

（2）父亲

阿德勒提出在家庭生活中，父亲同样也是对孩子成长有非常重要影响的人，父亲通过自己的实际行动证明自己的能力。最开始，父亲和孩子的关系不够亲密，他的影响较晚才产生效果，而且非常大。父亲要想发挥在培养孩子合作能力方面的作用，他必须证明自己对妻子对儿子以及对社会是负责的，他必须以良好的方式应付生活的三个问题：职业、友谊和爱情。另外，父亲不能成为体罚孩子的执行者。阿德勒指出不能以友善方式进行的教育便是错误的教育。但是，家庭体罚的现象依然存在，而且责任经常落在父亲身上，这不仅会强化母亲在孩子心目中的弱者地位，而且破坏了父子之间的关系，影响了孩子与父亲合作能力的培养。

3. 教养方式与家庭氛围

父母的教养方式是阿德勒反复强调的一个问题。他认为对孩子溺爱和忽视最不利于他们合作能力的形成和发展。被溺爱的孩子多会期待别人把他的愿望当法律看，他不必努力便可获得成功。他还会认为与众不同是他的权利，结果，当他进入一个不是以他为中心的情境，而别人也不以体贴其感觉为主要目的时，他即会若有所失地觉得世界亏待了他。他一直被训练成只取不予，这使他丧失了独立性和信心，也不知道该怎样与他人合作。被忽视的孩子则从不知爱与合作为何物，他们构建了一种没有把合作问题考虑在内的生活模式。当他面临生活问题时，他总会高估其中的困难，而低估自己应付问题的能力和他人的帮助及善意，他不知道能用对别人有利的行为来赢得感情和尊重。因此，他不怕怀疑别人，也不相信自己。

阿德勒还指出父母在培养孩子合作能力的过程中要注意：（1）营造美满的婚姻生活。对孩子而言，婚姻不美满的情境是危险的。如果他的母亲觉得自己的力量不足以把父亲留在家里，她就希望完完全全地拥有孩子。也许父母双方都会为个人的利益把孩子当做争执的焦点。他们都希望孩子依附在自己身上，爱自己甚过爱对方。在这种气氛包围下的儿童，是不可能训练出合作之道的。（2）父母必须合力协商有关孩子教育的每件事情，使孩子觉得父母是平等的、合作的，这样他们就会对与他人的互助、合作有良好的准备。（3）父母不应该在家庭中过分强调自己的成功，也不应在孩子面前抱怨生活艰难、世道险恶，这会使孩子泄气、自卑，或是产生对社会、对他人歪曲的看法，不利于社会兴趣的形成和发展。

（二）学校教育

1. 学校教育的重要性

阿德勒强调学校教育的作用，认为学校是家庭的延伸。阿德勒热衷于把他的理念应用在教育上，认为学校教育可以纠正儿童的错误，帮助儿童发展出积极的生活方式。在矫正儿童的基本错误的方法中，他特别重视提高社会兴趣与维护心理健康。他指出在学校生活中，教师能够帮助儿童发展社会兴趣、培养合作意识、发挥个人潜能，促进个性的健康发展。

2. 关注儿童的社会兴趣

在学生刚入学的时候，大多数已经有了一定的思想准备。但是当他们走入新的学校环境中时，他们可能会表现出对新的学校生活的不适应，缺乏信心。通过孩子对学校这个新环境的反应，教师可以判断出他们的合作能力和兴趣范围，可以判断出他对哪些学科感兴趣，判断出他是否对别人的说话感兴趣、是否对所有一切都感兴趣。要确定这些方面的情况，教师需要研究儿童的态度、举止、眼神和倾听别人说话的方式，需要研究他是否以友好的方式接近老师，还是远远地躲避老师，等等。

3. 保持科学的教育观念，帮助儿童健康发展

（1）教师要保持良好的态度

阿德勒认为学生是否专注于自己的学业，在很大程度上取决于他对教师的兴趣。促使并保持学生的专注，发现学生是否专注或是否能够专注，这是教师教学艺术的一个部分。有许多学生不能专注于自己的学业。他们一般是那些被宠坏的孩子，一下子被学校里这么多的陌生人吓坏了。如若教师又较为严厉一点，这些

107

孩子就会表现出似乎记忆力欠缺。但是那些被教师指责为记忆力欠缺的学生，却能对学业之外的事情过目不忘。

对于这些在学校里难以适应、成绩不佳和考试不及格的孩子，批评或责备是没有用的。相反，批评和责备只能让他们相信，他们不适合上学，并对上学产生悲观消极的态度。但是如果这种孩子一旦获得教师宠爱，他们通常都会成为好学生。

因此，教师要对学生有爱心，当学生出现错误或问题的时候，教师应该保持和蔼的态度帮助他们认识到自己的问题，并且帮助学生建立信心努力奋斗、克服困难。

（2）教师的评价方式要全面完整

在多数学校里面，教师都非常关注学生的考试成绩。阿德勒指出，虽然这种测试有时也有价值，但是对儿童的评价方式不应该只局限于此，而是要完整地评价孩子真正的能力，尤其是对成绩较差的孩子，不能凭借测试的结果就得出绝对化的结论。教师在评价的时候应该要考虑到学生的其他特点，并且在未来的教学中应该尽量帮助学生找到正确的方法来提高他们的分数。

（3）教师的教学方法要灵活多变，教学内容要丰富有趣

阿德勒认为学习科目的教学应该富有趣味，并与实际生活相联。例如数学（算术和几何）的教学应该与建筑的风格和结构、居住其中的人等联系起来。也可以把有些科目结合在一起来教。例如，把对某一植物的教学和这一植物的历史、所生长国家的气候等结合起来教学。这些教学专家通过这种方式，不仅激发了那些对这一学科本无兴趣的学生的兴趣，而且还使这些学生能以融会贯通的方法处理事情。

（4）形成良好的班级氛围，培养学生的合作意识

在学校读书的孩子都感到自己处于一种竞争之中。阿德勒指出教师应该注意把竞争和个人的野心限制在一定的程度，引导和帮助学生形成良好的合作意识。这种合作意识的培养和形成可以通过班级管理的方式进行，让学生们观察班级里的情况，提出意见，然后自主进行管理。

四、结语

阿德勒的个体心理学，对弗洛伊德理论中的压抑、婴儿性爱及注重潜意识的观点提出质疑，他强调意识和自我的重要性，强调社会因素对个体的影响。他是精神分析学派内部第一个反对弗洛伊德的心理学理论体系的人，其理论是生物定向的本我心理学转向社会文化定向的自我心理学。

阿德勒的心理整体论、主观目的论和社会文化定向，不仅为新精神分析社会文化学派奠定了思想基础，而且为人本主义心理学的产生提供前提条件。至20世纪20年代，其个体心理学在实践中取得的成功令各国同行瞩目。虽然受到一些批判，但是阿德勒个体心理学的影响却是巨大的。许多著名心理学家如罗杰

斯、勒温、马斯洛等都对他与他的观点表示了好感。1970 年，马斯洛曾说："在我看来，阿德勒一年比一年显得正确。随着事实的积累，这些事实对他关于人的形象的看法给以越来越强有力的支持。"事实上，阿德勒被认为是人本主义心理学的先驱者之一。

而在阿德勒去世后，他的追随者迅速把他的个体心理学思想加以继承和发展，使之闻名于世。目前在欧美已经有按照阿德勒的个体心理学体系培训学员的机构共 30 余家；阿德勒理论研究组织共 100 多个。在美国、德国、瑞士、奥德利等国家甚至建立了全国性的阿德勒亚研究学会。目前，个体心理学出版的主要刊物是《个体心理学杂志》（*The Journal of Individual Psychology*）（叶浩生，2005）。

总结阿德勒一生的工作，他的贡献主要概括为如下几点：

1. 强调人的社会性和社会因素，提高了自我的地位。

2. 提出了出生顺序对个体生活风格的重要影响。

3. 最早提出了创造性自我的概念。

4. 提出人格的独特性。

5. 指出意识是人格的中心。

6. 创设了人本主义的人性理论：人能够主宰自己的命运，不必受命运支配。

7. 早于认知疗法风行之前，指出应该要通过改变来访者的信念、感情和习惯去改善他们的心理问题。

109

8. 建立了成长性的咨询模式。

9. 许多基本思想都被其他心理学派所采用，如家庭系统疗法、格式塔疗法、个体中心疗法、存在主义疗法以及咨询的后现代主义流派。

10. 建立了心理学史上第一个沿着社会科学方向发展的心理学体系。

【建议参考资料】

1. 阿德勒. 理解人性 [M]. 陈钢，陈旭，译. 贵阳：贵州人民出版社，2000.

2. 阿德勒. 自卑与超越 [M]. 黄国光，译. 北京：作家出版社，1987.

3. 阿德勒. 儿童人格教育 [M]. 彭正梅，彭莉莉，译. 上海：上海人民出版社，2005.

4. 沈德灿. 精神分析心理学 [M]. 杭州：浙江教育出版社，2005.

5. ADLER A. The feeling of inferiority and the striving for recognition [J]. Proceedings of the royal society of medicine，1927：1881-1886.

6. ADLER A. Individual psychology and crime [J]. The Police Journal，1930，6（17）：133-144.

7. ADLER A. Problem children [J]. Individual psychology，1988，4（44）：407-416.

【问题与思考】

1. 阿德勒认为自卑是怎样产生的？

2. 如何理解自卑的作用？

3. 怎样理解生活方式、社会兴趣与心理健康的关系？

4. 阿德勒疗法的主要原理是什么？

5. 阿德勒个体心理学对教育的启示表现在哪些方面？

110

第十四章 迈克尔·路特[①]

【本章提要】

迈克尔·路特是一位很有影响的英国发展变态心理学家，被称为"儿童精神病学之父"。路特因为其多学科的专业背景，研究领域非常广泛，但主要围绕对自然和教养在个体发展过程中相互作用的研究，并运用自然实验来检验基因和环境在心理发展中所起的作用。他特 1987 年当选为英国皇家协会成员，1995 年获美国心理学会颁发的杰出科学贡献奖。路特被认为是 20 世纪最著名的心理学家之一，排名第 68。本章选译了路特的"母爱剥夺"一文，反映了路特对鲍尔比早年关于母爱剥夺理论的更新，对其提出的依恋理论的发展和完善作出重大的贡献，其中涉及了社会关系的发展和联结过程、发展关键期、童年经历和养育行为之间的关系以及对其养育行为的影响，并探讨了为什么许多儿童并没有因为母爱剥夺或处境不利而受到伤害的可能原因，从积极的角度提出了保护性因素。路特将母爱剥夺重新定位为一个重要但非决定性的因素，为儿童的抚育提供了参考。本章最后对路特的心理健康思想脉络进行了梳理，从关注环境——母爱剥夺对儿童心理社会发展的影响，到遗传的作用——基因与孤独症的关系，到关注环境与遗传交互作用的具体机制展开评述。

111

【学习重点】

1. 了解路特母爱剥夺的重要思想。
2. 领会母爱剥夺儿童成长中的保护性因素。
3. 掌握母爱剥夺对依恋关系的重要更新和发展。
4. 了解孤独症的相关思想和研究。
5. 领会遗传—环境交互作用机制。
6. 掌握遗传—环境交互作用机制的提出在科学发展过程中的重要意义。
7. 了解路特为儿童精神病学以及发展心理学所作出的重要贡献。

【重要术语】

母爱剥夺 依恋关系 孤独症 遗传—环境 交互作用

---

① 本章作者为侯瑞鹤。

第一节　心理学家生平

　　迈克尔·路特（Michael Rutter，1933—），是一位很有影响的英国发展变态心理学家，主要从事对自然和教养在个体发展过程中的相互作用的研究，并运用自然实验来检验基因和环境在心理发展中所起的作用。他 1987 年当选为英国皇家协会成员，1995 年获美国心理学会颁发的杰出科学贡献奖。路特被认为是 20 世纪最著名的心理学家之一，排名第 68。

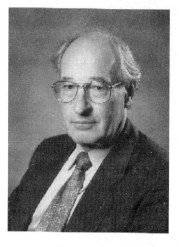

　　路特 1933 年生于黎巴嫩，1936 年随父母回到英国，1940 至 1944 年在美国度过了战乱的年代。他 1955 年毕业于伯明翰大学医学院。在校期间，尼尔·奥康纳（Neil O' Connor），布特·赫墨林（Beate Hermelin），以及杰克·台柴特（Jack Tizard）等人对他产生了重要影响。他本来没有打算研究儿童精神病学方向，但当时英国的精神病学泰斗奥布里·刘易斯（Aubrey Lewis）认为他应该向这个方向发展，于是他接受了这个建议。在获得神经病学、儿科和心脏病学的硕士学位以后，他在伦敦的莫兹利医院（Maudsley Hospital）接受了精神病学的训练，于 1961 年获得了资格认证，然后去纽约的爱因斯坦医学院进行了为期一年的研究。回国后，他加入了医学研究委员会的社会精神病学分会，1966 年在伦敦被指定为精神病学会的高级讲师。1973 年，他成为儿童精神病学教授，并且成为儿童和青少年精神病学的系主任。

　　路特的研究跨度非常广阔，包含了早期在怀特岛和内伦敦地区进行的流行病学研究、长期的纵向研究、学校效能调查、社会心理学的风险调节测验、访谈技术的研究，以及定量研究和分子遗传学，涉及 DNA 研究、神经影像学、家庭及学校的影响、基因、阅读障碍、生物和社会因素之间的交互作用、压力等方面。他的临床研究的重心包含了孤独症、神经精神障碍、抑郁、反社会行为、阅读困难、剥夺综合症，以及多动症等。

　　到目前为止，他出版了 38 本专著，并发表了 400 多篇论文。他于 1972 年出版的《母爱剥夺再评估》（Maternal Deprivation Reassessed，1972）被评价为"儿童保育领域的经典"。在这本书中，他提出了儿童通常会发展出多重的依恋，而非是对单独某一个人的选择性依恋。他在书中对约翰·鲍尔比（John Bowlby）1951 年提出的母爱剥夺假设进行了评估。鲍尔比提出"婴儿和幼儿应当与其母亲（或母亲的永久替代者）之间建立一种温暖、亲密和连续的关系，并从中获得满足和愉悦"。如果不这样做的话，可能会对精神健康产生重大且不可逆的影响。这一理论非常具有影响力，但同时也存在争议。路特对于这一理论的发展作出了重大的贡献。他在 1972、1979 和 1981 年发表和出版的论文和专著给出了决定性的实验证据，更新了鲍尔比早年关于母爱剥夺的理论。1989 年，路特领导的英国和罗马尼亚被收养者研究小组，跟踪了许多在十几岁时被送到西方家庭收养的孤儿，对于影响儿童发展的早期剥夺进行了一系列的研究，包括依恋及新关系的发展，得到了乐观的结果。他揭示了这一领域里许多的社会和心理机制，并且提出鲍尔比的理论只是部分正确的。路特突出了机构抚育当中的剥夺，并且提出反社会行为与家庭不和而非母爱剥夺有关。这些关于母爱剥夺假设的进展的重要性在于将母爱剥夺重新定位为一个重要但非决定性的因素，为儿童的抚育提供了参考。

路特在 1987 年当选为英国皇家学会院士，1992 年被授予爵士爵位，并且是欧洲科学院（Academia Europaea）和医学科学研究院（Academy of Medical Sciences）的创始人之一。他是美国医学学会外籍成员，并且现在是儿童发展研究学会（Society for Research into Child Development）的主席。他于 1995 年获得 Castilla del Pino 奖，1997 年获得了赫尔穆特·霍顿基金奖（Helmut Horten Foundation prize），2000 年获得 Ruane 奖。他拥有莱顿大学、卢万大学、伯明翰大学，爱丁堡大学、芝加哥大学、明尼苏达大学、根特大学、Jyvaskyla 大学、沃里克大学以及东安格利亚大学的名誉博士学位。

1984 年，路特创立了医学研究委员会（Medical Research Council）儿童精神病学分会，并且于 1984 年至 1987 年担任该会的荣誉主席。十年之后，即 1994 年，他又创立了精神病学会下的社会、遗传和发展精神病学研究中心（Social, Genetic and Developmental Psychiatry Research Centre），并在 1994 年至 1998 年间担任该中心的名誉主席。这一中心的目标在于消除"自然（基因）"和"教养（环境）"之间的隔阂，证明他们在复杂的人类行为如儿童抑郁和多动症等的形成过程中具有交互作用。

路特从 1974 年到 1994 年担任《孤独症和发展障碍》期刊（Journal of Autism and Developmental Disorders）的欧洲编辑，从 1999 年到 2004 年担任维康基金会的副主席，并且自 1992 年以来一直担任纳菲尔德基金会的托管人。如今，他在伦敦皇家学院精神病学院担任发展精神病学教授，同时还是伦敦莫兹利医院的精神病顾问医生。莫兹利医院的迈克尔·路特儿童与青少年研究中心就是以他的名义命名的。

路特被称为"儿童精神病学之父"，也是英国第一个儿童精神科咨询师。他被公认为儿童精神病学在医学和生物心理学上打下了坚实基础并作出了卓越贡献。

113

第二节　经典名篇选译

母爱剥夺，1972—1978：新发现、新概念、新取向①

本文题目所指的母爱剥夺实际上用词并不恰当：因为主要关注的既不是母亲，也不是一般意义上的剥夺。然而，母爱剥夺的题目也是合适的，因为四分之一个世纪之前，该领域研究的先驱者们（Bowlby，1951；Goldfarb，1955；Spitz，1946）已经确立了这个概念，近来的研究也同样沿用这个概念。

1972年，路特（Rutter，1972）回顾了相关的研究，指出，鲍尔比认为的早年经验对儿童发展有严重而持续的影响，这种观点与1951年的研究发现是矛盾的。然而，同样的证据还发现，术语母爱剥夺涵盖了不同范围的实验，并且彼此结果差异很大。

1972年文献回顾所总结的机制，没有叙述鲍尔比（1951）在世界卫生组织报告中提出的观点或安斯沃斯（Ainsworth，1962）在10年后重新对母爱剥夺进行的有见地评价。然而，存在几个不一致的地方（Rutter，1972，1974），其中某些结果与预期结果相比要矛盾得多。

第一，最初强调的分离效应并不准确（Rutter，1971，1972，in press-b）。反社会行为和破裂的家庭相关，并非因此导致的分离所引起的，而是家庭的不和谐最终导致了破裂。情感的心理困扰不是因为关系的断裂，而是因为没有形成最初的人际联结。智力低下是因为缺少相应的经验，而不是分离。

第二，与鲍尔比赋予母亲特别的重要性不同的是，实验结果发现，母婴之间的联结在类型和质量上与儿童和其他人之间的联结并无不同。

第三，文献回顾发现，母爱剥夺领域研究中近来最重要的发展是儿童对剥夺反应的个体差异（Rutter，1972）。所有的结果都表明，仍然有许多儿童并未受到剥夺所带来的恶劣影响，对这些儿童拥有如此免疫力的探索可能会是一个尤其富有成效的研究领域。

本文主要总结路特1972年提出的模式在多大程度被证实，以及新发展出来的概念和观点。

---

① 译自 RUTTER M. Maternal deprivation，1972—1978：new findings，new concepts，new approaches［J］. Child Development，1979，50：283–305. （说明：因为本论文是文献综述性质，所以引用文献量约5 000英文字的篇幅，基于此种考虑，本文所列参考文献只有鲍尔比和路特两位与本文关系重大的研究者的文献。如参考其他文献，请参考原文。）译者为各节标题添加了序号。

一、综合症状表现

下面开始介绍四个主要的症状，以及它们之间的因果机制。

深度忧伤（acute distress syndrome）。首先，许多医院或孤儿院养育的孩子表现出深度的忧伤。1972 年，亨得（Hinde）和罗伯逊（Robersons）提出的观点受到较多的关注，即症状主要源于对婴儿依恋行为的干扰，而不是分离所致，他们的研究工作也主要集中于该领域。

简单地说，罗伯逊（Robertsons，1971）发现与父母分离的孩子，在另外一个家庭（而非机构）被抚养，虽然会受到分离的影响，但并没有在医院或是婴儿看护所里的儿童悲伤反应强烈。亨得和他的同事（Hinde & McGinnis，1977）考察了幼崽猕猴的分离体验，发现幼崽与母亲分离后重逢的情绪混乱主要源于母子关系的紧张。显然，从以上相关研究中可以看出，尽管分离是深度忧伤的一个非常重要的因素，然而并非是导致该症状的主要原因。另一方面，也有许多研究证据（Rutter，1972，in press-a，in press-b）表明深度的忧伤与依恋的过程有关系。更可能的是，忧伤与对依恋行为的某种干扰有关，要么是因为分离破坏了已经存在的联结（注意，分离与破坏联结不是同义词），要么是因为分离情境使依恋行为变得困难。

行为紊乱（behavioral disorder）。第二个症状即行为紊乱或是反社会问题。路特（1971）早期的研究表示，行为紊乱与没有离婚或分居的家庭冲突强度相关。另外，父母离婚与青少年犯罪相关，而父母去世却没有影响。所以，似乎最关键的因素是困扰的家庭关系，而非分离本身。

进一步的研究也证实了这个观点（Rutter，Cox，Tupling，Berger & Yule，1975；West & Farrington，1973，1977）。

有一点似乎很明确，家庭冲突以及分离是强大的破坏性因素。但也要强调家庭冲突只是青少年犯罪的很多影响因素之一（Rutter & Madge，1976；West & Farrington，1973，1977）。

智力迟钝（intellectual retardation）。智力迟钝是第三个表现。1972 年路特指出，作为环境因素，知觉和语言经验在智力发展中起着重要的作用。虽然母亲在发展的其他方面有重要影响，但与认知发展却关联不大。

对于母亲抚养和人际关系对儿童智力发展的评价，可以通过对这些人际环境方面偏离常态的儿童进行研究。芭芭拉·台柴特（Barbara Tizard）[1] 对在孤儿院抚养 0 到 8 岁儿童进行的研究发现，这些儿童拥有正常的智力水平（Tizard & Joseph，1970；Tizard & Rees，1974），他们的韦氏量表智商平均分为 99，来自普

115

---

[1]　译者注：Barbara Tizard 是前文 Jack Tizard 的妻子。

通家庭儿童的对照组智商平均分为 110（Tizard & Hodges，1978）。然而，正如下文讨论到的，这些正常家庭环境的缺失对于儿童的心理社会发展有负面影响，但是，对于他们的智力发展却没有什么影响。

显然，缺少母爱、标准智商测验得分达到一般水平的儿童，他们在其他方面的经验却是充足的。这明显意味着家庭关系的连续性并非智力发展的核心因素，但是却对社会发展有重要影响。从某种程度上而言，智力发展和社会发展的主要影响源是不同的。

智力发展受到知觉、语言经验的影响这一观点，得到了很多自然实验或非自然实验的证实。

情感淡漠精神症状（affectionless psychopathy）。第四个症状即情感淡漠，在过去的六年中，很少研究把其作为直接主题，所以在路特 1972 年的综述中，针对该主题本身也没有更多相关的研究结果。但对该症状提供基础的社会关系发展或依恋关系异常方面的认识仍有重要的进展。因此，相关的细节讨论就变得很有必要。

二、社会关系的发展

鲍尔比（Bowlby，1969，1973）提出了依恋理论，强调儿童与母亲早期情感联结的质量对后期社会关系具有重要预测作用。有充足的证据表明，婴儿在 6—12 个月期间，通常与特定的某个抚养人发展出依恋关系。除此之外，还有其他因素影响着依恋关系的发展（Ainsworth，1973；Rutter，1979）。婴儿因为焦虑、恐惧、疾病以及饥饿均会增加其寻找依恋对象的倾向（Bowlby，1969；Maccoby & Masters，1970）。依恋关系可能是针对给其带来安抚的特定抚养人所建立的，然而，父亲对婴儿的反应仍然是很重要的。依恋关系通常与积极主动和婴儿互动以及对其反应非常敏感的人建立（Ainsworth，1973），而且，以上这些类似的养育品质通常形成安全的而非矛盾的依恋关系（Blehar，Lieberman & Ainsworth，1977），正如安斯沃思所认为的，反应敏感性在任何安全人际关系中都是一个好的品质。

这些几乎普遍的结论可能会被大多数研究者接受，但仍然存在五个具有争议的、不确定的领域：反应敏感性（sensitive responsiveness）；鲍尔比（1969）的单变性概念（notion of monotropy）；各种依恋行为的区分；早期联结与后期社会关系；依恋发展的过程。

反应敏感性这一概念反映了一个观念的根本转变，即从把养育看成对婴儿所做的事情到把养育看成一个与婴儿互动的过程——即在父母与婴儿之间的积极对话（Lewis & Rosenblum，1974），许多研究都支持了该结论。

大家所共认的养育涉及互动，以及对婴儿的线索和信号反应的敏感性，但是，如果想要对其进行连续研究则显得很困难。研究（Ainsworth, Bell & Stayton, 1974）发现，对婴儿哭声的及时反应可以有效地减少当时和出生后第一年的啼哭（Bell & Ainsworth, 1972）。然而，这些解释遇到了一些问题（Gewirtz & Boyd, 1978），有研究发现相反的结果（Etzel & Gewirtz, 1967; Sander, 1969; Sander, Stechler, Burns & Julia, 1970），即对婴儿啼哭的快速反应会增加其随后的啼哭（Dunn, 1975）。然而，事实上婴儿的啼哭有好多种，或许是养育者区分不同哭声的能力和恰当准确的反应能力才是最重要的因素。

显然，虽然对于反应敏感性没有足够的概念或测量方法，但我们仍可以做些工作。反应敏感性可能不仅指对于婴儿不同线索的区别能力，还包括对不同的线索作出适当的反应，同时从婴儿的回馈中得到快乐，以及引发互动的行为等。

单变性。很多研究显示，大多数儿童会发展出多重依恋。然而，这些依恋是否有相同的意义，一直存在争议。鲍尔比（1969）提出，儿童对于某一对象的特殊依恋具有天生的倾向，而这个主要的依恋关系与其他辅助养育者的依恋关系是不同的。然而，该陈述涉及到两种相当不同的观点。第一个观点是，几种依恋关系重要性不同，而且是不可以随意互换的，这得到一些研究的支持，研究发现存在一个主要的依恋关系，一直强于其他依恋关系（Ainsworth, 1967; Schaffer & Emerson, 1964），即使在孤儿院里，儿童通常也拥有其喜欢的成人。第二个观点是，第一个或者主要的依恋关系与其他次级依恋关系是不同的。但很多研究发现，事实并非如此。这个观点可以通过两种不同方式来验证是否正确：第一，即使依恋关系的强度不同，依恋在功能和作用等依恋质量上是否一致；第二，考察主要依恋对象与次要依恋对象之间的强度差异，是否大于第二与第三级依恋。

依恋行为。早期著述中对依恋的观点有一个隐含的假设，即依恋是一个一元概念。然而，目前看来，显然并非如此（Coates, Anderson & Hartup, 1972; Rosenthal, 1973; Stayton & Ainsworth, 1973）。依恋不是一种个性品质，而是具有几个不同特征的人格结构（Sroufe & Waters, 1977）。

首先，依恋行为与长期联结的区别。婴儿有从其他人寻求依恋的一般倾向（Robertson & Robertson, 1971）。联结的概念暗示着有选择的依恋（Cohen, 1974），这种依恋持续的时间长，而且即使依恋对象不在身边时依然在内心有联结。这种区分的重要性体现在两者的过程不一样，或者说依恋对象对婴儿的反应影响着依恋关系的质量和功能，而其是婴儿后期发展的关联因素。比如婴儿可能向一个柔软的物体寻求依恋，但这与能够对婴儿积极回应的成人之间的依恋对婴儿的影响是不一样的。

其次，要区分安全联结与不安全联结（Stayton & Ainsworth, 1973）。联结的一个特征是使婴儿在陌生情境中因为联结的存在而感到安全。联结的一个显在目标是给儿童提供关系的安全感，减少与依恋对象分离时的粘滞等相关行为。研究

(Stayton & Ainsworth，1973) 发现，母亲反应敏感的儿童比母亲反应不敏感和无回应的儿童，对母子分离后的重逢有更积极的回应等相关行为，并且在分离时更少哭闹，以上这些表明是一种较安全的依恋关系。一个安全型的儿童更可能安全地依恋其他人，虽然儿童与其双亲之间的关系受到很多变量的影响，然而在可感知的程度上，安全的品质对于关系是非常重要的 (Lamb，in press-b)。

　　另一个问题是，依恋概念在何种程度上包含儿童所有的积极社会互动。然而，证据显示却并非如此。尤其是，焦虑的作用清楚地将依恋与其他社会互动形式区分开。社会游戏被焦虑所阻止，依恋将得到强化。拉姆 (Lamb，1977) 发现，当儿童和父母在一起时，陌生人进来会阻止社会互动性质的游戏，但是强化了依恋行为。儿童可能喜欢与同伴 (Eckerman，Whatley & Katz，1975) 或陌生人 (Ross & Goldman，1977) 玩耍，但是更喜欢从父母那寻求安慰。玩耍和依恋有很大程度的重叠，但是他们却显示出不同的特征 (Hartup，1979，in press)。儿童玩耍的方式 (Heathers，1955) 和与陌生人交往的方式 (Ross & Goldman，1977)，同其与父母互动方式非常不同。除非在父母缺失条件下养育的儿童，同伴互动之间是较少看到粘滞与拥抱行为的 (Freud & Dann，1951)。这同样适用于猴子与同伴之间的互动 (Harlow，1969；Harlow & Harlow，1972)。如果父母缺失，同伴关系将作为依恋关系的替代，但是，充分社会发展的目标可能较难实现 (Ruppenthal et al，1976)。

　　拉姆 (in press-a) 的研究同样显示，父亲—孩子互动与母亲—孩子互动不同。父亲倾向于在照看上花更少的时间，而更可能与孩子玩较多身体接触以及不一般的游戏，婴儿可能会更喜欢。

　　总之，这些发现表明，任何一种关系都涉及依恋或游戏双方的互动。总的说来，前者更多是亲子关系的特征，后者更多是同伴关系的特征，不过二者仍有交叉。进一步的研究有必要梳理社会互动的不同维度。

　　早期联结以及后期的社会关系。接下来的内容是关于早期联结导致的社会关系发展。通常认为早期联结是后期社会发展的基础 (Bowlby，1969；Rutter，1978)，然而，极少数的研究证据质疑了这一结论的正确性。最近由芭芭拉·台柴特 (Tizard，1977；Tizard & Hodges，1978) 和彭妮·逊克逊 (Penny Dixon) 对英国儿童所做的研究提供了重要的证据，首次填补了这个领域的空白，两个研究均是以孤儿院拥有多个照顾者的儿童为样本。

　　台柴特 (Tizard & Rees，1975；Tizard & Tizard，1971) 所做的追踪研究中对2 岁和4 岁的儿童研究结果与先前研究结果比较一致，而对追踪到8 岁儿童的研究 (Tizard，1977；Tizard & Hodges，1978) 结果与先前结果不一致。不到一半的机构抚养儿童被认为是与其照顾者有很好的依恋关系，并比其他儿童更倾向于寻找情感支持，上学后差异更加显著。相对于对照组，机构抚养的儿童更多寻求

118

注意，不安静、不服从以及不受欢迎。

逊克逊也对从小在机构抚养儿童的学校行为进行研究。她的访谈和调查问卷结果与台柴特的发现很相似。机构抚养的儿童表现出较多的接近老师和同伴的行为，但是他们的社会交往较少成功，因为他们较多以一种他人无法接受的方式来行动，如在上课时大声喊叫以及忽视老师的指令。除此之外，机构抚养儿童在教室中还表现出较多逃避任务的行为。

在学校中不当的社会行为可能是儿童在婴儿阶段相对缺少选择性联结（每个儿童成长过程都会经历 50 到 80 个看护人）有关。另外，也有显示，社交困难可能是基因遗传的结果。

台柴特的结论对于婴儿过度依恋和混乱依恋行为之间的连续性来说比较重要，即从 4 岁时寻求注意和不加选择的友谊，到儿童中期与成人和同伴之间的破坏性关系。有趣的是，扰乱的关系还与儿童在操作任务时的异常行为有关——意味着作业具有的社会和认知成分。另外，两个研究中的儿童被试均有正常的智商。

虽然失调的关系模式随着儿童的成长而改变，然而，早期的联结与后期的社会发展仍然相关。

联结的过程。争议的第五个地方是依恋和联结发展的过程（Cairns，1977；Corter，1974；Gewirtz，1972；Rajeki，Lamb & Obmascher，in press；Rutter，1979）。该内容吸引了很多理论家的注意，并且对于依恋行为有很多完全不同的解释，一些解释尽管在历史上是重要的，但是却有大量的研究不支持，因而逐渐不再受到关注（Lorenz，1937，1970；Freud，1946；Schneirla，1965；Scott，1971）。

鲍尔比（1969）和安斯沃思（1973）均认为婴儿天生就有一种生物倾向性，即以接近母亲的行为方式行动。依据他们的观点，依恋是父母对婴儿敏感期的先天行为进行敏感回应的结果。从这个角度而言，依恋在质上是与依赖不同的一种特殊现象。

相反，格维茨（Gewirtz，1961，1972）在他的文章《依恋、依赖以及对刺激控制的差别》（*Attachment，Dependence，and a Distinction in Terms of Stimulus Control*）中提到，这两个发展都是不同强化的结果，区别仅仅是在依恋产生过程中，积极的刺激控制被限定在一个特定的人而不是一系列的物。另一方面，研究者（Cairns，1966）提出了临近条件作用过程，该过程并不取决于依恋对象的特点，从而，依恋的形成是因为依恋对象与依恋者临近的原因。除此之外，还有研究者（Hoffman & Ratner，1973）提出了有些不同的条件作用模型，有的研究者（Salzen，1978；Sears，1972；Solomon & Corbit，1974）认为儿童的情绪状态起着核心作用。

理论学家在好几个重要的议题上观点均一致。首先，很明显联结的过程涉及婴儿与父母之间的互惠性互动，互动中双方均扮演着积极的角色（Bowlby，

119

1969；Cairns，1977；Gewirtz & Boyd，1976）。其次，成熟和环境因素对于联结形成的时间都起着重要的作用（Cairns，1972，1977；Schaffer，1971）。第三，显然依恋关系的发展是某种社会学习的结果，另外，差异强化在儿童形成社会互动模式的过程中起着重要作用（Hinde & Stevenson-Hinde，1976）。

争论主要集中于联结与其他形式的社会学习质的差别程度有多大，以及后天或者先天倾向的重要性。这里需要解释五个主要的结果，并且也对所有的依恋理论提出了问题。第一，联结提供安全基地的作用——即因为依恋对象的存在，就更可能促使婴儿离开和探索（Cox & Campbell，1968；Morgan & Ricciuti，1969；Rheingold & Eckerman，1973）。

第二，一个一致的观察结果是，即使面对虐待和严重的惩罚，依恋仍然会发展（Harlow & Harlow，1971；Kovach & Hess，1963；Seay，Alex-ander & Harlow，1964）。行为理论可能准确预测，紧张、压力会促进依恋行为，但鲍尔比强调父母恰当回应的重要性似乎并不能用行为理论进行解释。

第三，有研究发现依恋对象可以是非生命物（Harlow & Zimmermann，1959；Mason & Berkson，1975；Passman，1977；Passman & Weisberg，1975）。例如，对猴子的研究和对人类行为的观察，似乎存在一定程度的冲突。没有社会交往的猴子可能容易发展对布料替代物的依恋，但是，机构抚养的儿童（他们表现出受损的依恋）却并非这样。

第四，有必要说明这样一个结果，即尽管焦虑阻止了玩耍，但却强化了依恋。这点用鲍尔比—安斯沃思的理论可以预测。婴儿在两种情境中非常不同的反应现象，可以用社会学习理论的术语来解释，另一方面，用强化理论的术语来解释为什么依恋效应可以应用于非生命物体时显然有些困难。

第五，还有一些观察表明，各种依恋形式并非相同效果的。尤其有必要解释猴子对布料替代物的依恋并不能像婴儿对父母或同伴依恋通常所起的作用那样，即促进儿童后期正常的社会关系。安全和不安全的依恋同样需要解释，而依恋对象对婴儿的回应质量是至关重要的。作为大多数理论的主要组成部分，社会学习可为许多研究结果提供适当的解释，然而相应地用印刻论却无从解释。

显然，没有一个理论可以完全解释所有的现象，仍然需要新理论的发展。正如习性学所提出的，许多物种中出现的依恋现象当然表明依恋具有先天遗传倾向。同样，正如几乎所有理论所表明的那样，社会学习对联结形成过程和亲子关系特点起着重要的影响作用。除此之外，几个主要的问题仍然需要提供更加令人满意的答案。

三、关键期

下面要讨论的是六年前曾经提出的关键期和早年经验的重要性。最近有关这个主题的一本重要著作中，有研究者（Alan Clarke & Ann Clarke，1976）提出，成长的所有阶段都很重要，相对其他阶段而言，早期阶段的发展只是早期而已。该观点受到强烈的攻击（Pringle，1976）。显然需要梳理相关的研究，但是，这个主题包含的内容太多，我打算围绕发展的两个方面，即智力和社会化进行探讨。

在这两个例子中，争论的主要内容是早期经验的决定性作用：1. 很多障碍都可在个体童年早期找到根源；2. 对于长期的疾病，在儿童后期进行治疗干预常常不成功；3. 儿童的智商和人格特征与成年人地位的相关在其人生的前半段增速较快，而在后半段变化很小。

以上三个论点都不能令人满意。首先，关键期只能在环境发生重大变化时才能进行研究。社会心理的不利地位一般是持续的，并且发展的连续性很可能被持续的剥夺所影响。其次，2 岁时、2 岁后的剥夺引起的环境变化与 12 岁时、12 岁以后的剥夺引起的环境变化影响，根本不具有可比性。不过，无论如何，这些效应之间的比较提供了一个关键期检测的方法。第三，儿童后期治疗性的干预大部分讨论的是对不利环境的适应——几乎不可能完全改变其外部环境。因此，考虑到以上，我们还是需要把焦点集中在对不同年龄时的环境变化进行直接的研究。

智力发展。有关智力和语言发展的第一个问题是，在儿童中后期有利成长的环境变化是否对儿童的发展起到主要作用。大部分证据表明的确如此。在此不再赘述。

第二个问题是，良好的早年经历是否可以保护儿童，使其远离后期不利处境的有害影响。证据表明并非如此。如果儿童后来一直处在不利环境中，学前期的教育成果只起到有效或短期的效应。

第三个问题是，童年早期的有利环境相比童年后期的有利环境是否有更大的积极作用。关于这点的证据还很有限，但也表明可能是这样的。

这些争论还没有完全结束。然而，有一点是清晰的，童年早期和晚期的环境变化对儿童的智力发展同等重要。是否童年早期有更大的影响效应这一观点尚无定论，然而，如果事实确实如此，那也只是相对的差异，而并非因为发展的关键期有质的差异。

社会化。以上很多相似的问题同样适用于社会性发展。对较晚被收养儿童的研究表明，在儿童中期、后期的有利环境同样可以促进社会化及行为的显著提升（Kadushin，1970；Rathbun，Di Virgilio & Waldfogel，1958；Rathbun，McLaughlin，Bennett & Garland，1965；Tizard & Hodges，1978）。

另一点也很清楚，早期的良好家庭环境并不能使其免受后期心理社会压力所带来的伤害。例如，成年后面临亲人死亡或其他丧失与抑郁的关系（Brown，Bhrolchain & Harris，1975；Parkes，1964）。心理社会性发展受到童年生活任何阶段环境变化的影响。

121

还有三个关键的问题仍待解决。首先，是否儿童早期的环境影响比后期的影响要大。事实上，这并不是一个特别明智的问题，因为很可能因不同的应激事件而有不同的答案。

第二个问题是，正常的发展过程是否必须要在儿童早期经历一定的事情。对此，研究结果仍然存在矛盾，然而，对于早期最佳社会化存在敏感期这一论点，现有的证据是一致的。

第三个问题是，儿童早期激烈、短暂的应激是否会对心理发展造成长期的影响。对研究结果进行回顾，或许可以得出结论，即早年偶尔的应激事件几乎不可能导致长期的问题，而多次激烈的应激事件却可能导致长期的问题，另外，当多次激烈应激事件发生于长期不利环境的背景下，最有可能对儿童造成长期的损害。

四、代际传递

1972 年我所进行的综述中根本没有提到但最近作为重要议题被提出来的一个内容是，处境不利在代际间的传递，即这一代的剥夺是否会导致下一代的问题。这是一个很庞大的问题，最近也得到了广泛的关注（Rutter & Madge，1976），在这里就不多讨论。

个体童年经历和其作为父母的养育行为。在这里需要提及一个特殊的问题：个体的童年经历和其成年后的对子女养育行为之间的关联。一些研究（Rutter & Madge，1976）发现，在不快乐或破碎家庭环境成长的个体，以后有私生子、青少年怀孕、拥有不快乐婚姻以及离婚的概率更大。较多研究均支持了上述观点。

此外，许多调查（Spinetta & Rigler，1972）显示，殴打孩子的父母通常自己有一个相对恶劣的成长环境，诸如与忽视、拒绝或暴力有关的环境。这一点得到了来自许多国家研究结果的支持，包括英国（Gibbens & Walker，1956；Scott，1973；Smith，1975）、爱尔兰（Lukianowicz，1971）以及美国（Parke & Collmer，1975；Steele & Pollock，1968）。尽管对于童年经历与后期养育行为之间的重要关系，还需要进一步研究考察两者相关的强度以及相关心理机制，但二者之间的重要关系是确定无疑的。

谈到二者之间的相关，有三个重要研究需要提及。第一个是考察个体童年经历与其养育婴儿行为模式之间关系的研究（Frommer & O'Shea，1973a，1973b），研究者发现在破碎家庭长大的妇女更可能让其两个月的婴儿自己喝奶，有过剥夺经历的妈妈更可能在生完孩子后一年内再怀孕。第二个研究（Wolkind，Hall & Pawlby，1977）考察了破碎家庭成长经历妇女的养育模式，通过访谈法和使用复杂技术观察母婴之间的互动，研究者发现，童年处境不利的妇女更少与其 4 个月大的婴儿互动，也更少把其当做一个有权利的单独个体来看待。

昆顿（Quinton, in preparation, 1978）的研究更多关注可能导致成人后养育问题的童年经历性质。他将带孩子到看护中心两次的父母与相似社会地位的普通人群的成长背景进行了比较，发现童年期有长期不利经历的父母，通常联合有明显的精神问题，不像对照组，他们在童年期通常不能脱离压力性的环境。有两个至关重要的因素——他们在十几岁时是令人烦忧的孩子，成年后与来自相似成长经历的人结婚或同居。研究提出需要进一步考察是哪些因素决定了父母怎样养育孩子。

五、父母之道

多年以来，教师们经常鼓励父母以这样或那样的方式与儿童相处，但很少有人关注影响父母行为的因素。这里有五个重要的变量，首先，正如前文所提到的，父母自己的童年经历是非常重要的因素。第二，研究（Kennell, Trause & Klaus, 1975；Klaus, Jerauld, Kreger, McAlpine, Steffa & Kennell, 1972；Leiderman & Seashore, 1975）发现，新生儿阶段的一些事件可能会影响到后期的养育（parenting），在新生儿时与孩子分开的母亲在随后几个月的养育中对母亲角色较少胜任和自信，早期的身体接触提升了日后的人际能力。然而，长期效应的研究结果并不一致。

第三个对父母养育行为的影响来自于儿童本身（Bell, 1968, 1971, 1974）。相当多的研究表明，父母与儿童谈话的方式，受到儿童自身语言技巧的影响（Pratt, Bumstead & Raynes, 1976；Siegel & Harkins, 1963；Snow & Ferguson, 1977；Spradlin & Rosenberg, 1964）。

第四个父母养育行为的影响因素来自于养育经验。一些研究（Clausen, 1966；Hilton, 1967；Lasko, 1954；Rothbart, 1971）表明，相对于第一个孩子，父母对第二个孩子的反应有所不同，对于第二个孩子，父母通常更放松，养育行为更一致，并且较少采用惩罚方式。

第五个影响因素是相对广泛的社会环境。对普通家庭的 10 岁儿童进行研究（Rutter & Quinton, 1977）发现，居住在市中心的工人阶级女性中，婚姻冲突和母亲抑郁更加常见。低社会地位的妇女养育孩子的特殊压力，已经被布朗以及他的同事（Brown et al, 1975）所证实。

六、不易受伤害

本文最后讨论的一个内容是，不易受伤害或称免于伤害的能力（invulnerability），或者为什么一些儿童在面临剥夺或不利处境时没有被击垮。

所有对处于剥夺或不利环境儿童的研究都指出，儿童对环境反应的变异很大。甚至来自最糟糕家庭或者有过最具压力经历的一些个体，不但没有受伤害，

123

似乎还发展出了稳定、健康的人格（Rutter, in press-a）。基于观察和已有的研究，保护因素或许可以从以下五个方面进行讨论：即应激多样性、境况改变、儿童自身的因素、家庭因素以及家庭外因素。

应激多样性。第一个惊人的发现是，单一孤立的慢性应激并不会带来可预见的精神疾病风险。对普通家庭的 10 岁儿童的研究（Rutter, Yule, Quinton, Rowlands & Berger, 1975）确定了六种应激的家庭变量，当这些变量单独出现时，没有一个因素与儿童的紊乱有关，然而，当两个变量同时发生时，风险增加了四倍，当三个或四个变量同时发生时，风险增加好几倍。显然，慢性应激的结合不仅仅只是加法效应，而是存在交互效应，因此，当几种应激同时出现的风险远远大于这些单个应激风险的总和。

一个应激源的出现增加了其他应激带来的损害，例如，研究（Quinton & Rutter, 1976）发现，来自长期剥夺体验家庭的儿童更可能受反复去医院的消极影响。这也同样适用于生物和社会因素的交互作用，一个应激事件（生物的或社会的）的发生事实上增加了其他应激出现的可能性，因此，经受剥夺体验家庭的儿童反复去医院的可能性增加两倍（Quinton & Rutter, 1976）。一个慢性应激的出现增加了其他多种应激出现的机率，这是一个重要的问题，待后文再论。

境况的变化。下一个议题涉及到家庭境况变化的影响。随着家庭中压力性因素的减少或消失，多大程度上可以使儿童好转。改善的家庭环境对处于儿童中后期的个体带来的益处，在考察关键期时已经探讨过。研究（Rutter, 1971, in press-a）已发现，家庭环境的好转与儿童精神风险的显著降低相关联。

儿童自身的因素。儿童自身因素在面对剥夺或者不利处境时的反应很重要，包括儿童的性别、气质以及遗传背景。众所周知，比起女性，男性更容易受到身体刺激或伤害的影响（Rutter, 1970）。显然，一定程度上，男性的这种弱点同样表现在面对心理社会应激时的反应。不过，明显的脑损伤给男女带来的伤害性是一样的（Rutter, 1977; Rutter, Graham & Yule, 1970）。

儿童的气质也非常重要。采用先前研究者们（Thomas, Birch & Chess, 1968; Hertzig & Korn, 1963）所使用的访谈法进行研究，发现表现出低调节能力、低柔韧性、消极情绪以及过分谦卑的儿童，最有可能发展出精神障碍（Graham, Rutter & George, 1973）。

遗传—环境的交互作用。婚姻冲突带来的影响常常表现在父母有长期人格障碍的儿童身上（Rutter, 1971）。然而，在有关收养的研究中，常将遗传与非遗传因素分开。例如，有研究者（Hutchings & Mednick, 1974）采用交叉养育的研究发现，儿童期有犯罪行为的个体，通常其生父和养父均有犯罪记录，而只有生父有犯罪记录，其犯罪机率有较低程度的提升，而只有养父有犯罪记录的个体，其犯罪机率几乎不受影响，以上意味着遗传因素使儿童面对恶劣环境时更易受影响，但是对于没有相关遗传易感性的儿童几乎没有影响。

家庭因素。直到现在，几乎所有的家庭研究都围绕着家庭什么地方出了问题，而几乎没有关注家庭的积极或保护因素。研究（Rutter，1971，1978）发现，儿童与父母其中一位的良好关系可以保护其在冲突家庭里少受影响。相对于与父母双方关系均不好、成长在冲突家庭环境的儿童，前者较少出现行为紊乱。

至今，这些发现只是提供了一些零星的线索。无论如何，相关的机制还未解释清楚，也可能差异较大。然而重要的是，最糟糕的家庭环境也似乎有一些好的因素，可以平衡掉严重的非适应性和破坏性影响。

家庭以外的因素。最后要谈的是家庭以外的保护性因素。首先，学校教育的影响。在伦敦所做的研究发现，在帮助儿童正常发展，并且减少情绪或行为问题方面，一些学校比另外一些学校做得更成功（Rutter，1977；Rutter，Maughan，Mortimore，Ouston & Smith，in press；Rutter，Yule，Quinton，Rowlands，Yule & Berger，1975）。来自处境不利家庭的儿童如果能够上较好的学校，就可能较少产生各种问题。显然，在某种程度上，在学校的积极经历能够减轻来自家庭的消极经历。

当谈到家庭之外的相关因素时，其中最显著的就是生活或居住的地区环境。生活在城市中心地区的儿童比生活在小城镇和农村的孩子，出现精神问题的比率要高很多（Rutter，Cox，Tupling，Berger & Yule，1975），该结果也得到了对挪威首都奥斯陆的研究结果支持（Lavik，1977）。

125

总之，关于为什么儿童可以免于剥夺造成的伤害这个问题，有一点需要明确，即使在最糟糕的环境中，很多改善或保护因素也可以帮助儿童的正常发展。迄今为止，这些保护因素方面的知识还非常有限，然而，随着相关领域研究和知识的增加，一定会有非常重要的政策及预防性和治疗性的措施出台。

七、结论

过去的六年，持续积累的证据表明，剥夺和不利处境对儿童心理发展有重要影响。

发展关键期的老话题以及早期经历的重要性也得到重新提及与验证。证据表明，每个年龄阶段的经历都有影响力。然而，最初几年的经历可能对联结的形成和社会化发展有特殊的影响。

过去六年中，还出现了新的议题。尤其可能影响我们思考和实际政策的有：第一，父母—儿童互动的性质和父母—儿童关系发展的过程；第二，关注童年经历和其作为父母的养育行为之间的关系；第三，肯定家庭外因素的重要性（生态环境对家庭功能的影响以及学校生活体验对儿童发展的重要性）；第四，试图研究儿童对伤害的免疫力，以及使儿童在不利环境下依旧正常发展的保护性影响因素。母爱剥夺这一领域将继续成为有丰富新发现、新概念和新方法的源泉。

第三节 心理健康思想评述

从迈克尔·路特的生平中我们可以看出，路特所做的研究涉及的领域非常庞大，然而，从宏观而言，其研究的思路主要是解答自然和教养之间的关系这一古老问题。具体到问题和内容，涉及虽然非常广泛，但是其中心议题主要围绕儿童的心理健康展开研究，本文通过梳理其相关思想，主要结合其具有里程碑式的思想和研究，从关注环境——母爱剥夺对儿童心理社会发展的影响，到遗传的作用——基因与孤独症的关系，到关注环境与遗传交互作用的具体机制展开评述。

在对其思想进行评述之前，有必要先强调一下作为一名科学工作者，撇开他对儿童工作的热忱和天才的思想，路特对待研究善于质疑（自己和他人），并且不盲从权威的科学精神，笔者认为是奠定其儿童精神病学之父或者更贴切而言是现代儿童精神病学之父的重要基础，我们也将从对其思想的评述中随处可见这种科学精神贯穿其中。

一、母爱剥夺——关系和依恋

（一）依恋关系的缺失与剥夺

母爱剥夺的相关研究，是路特早期所研究的重要领域，而且由于采用纵向的研究范式，其时间跨度也很长，形成了其关于儿童成长的心理环境的重要研究范式和观点。路特于 1972 年出版了其著作《母爱剥夺再评估》，这本书后来重版多次，路特也根据最新的研究结果，不断地修正相关的研究和思想。在书中，他指出儿童依恋理论的提出者鲍尔比或许对母爱剥夺的概念过于简单化了，鲍尔比认为母爱剥夺是指儿童与一个依恋的人分离，失去了依恋对象以及没有发展出对他人的依恋。路特认为，这些依恋的性质，每种都有他不同的效应，尤其不同的是，路特在缺失（privation）和剥夺（deprivation）之间作了区分，如果儿童根本未能形成依恋关系，这是依恋的缺失，而剥夺是指依恋关系的失去或受损害，即是曾经拥有过以后的失去。相对而言，依恋的缺失却是从未拥有过，通常有以下两种原因，一是儿童有许多不同的养育者（鲍尔比对于青少年偷窃的研究中的被试多是此种类型），二是家庭不和阻碍了儿童和成人建立依恋关系。依恋关系缺失的儿童当与家庭成员分离时不会表现出忧伤。

路特发现一个有趣的结果，对于儿童精神问题的风险因素而言，父母离婚和父母去世显然具有相同的效应，然而，事实是父母离婚对儿童造成的负面影响远远大于父母去世。显然，死亡是永久的分离，但是，死亡一般不涉及家庭冲突与不和，而这一点显然是对儿童影响的重要因素。基于此观点，或许我们可以假设儿童与其生活在冲突严重的家庭中，离婚或许比维持破碎的婚姻对儿童的发展更有益处。在笔者对大学生心理咨询的过程中，也经常会遇到一些来访者在谈到父母不幸福的婚姻时，不希望父母以保护自己为借口，感觉离婚可能更能减轻孩子游走于父母之间冲突的心理压力，甚至有的学生明确向父母表示，希望父母结束不幸福的婚姻选择离婚。这一点或许可以动摇婚姻不和的父母的养育信念，真正从孩子的心理需要出发，采取相对可行的方法，以减少孩子的精神压力。

路特根据其所作的依恋关系缺失调查，提出以下观点：儿童期依恋关系的缺失可能导致了最初的粘滞、依赖行为，寻求注意和不加选择地建立友谊等行为。然后，随着儿童逐渐成长，表现出无法遵守规则，建立持久的人际关系或者拥有负罪感。路特还发现了反社会行为的证据，情感障碍，以及语言、智力和体格发育的紊乱。出现上述问题并非如鲍尔比所声称是缺失与母亲的依恋关系所导致，而是由于缺少依恋关系通常所能提供的智力刺激和社会经验所致。另外，这些问题可能在儿童后期发展过程中，由于正确的养育方式而得到弥补。

在上述所提到的鲍尔比研究中，44 名偷窃青少年中的许多被试在儿童期有经常搬家的经历，可能从来未能形成依恋关系。这意味着他们正在遭受依恋关系缺失而非剥夺的痛苦，路特认为这种情况对儿童来说更加有害。该思想引发了关于缺失效应重要的长期研究（Hodges & Tizard，1989），推进了该领域研究的深入。

路特关于以上母爱剥夺的研究思想在 1979 年的综述中总结道：第一，鲍尔比最初强调的分离效应并不准确（Rutter，1971，1972）。反社会行为和破裂的家庭相关，并非因此导致的分离所引起的，而是家庭的不和最终导致了破裂。情感的心理困扰不是因为关系的断裂，而是因为没有形成最初的人际联结。智力低下是因为缺少相应的经验，而不是分离。第二，与鲍尔比赋予母亲特别的重要性不同的是，路特通过研究发现，母婴之间的联结在类型和质量上与儿童与其他人之间的联结并无不同。第三，20 世纪 70 年代所做的文献回顾（Rutter，1979）发现，母爱剥夺领域研究中最重要的发展是儿童对剥夺反应的个体差异（Rutter，1972）。所有的结果都表明，许多儿童并未受到剥夺所带来的恶劣影响，对这些儿童拥有如此免疫力的探索可能会是一个尤其富有成效的研究领域。与以上观点相印证，1989 年，路特领导的英国和罗马尼亚被收养者研究小组，跟踪了许多十几岁时被送到西方家庭中收养的孤儿，对于影响儿童发展的早期剥夺进行了一系列的研究，包括依恋及新关系的发展，得到了乐观的结果。他揭示了这一领域里许多的社会和心理机制。

127

依恋关系的研究主要围绕环境对儿童发展的影响，路特在吸收和理解鲍尔比依恋思想的基础上，对依恋关系进行了更细致入微的研究和描述。尤其在实验方法上采用了更科学的方法，路特提出，仅仅通过相关或关联不可以进行因果推论，但是，在因果实验的设计面前，路特遇到了儿童心理学工作的共同难题，由于伦理或实际的限制，很多风险变量无法操练，因此，路特将大量的时间投身于与儿童的接触，采用自然实验的方式发现可以得出因果推论的方法，正因为此，作为一个临床工作者对儿童的了解，与对细节或例外结果的关注，在弥补鲍尔比提出的依恋关系基础之上，往前更迈进了一大步。

（二）依恋关系的丧失——应对、心理弹性、遗传因素和保护因素

路特在研究依恋关系的形成过程对儿童发展的影响之外，也着力考察了当面临依恋关系的丧失时，儿童的心理行为反应以及相应的机制。我们现在已经很明确，人类对急性的应激反应和反社会行为可能有两种相当不同的行为机制，因为我们是社会动物，通常用抑郁来应对丧失，这一点对于婴儿和年龄已高的老人均是如此。关系对我们人类是如此重要，以至于当面临所爱的人的拒绝或者死去时，我们感受到强大的压力。除此常识，路特强调需要开始理解人类的某些遗传因素也参与了这个过程。

在谈到依恋关系丧失时个体面对压力的反应机制，路特在接受由牛津大学药理学系支持的由理查德·托马斯（Richard Thomas）进行的访谈中，总结了其相关研究思想，举了三个例子生动地进行了解释。第一，个体需要考虑应对，也就是说，我们要么有身体上的应对，要么有心理上的应对。比如有经验的跳伞员和第一次跳伞经历的人在面对跳伞时的神经内分泌反应差异是很大的，有经验的跳伞员已经调整，他们的身体系统也已调整，以使自身在面对与第一次跳伞时同样的压力情境时不再感到相似的压力。除此之外，还有许多其他的相似例子。路特（Rutter，1983）认为儿童的应对行为包括问题解决和情绪调整两种。儿童无论出现任何行为或症状，其实都是用来解决困境与调整情绪的方法，虽然这些方法中有许多属于偏差行为或不良适应行为。

第二种机制或者相关机制是指许多心理弹性研究关注的避免压力和逆境，或者用某种方式减少压力所带来的影响，从一般意义上来理解显然上述思路是合理的。然而，如果我们从生物学意义上进行思考，那么上文的思路显然是错误的，如果你想要保护儿童不受病毒的传染，你不会把儿童放置在完全安全的茧中，或者阻止他们接触任何病毒或细菌。相反，你要使儿童接触，只是以一种儿童可以应对的方式使其显露于某种情境，通常会产生自然免疫，当然，你可以通过接种疫苗获得。因此，相对应的心理层面亦是如此：为了使儿童能够成功地应对生活中出现的各种苦难，我们能做些什么呢？挑战与压力——那是成长中的一部分，儿童必须学会去应对，我们所能采取的唯一方法是通过暴露，使儿童处于真实的危险中，只不过这种危险控制在儿童可以处理和应对的程度。这方面的思想和研究使心理弹性形成一个到目前为止产出颇丰的领域。

第三种机制涉及到了遗传因素。已有研究发现，当人类面对急性应激时的反应，遗传因素在环境对人影响的易感性方面起着重要的作用。因此，需要寻找涉及到压力应对时的遗传路径，要么是增加风险，要么是增加保护性。因此，心理

弹性是一个实在的现象，然而，考虑这个问题时，必须了解相关的生物研究。现在，人们了解较少的是神经内分泌因素的调节作用：神经内分泌的效应无疑是很重要的，但是，能否解释相应的行为效应这一点，我们并不知道太多，这是需要进一步研究的领域。相对于依恋关系的研究，遗传因素在路特关于孤独症的研究中涉及较多，尤其在遗传与环境交互作用机制方面，通过实验提出了有见地的思想。

路特关于儿童面对依恋关系丧失时可能的应对机制的提出，不仅具有理论意义和对儿童教育发展的现实指导意义，而且更重要的是会给面对处境不利儿童工作者带来力量和希望。对于儿童所经历的这些苦难，不能仅仅看做是悲惨的不幸或给予无力的怜惜，而更应看做是对儿童的历练，并将这种信念传递给处境不利的儿童，从而提升其自身的心理弹性。以上机制中，尤其是心理弹性的提出，催生了大量相关的研究，而心理弹性也是现代积极心理学的核心概念。

除以上所提到的三种面对压力时可能的机制，路特也是较早关注到与一般研究假设不一致的部分不利处境儿童发展得依然较好的研究者，这一与通常研究假设例外的情况，使路特开始关注儿童成长中的保护性因素，即那些使儿童免于受到伤害、减低伤害或者修通所受伤害的因素。

路特在综述中（Rutter，1979）提出，所有对处于剥夺或不利环境儿童的研究都指出，儿童对不利环境反应的变异很大。甚至来自最糟糕家庭或者有过最具压力经历的一些个体，不但没有受伤害，似乎还发展出了稳定、健康的人格。基于观察和已有的研究，保护因素或许可以从儿童面对应激的性质、儿童生活境况改变、儿童自身的因素、家庭内因素以及诸如学校等家庭外因素五个方面考察。这些保护性因素的提出，对于早期剥夺儿童后期的治疗工作提供了理论上的指导，尤其对研究处境不利儿童具有重要的现实意义，这一点对于我国经济快速发展过程中所带来的儿童青少年社会问题尤其重要，大量的留守儿童显然处在一个相对不完整的家庭，父（母）不在身边，养育者的变更都把留守儿童置于处境不利地位，而在客观现实无法改变的条件下，考察和研究其成长中的保护因素并应用于实际，对于留守儿童的教育发展可能更现实和可行。

不过，路特同时也强调，为了了解与加强心理弹性与保护机制，我们必须考虑到家庭与政治、经济、社会以及种族情境的互动，还有个人与家庭因而出现的衰败或兴盛（Rutter，1987）。考虑到以上问题，我们在理解这些思想和使用这些概念时也要谨慎，不要把心理弹性和家庭保护因素错用，以免延续社会不公义。为什么谈到这一点，因为在心理学刚刚兴起的中国，我们面临着从过分看重环境到过分看重个人和家庭能力的危险，把成功失败看成是个人与家庭的能力或缺陷问题。如果主要靠鼓励处境不利儿童的心理弹性或家庭保护因素来战胜逆境是不够的，我们必须同时努力改变这些儿童所面临的不利处境。

或许是路特医学和神经病学的特殊背景，使他关注到了别的研究者可能较少

129

关注的社会行为遗传因素，并且尝试对机制进行研究，这一点尤其体现在其对孤独症儿童的研究。

二、孤独症的研究和思想

（一）孤独症的发病机理：遗传因素的作用

20世纪60年代人们对孤独症的一个主要观点是，孤独症是儿童精神分裂的反应，并未有统一的认识。但基本上认为，孤独症是一种情感性的而非躯体性障碍，原因是较糟糕的父母抚养方式和其他心理因素导致了该疾病的发生。这一描述在当时颇具代表性和影响力。其后果是灾难性地增加了父母们对拥有一个他们无法理解其行为的孩子的不安心情，破坏了他们的可能存有的能帮助孩子的任何信心。

这种观点直到1977年才被路特与其同事（Folstein & Rutter，1977）所发表的研究纠正，人们开始认识到孤独症遗传因素的重要性。该研究对象是21对英国双生子，其中10对是异卵双生（基因相似性与普通兄弟姐妹一样），用严格诊断标准每对双生子至少一个是孤独症，结果发现，没有一对异卵双生是同时发病的，也就是说，异卵双生同时发病基率是0。早期研究也发现了这种兄弟姐妹同时发病几乎没有的现象，因为遗传类疾病总是期待出现在同一个家庭里，这可能也是人们未对孤独症的遗传因素给予重视的原因。

还有一个重要原因是孤独症患者通常不结婚也不育后代，因此直系的遗传证据几乎也没有。其实，就连路特自己在20世纪60年代中期也曾经引用了当时著名遗传学者的观点，得出了遗传在孤独症中几乎不起什么作用的结论，而推论依据是在兄弟姐妹中同时发病的几率为5%以下如此低的概率。这篇论文还曾经公开发表，但发表以后，路特开始质疑了自己的观点，5%的概率是相当低，但是真正的核心不应该关注很低的绝对概率，而是相对于当时普通人群万分之四的发病率非常高的相对概率，显然，遗传因素非常重要。这一点路特从科学研究中得出了支持证据，1977年研究中的11对是同卵双生（基因100%相似），他们中有4对，即36%被同时诊断为孤独症。

尽管该双生子研究的样本很小，但是两类双生子发病概率统计学上是具有显著意义的。另外，研究设计非常精细，因此对孤独症领域的研究具有巨大的影响，该研究成为孤独症领域中引用率最高的论文之一。后续的许多研究都支持了遗传因素的影响作用。1995年路特与同事又做的双生子追踪研究中，样本量是原来的两倍，其中1977年的研究对象也包括在内，只有这篇论文被引用的次数超过了1977年的研究，但是，作为具有里程碑意义的研究，还是非1977年的研究莫属。

另外，基于路特与其同事的研究工作以及后来的验证性研究，孤独症从作为一个环境影响的心理问题逐渐被理解为重要的遗传性精神疾病之一。结果，在

20 世纪 80 年代促进了分子遗传学研究，而孤独症则是研究者们首先关注的几个领域之一。

除此之外，该研究也逐渐扭转了大众对孤独症的看法，尤其是对孤独症儿童父母的看法，至少使孤独症儿童的父母尤其是母亲，减轻了养育的心理压力，从而使他们在对自己的养育能力方面减少挫折感，恢复养育孩子的信心。

（二）孤独症的诊断

《中国精神障碍分类及诊断标准》（CCMD-3）中对儿童孤独症的诊断标准简述如下：是一种广泛性发育障碍的亚型，以男孩多见，起病于婴幼儿期，主要为不同程度的人际交往障碍、兴趣狭窄和行为方式刻板。约有四分之三的患儿伴有明显的精神发育迟滞，部分患儿在一般性智力落后的背景下具有某方面较好的能力。症状标准有人际交往存在质的损害，言语交流存在质的损害，主要为语言运用功能的损害；兴趣狭窄和活动刻板、重复，坚持环境和生活方式不变等。

回溯孤独症的诊断史，正如上文所言，由于路特与其同事的研究工作，孤独症的病因诊断，到 20 世纪 70—80 年代，随着人们对孤独症的社会性关注和宣传，人们对孤独症的注意与研究开始走向繁荣。在此期间，人们基本上摒弃了孤独症所谓"父母抚养方式不当"的病因假说。无论是孤独症生物学病因探讨还是临床实体的识别与描述，无论是相关症状群的分型还是研究与其他精神障碍的联系，均提示了对孤独症研究的一个全新时代即将到来。这时孤独症诊断分类一个重要研究成果就是明确了孤独症与精神分裂症的区别，将孤独症从精神分裂症的框框里解脱出来。

另外，路特 1977 年的双生子研究，一个最重要的发现之一是涉及到孤独症的诊断。预见了孤独症谱系障碍（autism spectrum disorders，ASD）的概念，其征状是社交及沟通上的广泛性异常、异常局限性的兴趣、高度重复性的行为，原文中写道，"遗传因素将可能适用于一个广泛性障碍，而不仅仅是孤独症本身"。事实上，路特及其同事对参加实验的 42 名儿童进行了细致的评估，包括社会、情绪、认知以及语言功能。最令人振奋的发现是，遗传因素对孤独症谱系障碍的影响效应比对孤独症的影响效应更大：同卵双生子的相似性竟高达 82%，异卵双生子的相似性仅有 10%。因此，路特与其同事认为，孤独症是与遗传因素相关联的广泛性认知障碍。这些发现也在后续的追踪研究中得到证实，即孤独症谱系的广泛性诊断，以及同卵双生子 92%、异卵双生子 10% 的症状相似性。路特及其同事的研究工作表明：孤独症的行为如果被认为是从出生到童年早期的发育障碍所致更为合情合理，孤独症是一种躯体性的、与父母抚育方式无任何关联的发育障碍。

孤独症的严重程度诊断。路特把家族中孤独症发病概率增加称之为广泛表型（broader phenotype），意即与孤独症相似的异常表现，只是要轻得多的类型。然而，广泛表型虽然在多方面均与孤独症相似，但是，在以下两方面有差异：广泛表型与癫痫无关，也与心理发展延迟无关。那么问题就是，存在的证据表明广泛表型是因为与孤独症相同的遗传因素导致的，为什么一些个体表现出严重，而另外一些个体却只表现出轻微的症状。路特假设了两种可能性，一是仅仅是遗传易感水平不同，如果个体有较多种遗传基因，就可能表现得较重，相反，表现得较轻。一是双击（two-hit）机制，易感倾向非常广泛，但是，在发展过程中，其他因素使个体超越了这个极限而表现出严重的孤独症。其实，这不仅仅是孤独症研究的争论，也同样是精神分裂症领域的争论。因为所谓的精神分裂的前期症状比精神分裂本身更普遍，如错觉，幻觉，思维障碍等。然而，是什么刺激使个体表现出严重的症状，路特假设一定有某些未被认识的刺激因素在起作用。

然而，令人沮丧的是，至今未识别出一个基因。为什么如此困难，在医学领域有一个规律，称为遗传异型，也就是说，在一个人身上表现出的特殊基因模式与另一个人身上表现出的基因模式不一样。因此，遗传因素一定和环境风险因素具有交互作用，共同影响着基因的表达，而人们却无法轻易操纵这些变量。不过可喜的是，路特（Rutter，2006）在遗传与环境交互作用研究方面已初步对上述问题进行了解答。这是路特非常有创造性的研究领域，也是他对科学研究的重要贡献之一。

132

三、遗传和环境的交互作用

（一）遗传和环境交互作用观点的提出

路特于 2006 年出版了其名为《基因和行为：自然—教养的交互说明》（*Genes and Behavior*：*Nature-Nurture Interplay Explained*）的著作。这部书集中反映了路特遗传与环境交互作用的观点。该书主要解释了基因是怎样影响行为的，以及在理解各种行为特点和精神障碍的因果路径中的重要性。路特对行为遗传学、精神病遗传学以及环境对风险的调节效应研究等许多领域进行了清晰而又易懂的描述，尤其是对基本假设、方法的优点和不足之处的细致考虑，以及对研究结果的谨慎解释。路特解释了基因是如何影响行为的，同时，也指出了纯粹遗传解释的局限。路特论点的核心是基因和环境永远不可能完全分开。

（二）基因和环境交互作用的一般机制

路特认为，几乎没有例外，人的特点和障碍、体格和精神都是基因和环境多因素影响的结果。一方面，这意味着对所有的行为而言，遗传因素尽管可能不一定是占支配地位的，却是普遍的。这一点不仅对于障碍性行为，而且对于普通人的心理特性，包括气质和认知特点，甚至犯罪或离婚这样的行为也同样适用。另一方面，许多遗传影响效应的例子也通过与环境的各种交互而起作用。因此一些遗传行为会在某种程度上暴露于环境的风险因素之下，即所谓的遗传—环境相关。例如，父母有遗传因素的反社会行为，可能破坏家庭功能，反过来，它又把孩子置于形成反社会行为的风险环境中。换句话说，父母的基因通过环境的影响机制增加孩子的风险。还有其他的遗传—环境相互作用形式，通过个体部分由遗传影响的行为可能直接地影响到环境中的风险因素或者通过激发风险行为影响诸如家庭成员等其他人。

基因和环境相互接触的主要途径是通过所谓的遗传—环境的交互作用，这说明了基因为什么影响一个人对环境风险的易感性。例如，大量不断增加的证据表明，羟色胺载体基因译码变异可能会在某种程度上调节诸如生活压力和童年受虐待经历等经验导致的抑郁症的发病情况。路特认为，这种遗传—环境的交互作用非常普遍，我们必须在研究中考虑进去。

因此，基因不是决定性的，他们不会以任何直接的方式，导致诸如孤独症和精神分裂症等行为或者精神障碍的产生。基因作用于行为的效应是间接的，很大程度上通过环境的调节而产生。目前的挑战是更普遍地描绘遗传—环境的交互作用，以及开始确定生化的、细胞的以及认知的因果路径，而其恰是精神和特定行为型的调节过程。无疑这是一个科学理解精神障碍的最有希望的途径，但是，实现这样一个目标，需要越来越多学科的共同合作，尤其是遗传学者和社会心理研究者，不仅仅是说着相同的语言，还要共同工作。

（三）未来的机遇与挑战

显然，这是一个很有挑战性的工程，不是因为这个问题是如此复杂和目前对此理解的无知，而是因为在该领域，存在两种非常极端的观点，一种是遗传的支持者，一种是环境的支持者。大部分研究者已经意识到理解行为障碍易感性个体差异的钥匙，来自于理解遗传变异和环境的交互效应，但是发生行为遗传学和社会心理学研究者的战争依然持续着，即不同学派从不同理论和方法视角来研究被试，说着不同的语言，显然相同的术语实际上却描述着不同的概念。尽管双方彼此有着许多误解，令人欣慰的是，还有部分研究者希望搭建这个桥梁。所以，需要一位不仅了解遗传学，还是心理社会和发展方面的研究者来做这个整合工作，而迈克尔·路特因其丰富的跨学科研究背景，以及强有力的分析方法，历史地承担起了该工作。

遗传与环境的相关与交互作用观点的提出，不仅为理解个体差异的来源迈出了重要的一步，还为简单的遗传和环境的系数拓展了新信息，与此同时带动了行为遗传学研究方法的发展。一是研究范式呈现多样化，一方面加强了收养研究的力度，使收养研究与双生子研究在行为遗传学中拥有同样重要的地位；另一方面使这两类研究也成为确定遗传与环境交互作用的重要研究范式。二是由于统计技术的发展与完善，研究方法开始由双生子研究、收养研究拓展到更为复杂的谱系研究中，谱系研究可以为遗传与环境的相互作用过程提供更为完备的信息。

从发展心理学的角度来看，未来或许可以关注这样两个方面的发展问题：一是在发展过程中，遗传与环境的变异是否会发生变化。比如，就认知能力来说，随着发展，遗传的作用不断加强。共同的家庭环境对童年期的个体是非常重要的，但到青春期以后它的影响可能逐渐变小。一是在个体发展的过程中，遗传与环境的作用在每个年龄阶段是如何持续与变迁的。例如，有关研究也发现在认知发展方面，从童年期到成人期的令人吃惊的发展连续性。对这些问题的关注，不仅对发展心理学，对儿童精神病学也具有重要的理论意义和实际价值。

【建议参考资料】

1. 李其维. 行为遗传学中孪生儿童研究方法概述［J］. 心理科学，1980，2：16–23.

2. 王滨，罗伟. 心理弹性发展的研究进展及评述［J］. 河南大学学报（社会科学版），2007，47（5）：127–130.

3. 张坤，李其维. 遗传与环境的相关及交互作用分析——兼评行为遗传学研究方法的新进展［J］. 心理学探新，2006，2：13–17.

4. BOWLBY J. Forty-four juvenile thieves：their character and home-life［J］. International Journal of Psychoanalysis，1944，25：19–52.

5. FOLSTEIN S，RUTTER M. Infantile autism：a genetic study of 21 twin pairs［J］. Journal of Child Psychology and Psychiatry，1977，18：297–321.

6. RUTTER M. Maternal deprivation，1972—1978：new findings，new concepts，new approaches［J］. Child Development，1979，50：283–305.

7. RUTTER M. Genes and behavior：Nature-nurture interplay explained［M］. Oxford：Blackwell，2006.

【问题与思考】

1. 路特认为的母爱剥夺的主要内容有哪些？他在哪些方面更新了鲍尔比的依恋理论？

2. 路特对于依恋关系的缺失与剥夺的思想，对于今天父母的养育行为有哪些方面的借鉴与启示？

3. 路特关于依恋关系丧失的观点对于处境不利儿童的养育和教育有哪些方面的指导意义？

4. 路特对孤独症的观点是什么，他所做过的最有名的孤独症的研究有什么样的里程碑意义？

5. 路特是怎样看待遗传与环境之间的关系的？

第十五章 莱昂纳德·伯科维茨①

【本章提要】

莱昂纳德·伯科维茨是美国社会心理学家，因对攻击行为的研究而著名。同时，他还对愤怒的形成、发展和调节进行了深入的研究和分析，并开展了有关助人行为的研究。他将实验心理学的研究方法与社会心理学的理论结合起来开展研究，对社会心理学的理论和实践产生了重大影响。他曾经获得过美国心理学会颁发的"杰出科学贡献奖"和实验社会心理学会颁发的"杰出科学家奖"，以及美国心理协会颁发的"詹姆斯·麦基恩·卡特尔会员奖"。本章选译了伯科维茨的《愤怒与攻击的形成和调节：一个认知—新联想主义的分析》一文，该文的主要观点在于强调消极情感对愤怒情绪和攻击行为发展的影响，此外，该文还对与认知—新联想主义观点一致的研究进行了总结，并介绍了有关消极情感调节的实验研究。本章最后对伯科维茨的心理健康思想进行了介绍，主要评述了他对攻击行为的研究，对愤怒的产生、发展和调节的分析，以及他对助人行为影响因素的研究。

【学习重点】

1. 了解伯科维茨职业生涯中的主要研究领域。
2. 领会伯科维茨对挫折—攻击假说的主要修正观点。
3. 掌握认知—新联想主义模型的主要理论观点。
4. 了解媒体暴力对儿童青少年攻击行为的影响。
5. 领会影响助人行为的主要因素。
6. 掌握愤怒情绪的调节策略。

【重要术语】

攻击 愤怒 认知—新联想主义 挫折—攻击假说 武器效应 媒体暴力
助人行为

第一节 心理学家生平

莱昂纳德·伯科维茨（Leonard Berkowitz）是一位美国社会心理学家，他出

① 本章作者为张国华。

生于 1926 年 8 月 11 日，在纽约完成小学和中学教育，毕业于纽约大学。1948 年 2 月，伯科维茨在密歇根大学开始他的研究工作。他本打算专门从事工业心理学，然而，一个决策协商（decision-making conferences）研究项目为他提供了一个研究助理职务，同时，因为受到社会心理学家汇集的密歇根大学新建的团体动力学研究中心和调查研究中心的激励，他很快转入社会心理学。尽管当时社会心理学领域由泰德·纽科姆（Ted Newcomb）领导的联合心理学和社会学的计划已

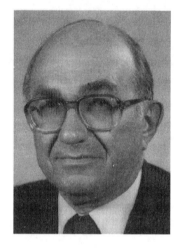

经开始，并且吸引了不少优秀研究生参与，但出于对普通心理学的浓厚兴趣，伯科维茨还是决定攻读心理学系的社会心理学学位，这个决定在现在看来是相当明智的。该研究项目得到持续的经费支持，使他关于协商领导力的博士论文具备现成可用的研究数据，并于 1951 年 6 月完成了博士论文，导师为丹·卡茨（Dan Katz）教授。

伯科维茨出于对团体行为的持续兴趣，以及希望将社会心理学应用到"现实世界"情境，再加上当时未找到合适的学术职位，所以毕业后，他去了位于圣安东尼奥的美国空军人力资源研究中心（HHRC）的职员研究实验室（Crew Research Laboratory）。这次的应用研究经验，尤其是 HRRC 限制研究者探索自己感兴趣的理论问题，使伯科维茨决心开展学术研究。1955 年，他获得了威斯康星大学心理系助理教授的职位，于是前往那里任职，从那时起一直是该系的成员，直到 1993 年退休后仍担任该系的名誉教授。

初到威斯康星大学任教，好运就光顾了伯科维茨。1956 年，他被分配去教授社会心理学专业的一门高级本科课程，这门课程允许他讨论其他课程没有涉及过的研究主题。其中一个主题就是攻击。他有关这个主题的课程讲义汇总了当时的大部分研究文献，成为后来一篇发表在《心理学公报》（*Psychological Bulletin*）上的文章的基础，并成为 1962 出版的一部专著的基础。这本著作是回顾人类攻击领域的量化研究的两本现代著作中的一本（另一本是 Arnold Buss 于 1961 年出版的著作）。然而，对伯科维茨职业生涯更重要的是，他的课程讲义以及他提出的研究问题促使他向国立精神卫生研究所（NIMH）申请研究基金并且获得了成功，此后连续 17 年资助他的攻击实验研究。

伯科维茨的大部分研究始终贯穿着一个主题，尤其是在最初几年以后：通过煽动具有攻击倾向的人更猛烈地攻击目标人物，或者限制个体实施攻击行为的条件，环境中的某些特征能够以自动化的方式引发攻击。对该主题的探索使伯科维茨开始研究武器的出现和目标人物的特征对攻击的影响，以及观看电影和电视暴

力对攻击的影响。然而，在过去的几年里他的研究兴趣更多转移到对攻击行为的内部心理过程的揭示。其中一个例子是他对大众传播媒体对认知启动影响的解释，另一个是检验消极情感对攻击的影响。

尽管伯科维茨对攻击及人性"黑暗面"的研究兴趣持续多年，他也几乎是最先研究更积极的、亲社会行为的社会心理学家之一。这一研究思路多少起源于他早期对团体动力学的兴趣。在研究团体成员互相依赖的影响时，他注意到被试经常为依赖于自己的其他人努力工作，即使不能从努力中得到直接的益处。这个观察（大约在 1957 年）产生了一个研究计划，也就是研究什么时候以及为什么人们会产生动机去帮助那些需要帮助的人，该研究项目多年来一直得到美国国家自然科学基金的资助。

另一件幸运的事情发生在 1960 年。当时学术出版社（Academic Press）的心理学主编请伯科维茨编辑一套即将出版的精装书，这套丛书后来命名为《实验社会心理学进展》（*Advances in Experimental Social Psychology*）。第一卷于 1962 年出版，后来陆续出版了 21 卷，直到 1987 年他决定退出编辑工作。实验社会心理学进展系列丛书的出版现在已经固定下来，它很好地服务了社会心理学和其他社会科学学科，并促进了编辑们对该领域了解的广度和深度。

1993 年，伯科维茨退休。现在，他担任威斯康星大学麦迪逊分校心理学系的维拉斯研究讲座名誉教授（Vilas Research Professor Emeritus）。退休后他仍然致力于对情绪状态尤其是愤怒的形成、操作和调节的研究分析。

伯科维茨一生都致力于对情绪状态尤其是愤怒的形成、发展和调节的分析研究，因对攻击行为的研究而著名，同时他还从事对助人行为的研究。他提出了攻击行为的认知—新联想主义模型（cognitive neo-associationistic model），解释了挫折—攻击假说（frustration-aggression hypothesis）无法解释的现象。伯科维茨在学术生涯中取得了丰硕的研究成果，学术著作颇多，出版多部专著，发表学术论文 170 多篇。其代表性著作有《实验社会心理学研究进展》（*Advances in Experimental Social Psychology*）、《攻击的社会心理学分析》（*Aggression：A Social Psychological Analysis*）、《情绪的原因与结果》（*Causes and Consequences of Feelings*）以及《攻击行为的原因、结果和控制》（*Aggression：Its Causes，Consequences，and Control*）等。

伯科维茨于 1988 年获得美国心理学会（APA）颁发的杰出科学贡献奖（Distinguished Scientific Award）。获奖理由是："他将实验心理学与社会心理学从理论和方法论上进行结合的综合性工作。他关于攻击行为产生的原因及其目标的系统研究范围广泛、阐述精确，对理论和实践产生了重大影响。他的天赋在于将问题带进实验室时不失去其本质，这点也在他有关亲社会行为、团体生产力等有关的研究中得到证明。他主编的《实验社会心理学进展》对社会心理学成为一门实验科学具有积极的促进作用。"此外，他还获得 1989 年实验社会心理学会颁发的杰出科学家奖（SESP Distinguished Scientist Award）以及美国心理协会颁发的詹姆斯·麦基恩·卡特尔会员奖（James McKeen Cattell Fellow Award）。

第二节　经典名篇选译

愤怒与攻击的形成和调节：一个认知—新联想主义的分析①

大多数人，包括心理学家和非心理学家，都认为人们在被激怒的时候会去攻击一个可能的目标。一个广泛认同的假设是，感知到威胁或某人被故意虐待，或仅仅因为遇到某些挫折就能引发愤怒和攻击，愤怒出现攻击随之产生。然而，攻击的起源可能比通常假设的要复杂得多。越来越多的证据表明，攻击也能够由许多人类造成的、并非故意或不公平的不愉快事件引发。腐烂变质的气味、高温、暴露于令人痛苦的冰水，以及令人恶心的场景都能提高指向他人的敌意或攻击，即使该个体不应为这种不愉快事件而受责备，攻击也不能缓和事态的消极状态②③④。那种认为令人厌恶的事件也能够造成大量激怒、烦恼乃至愤怒的观点是不够深刻的。通常，当人们感觉不好或被一些令人不快的事件折磨时，他们会说自己被激怒或惹恼了，有时甚至很愤怒。

这些观察发现可以作为本文分析的出发点。认知—新联想主义模型的核心观点是消极情感是愤怒和攻击的基本来源⑤⑥。当然，认知也会明显影响愤怒感觉的形成。然而，认知过程不需要单纯通过传统的情绪认知—评价—归因模式起作用。比如，将雷文瑟（Leventhal，1984）的理论构想（他的见解对我的理论建立

138

① 译自：BERKOWITZ L. On the formation and regulation of anger and aggression：a cognitive neo-associationistic analysis［J］. American Psychologist，1990，45：494-503. 译者为各节标题添加了序号。

② ANDERSON C A. Temperature and aggression：ubiquitous effects of heat on occurrence of human violence［J］. Psychological Bulletin，1989，106：74-96.

③ BERKOWITZ L. Aversively stimulated aggression：some parallels and differences in research with animals and humans［J］. American Psychologist，1983，38：1135-1144.

④ BERKOWITZ L. Frustration-aggression hypothesis：examination and reformulation［J］. Psychological Bulletin，1989，106：59-73.

⑤ BERKOWITZ L. Aversively stimulated aggression：some parallels and differences in research with animals and humans［J］. American Psychologist，1983，38：1135-1144.

⑥ BERKOWITZ L. Frustration-aggression hypothesis：examination and reformulation［J］. Psychological Bulletin，1989，106：59-73.

影响深刻）与维纳（Weiner，1985）的归因理论进行比较。在本文中，我将提出愤怒不仅受连接消极情感的关联联结（associative linkages）和与攻击有关的观念、记忆和表达—运动神经反应的共同影响，同时受人们关于愤怒本质的图式的影响。

在开始分析之前，先就一些概念作简要介绍。首先，"愤怒"一词可以从许多不同的方面来理解——类似于感觉或表达—运动神经反应或生理反应，或是一整套行为或所有这些方面的综合。比如，艾威里尔（Averill，1982）把愤怒视为一种包含上述各种不同成分的综合征。我认为愤怒只是一种感觉，或者更一般地，是一种体验。许多心理学家，从詹姆斯（James，1890）到雷文瑟，在情绪研究中都强调情绪体验。但此定义回避了"什么是情绪"的问题，而且也不认为这种我们感兴趣的情感具有许多心理学家所坚持的情绪必须具备的特性。

关于这一点，有些批评者可能争论说，目前的构想只处理了激怒和烦恼这样的弥散性情感而非聚焦于愤怒。我的回答是，尽管激怒、愤怒和烦恼之间确实存在某些差别，但我们并不知道这些差别都是非常重要的，并导致完全不同的后果。事实上，在本文概述的这些研究中，许多暴露于令人厌恶的实验处理的被试都多少会感觉到有些愤怒以及被激怒和烦恼（尽管水平不同），而且这些自我报告的激怒、烦恼和愤怒常高度相关。总而言之，这些情感的不同之处仅在于体验到的强度不同而已，尽管其中某些具体细节可能受对这些情感的数量和性质的想法的影响。此外，在我和我的学生开展的研究中，对这些情感的测量倾向于与外显行为联系起来。与鲍尔（Bower，1982）一致，我们有充分的理由在分析中把激怒、烦恼和愤怒看做是同一类别的情感，而我用"愤怒"一词来指代它们三者。

其次，这里提出的构想基本上只是对愤怒体验的心理（而非神经或生理）过程的微观分析。该模型集中探讨可能会对产生这种体验起作用的细节，而无法解释导致愤怒感觉的人际间关系，尽管这种人际关系是日常生活中大部分愤怒体验的来源①。限于篇幅，本文无法对与目前分析有关的所有问题进行仔细和全面的检验，仅能从表面上略微分析其中的部分问题。虽然存在诸多不足之处，此处提出的认知—新联想主义模型还是对理解愤怒和攻击颇多助益。最起码，该模型指出了挫折、消极评价和不愉快的环境条件共同引发了愤怒和攻击，以及为什么如此不同的厌恶事件引起了愤怒和攻击。该模型也有助于解释许多表面看似不同的观察结果，而这些结果无法用目前的理论来解释。忧伤、悲痛和抑郁与愤怒存在许多不同之处；它们之间的差异实在太大。但是毫不奇怪，当没有人该为某事受到谴责时，悲伤、忧郁和抑郁的人也会表现出愤怒甚至攻击。任何真正意义上对愤怒和攻击的综合分析都应该能够从理论上解释为什么会出现这种现象。

139

---

① SCHERER K R, TANNENBAUM P H. Emotional experiences in everyday life: a survey approach [J]. Motivation and Emotion, 1986, 10: 295-314.

　　然而，本构想还不止于此，它对一般意义上的情绪分析也具有重要意义。在最广泛的水平上，该模型试图将相对集中于自动的和无意识过程的概念与其他强调更高级认知概念如评价和归因理论综合起来。更具体地说，在这种融合的思路下，该模型使我们能够将经典的詹姆斯—兰格理论①的基本原理与新近的当代认知取向观点结合起来。

一、认知是必需的吗

　　前面已经提到，许多令人不愉快的事件能够煽动攻击性反应：浸没在冰水中、暴露于高温、腐烂气味、看到有违道德的场景等等。所有这些条件都是令人厌恶的，而且都能引发消极情感。令人不快的感觉产生攻击倾向，以及与之伴随的愤怒感觉。然而，这里的一个主要问题是，这些反应是否仅仅因为消极情感的影响。更具体地说，也许有人会问，在体验到愤怒之前，遭受痛苦的个体是否也必须具有某种对厌恶事件或其结果的信念？

　　（一）没有理论上假设为必不可少的信念的愤怒

　　几乎每种重视愤怒起源的认知观点都主张某种信念是必需的（尽管持这种立场的理论家在是否应该把这些信念叫做评价或归因时未达成一致）。在此仅举两个例子，韦纳（1985）认为人们不会被令人不快的情境激怒，除非这些事件被归因为某人蓄意的或可控制的不端行为，而拉扎鲁斯（Lazarus）等人（1970）则坚称个体必须视消极事件为对幸福感的威胁。目前的模型接受两者之间弱相关的假设：即对某种评价或归因的信念能够强化或弱化愤怒体验。当人们在达成重要目标时受到阻碍，而这种阻碍被归因为其他人存心的不当行为时，挫折是令人烦恼的，但不重要的努力受到挫败而且被视为仅仅是出于意外时，则不那么令人烦恼了。问题是，坚持两者之间强相关的认知分析认为这些信念是必需的，令人厌恶的事件将引发愤怒。

　　与此相反，有研究证据表明，当消极事件被认为不是对个人的威胁或不能归咎于某人的不当行为时，愤怒也可能产生。早期研究（Berkowitz，1983，1989）和日常生活中对愤怒唤起的自然观察以及非实验研究都发现这种现象。艾威里尔的研究是相对较近的例证，可以引用的其他类似研究可以追溯到50年前甚至更早。在艾威里尔的研究中，部分社区居民和大学生被试报告说，他们在得到想要的东西而被他人阻挠时变得愤怒，即使这些人是按照社会规则行动或遇上不可避免的消极事件。

　　斯坦因和莱文（Stein & Levine，1989）也按照这个思路进行了一些有趣的观察研究。他们请学前儿童、一年级学生和大学生描述不同事件中主人公会体验到

---

① JAMES W. The principles of psychology（Vol.2）[M]. New York：Holt，1890.

哪种情绪。斯坦因和莱文发现，尽管被试最有可能认为被故意伤害的主人公是愤怒的，但是当消极事件仅仅出于偶然或由自然力量而非人为因素造成时，60%的被试还是认为受害者可能会感到愤怒。在这些被试看来，令人厌恶的事件导致愤怒不是必然受人为控制或故意针对受害人的。

如果因果归因不一定总是涉及愤怒的产生，那么需要其他种类的信念吗？理论家提出了几种假设，通常都与对自身威胁或伤害的期望或与对未来事件的预感有关。比如，根据斯坦因和莱文的观点，愤怒最初产生于"始于希望，终于失望"。但对于某些补救可能性的信念只影响愤怒体验的强度而不影响其产生。塞利格曼（Seligman，1975）的习得性无助理论告诉我们，对想要的东西只抱很小希望的人们可能变得消极甚至抑郁。他们感觉到的强烈抑郁可能掩饰愤怒的表现。然而，即使对某些事态可能恢复抱很小期望的时候，愤怒也可能产生。

（二）伴随着悲伤或抑郁的愤怒

有证据支持这种观点，即在日常生活中愤怒经常与悲伤和抑郁融合在一起（Scherer & Tannenbaum，1986）。事实上，悲伤与愤怒的关系可能比通常认为的更为密切。特迈和伊扎德（Termine & Izard，1988）最近注意到："诱发悲伤的情境或条件经常诱发愤怒"，除此之外，"婴儿对疼痛和分离的反应中经常表现出悲伤和愤怒"。同样，人们用面部表情表现悲伤时也经常表现出愤怒。

有关哀痛和丧亲的心理学文献也证实了悲伤和愤怒的联系。那些哀悼亲人离去的人报告的愤怒充满了这类文献，罗森布拉特、杰克逊和沃尔什（Rosenblatt，Jackson & Walsh，1972）对此评论道："对丧失亲人的人们来说，出现愤怒情绪甚至卷入暴力行为并非罕见。"在大部分例子中，哀悼者都无法将亲人的死亡归咎于某人的罪行甚至人为因素，他们的亲人也不可能回到自己身边。他们依然还是会愤怒。在此举一个丧亲者愤怒的例子，迈尔斯和皮特（Meyers & Pitt，1976）在一篇文章里描述了教区学校的年轻学生在两名同学死于两个相互独立的事故后是如何表现出攻击性的发泄行为，而教师在想到学生的死亡时不仅体验到内疚和悲伤，还有愤怒。

抑郁和愤怒关联的研究更令人印象深刻。临床研究文献中充斥着大量有关抑郁者经常表现出敌意和愤怒的报告，不论是儿童还是成人（Berkowitz，1983）。此外，精神分析理论家通常把抑郁看做是由愤怒造成的（Abraham，1960），有些研究者证明，通过实验诱发抑郁感觉也能够产生敌意和愤怒（Finmam & Berkowitz，1989；Milles & Norman，1979）。很有可能，抑郁心境本身导致了愤怒感觉和敌意倾向。

二、关于愤怒形成的认知—新联想主义模型

为解释这些观察结果，我们（Berkowitz，1983，1989；Berkowitz & Heimer，

1989）之前提出了一个理论模型试图解释清楚最初的消极情感和作为结果的愤怒感觉之间的关系。与其他新近构想（Bower & Cohen，1982；Lang，1979；Leventhal，1984）一样，我们假设关联网络（associative networks）将特定种类的情感连接特殊的思维和记忆，以及特定种类的表达—肌肉运动和生理反应。与其他分析一致，认知—新联想主义模型主张关联网络中任何成分的激活都倾向于激活模型中的其他成分。此外，该模型还有一些独到之处。

最明显的是，根据认知—新联想主义模型，消极情感与跟愤怒有关的情感、观念和记忆以及攻击倾向之间存在关联。因为这些联结，人们在感觉不好的时候——无论是牙痛、觉得热、闻到腐朽的气味还是令人不快的噪音、或仅仅是非常难过或抑郁——更有可能愤怒，具有敌意观念和记忆，更有可能表现出攻击倾向。更具体地说，据此构想，令人厌恶的事件引发的消极情感至少自动地同时引起了两种反应：与从令人讨厌的刺激中逃跑有关的身体改变、感觉、观念和记忆，以及与攻击有关的身体改变、感觉、思维和记忆。各种各样的因素——遗传的、学习的和情境的——都可能决定这两种反应类型的相对强度。

基本的恐惧体验可以假定为来自于个体最初对与逃跑相关联反应的意识和前意识，而意识到与攻击有关的感觉、思维、记忆和表达—肌肉运动反应从理论上来说引发了基本的愤怒体验。换句话说，从这个角度来看，基本的恐惧和愤怒体验本身并不引发恐惧和攻击性行为，而是与消极情感唤起的愤怒和攻击性肌肉运动倾向平行。

令人不愉快的事件发生时，人们并不总是报告愤怒或害怕。他们可能描述焦虑、抑郁、嫉妒、内疚或其他感觉，但很少提到愤怒。我之所以这么说并不只是为了否认这些感觉。被消极情感折磨的人们在遭遇厌恶的刺激后，可能确实不会有意识地感觉到任何愤怒，因为有其他情绪状态出现并控制了他们的注意力。认知—新联想主义模型主张，其他相对复杂的情绪体验通常产生于对消极事件的基本的、主要的反应之后。如果情绪的产生需要一系列阶段，该模型假定相对自动化的关联过程最初占据主导地位，并支配最初的原始反应。认知理论家假设的复杂思维类型除了最初将事故评估为令人不悦外，从理论上来说在早期阶段只起很小的作用。然而，短暂的时间过后，其他更高级的认知过程开始运转，尤其是开始思考发生了什么以及可能的后果。

在后面几个阶段，受到影响的人们开始进行评估和因果归因，并考虑在特殊情境下哪些感觉和行为是合适的。这种额外的想法导致了对早期基本体验的分化、强化、抑制或修饰。如果受到折磨的人们的唤醒水平很低，比如，他们可能认为此刻自己很生气或烦闷而非愤怒。或者如认知/归因理论假设的，受到折磨的人们可能会相信他们是悲伤而不是愤怒，因为他们相信个体在这种特殊情境下不会感到愤怒。他们甚至会产生相对复杂的情绪体验，如焦虑、蔑视、嫉妒、内疚甚至抑郁。我们认为，后面这些更发达的情绪体验，在本质上由各种可获得的感觉、观念和记忆输入构成，受个体关于究竟什么是具体情绪的原型概念指导（Leventhal，1984）。

认知—新联想主义模型的另一重要假设是，更高级的认知过程并不总是参与管理愤怒体验的全过程。被厌恶刺激的个体可能需要更广泛和深入地思考接收到的各种信息（Showers & Cantor，1985）。然而，一旦更高级的认知过程卷入，他们会考虑情绪唤起的原因，采取任何行动的可能后果，想要实现的目标，以及感受到的感觉和相应的观念和记忆。

三、支持该模型的研究

我的分析的关键假设是，任何种类的消极情感首先激活与愤怒有关的感觉、行动倾向和思维以及记忆。已经发表的一些研究支持了我的观点。其中一项是巴伦（Barom，1984）的研究。该研究表明，在经历与实验无关的、令人愉快的体验后，被唤起的被试对于使他们遭受折磨的人怀有更少的敌意。有可能是令人愉快的感觉减少了消极情感产生的攻击倾向。在另一项实验中，鲁尔、泰勒和多布斯（Rule，Taylor & Dobbs，1987）发现，令人厌恶的事件倾向于提高与攻击有关的思维，尽管提供给被试的那些令人不悦的刺激是社会规则所允许的。在该研究中，相对于在较舒适温度下的控制组被试，暴露于在科学上合理却让人很不舒适的高温下的被试，在构思与情绪有关的故事时使用了更多的敌意观念。

（一）最近的研究发现

蒙泰斯等人（Monteith et al，1990）在威斯康星大学开展的研究也取得了一些与我有关联合网络连接消极情感、与攻击有关的感觉和思维的观点相一致的结果。按此思路开展的第一项实验研究，探讨了对引起身体不适和令人不快事件的思维是否激活了与攻击有关的感觉和观念。其中一组被试想象在某种情况下受到挫折（在赴一个重要约会时遇到塞车），另一组被试想象身处某种特殊的焦虑—激怒情境（晚上独自待在空荡荡的办公楼里停止在楼层间的电梯中），最后一组被试想象中性情境（在食品店购物）。我们假定，对两种厌恶事件的思考会启动被试与消极情感有关的观念和记忆，而这反过来会激活与愤怒有关的感觉和思维。同时我们也相信，想象受到挫折的被试会有更多的与愤怒有关的感觉和观念，因为令人受挫的事件经常与愤怒和攻击相联系。最后，我们也期望身体不适产生的消极情感会增强这种影响。

设计来检验该推论的实验首先确认了生理不适的差异。在六分钟的实验过程中，男性和女性被试伸直非优势手臂，静止放在桌上（低不适组）或向外伸出而没有支撑（高不适组）。被试将手臂放在指定位置三分钟后，实验者让被试想象自己身处之前描述过的情境以及在那种场合会有什么感受。三分钟后任务结

143

束，手臂仍旧放在原位，在一系列心境项目上评定现在的感觉。

对被试讲述故事的录音中明确提及的愤怒和恐惧感受数量进行编码。结果如表 15-1，低不适组的结果表明，事故对被试的情绪思维的影响达到了预期效果。讲述焦虑故事的被试表达了最多的与恐惧有关的观念，而讲述挫折事件的被试表达了最多数量的与愤怒有关的观念。高不适组被试的研究结果则更有趣。如表15-1 所示，高不适组被试在挫折情境下具有最高水平的与愤怒有关的思维，显著高于高不适组的焦虑和中性情境（尽管挫折情境的平均分并不显著高于低不适组的挫折情境）。另一个如我们预期的结果是，那些高不适组的被试想象焦虑唤起事件时产生的与愤怒有关的观念确实多于中性情境中的被试。尤其值得注意的是，在对焦虑唤起事件的反应中，高身体不适产生的影响对愤怒的表达与对恐惧的表达之间的差异。相对于高不适组，低不适组被试与恐惧有关的思维数量显著减少，而与愤怒有关的思维则显著增加。

表 15-1　不适组和事件想象对愤怒和恐惧情感的影响

情感报告	低不适组情境			高不适组情境		
	挫折	焦虑	中性	挫折	焦虑	中性
愤怒	3.6	1.0	0.3	4.0	2.1	0.4
恐惧	3.0	5.8	0.3	3.4	3.1	0.4

注：表中报告的分数是被试在假定情境中想象事件时明显提到愤怒或恐惧情感的平均次数。尽管实验者鼓励被试谈论 3 分钟，但大部分被试在整个过程中谈论的还是相对较少。数据来自 "身体不适对体验愤怒和与愤怒有关的观念的影响"（M. Monteith, L. Berkowitz, A. Kruglanski & C. Blair, 1990），未发表手稿。

综合上述研究结果，发现身体不适倾向于激活与愤怒有关的观念和感觉。而且，与文中呈现的联合网络模型一致，令人不快的情境会增加与愤怒有关的观念。最后，如我们所预期的，暴露于不舒适和不愉快情境的被试——尤其是暴露于挫折的高不适组——报告的愤怒水平最高并且提到最多与愤怒有关的观念。

在另一个实验中，蒙泰斯等人（1990）证明身体不适能够影响记忆以及思维和感觉。在前实验阶段，每位女性被试对三位目标人物的态度进行评定：分别是她们的母亲、男朋友和中性个体（某个她知道但关系不密切的人）。几周后，她们来到实验室并被安置在低不适组或高不适组，使用之前的手臂伸直程序。在拉丁方设计中改变呈现顺序，要求被试回忆与其中一个目标人物有关的重要事件，讲述三分钟有关这个人在特定情境中的事情。最后，她们的手臂放置在相同的位置，在相同的项目上对这个人进行评定。另外两个目标人物也依此程序重复实验。

结果表明，对身体不适的操纵显著影响了被试的激怒、烦恼和愤怒。更重要的是，身体不适也影响了被试对她们与目标人物关系的回忆以及态度的表达。假定消极情感会提高与敌意有关记忆的可得性，包括对冲突的记忆，对女性被试讲述的故事按照明确提及记得的事件中的目标人物进行编码。身体不适对回忆影响的主效应显著，如表15-2所示。然而，表15-2同样揭示，回忆的显著增加主要在于她们回忆与男朋友和中性个体的冲突关系，而非与她们母亲有关的任何冲突的记忆。

表15-2　不舒适水平对回忆冲突和表达判断的影响

被试反应	低不适条件			高不适条件		
	母亲	男朋友	中性个体	母亲	男朋友	中性个体
冲突陈述	0.9	0.7	0.3	1.2	2.1	1.3
消极判断	7.6	9.5	8.1	7.4	10.7	11.3

注：回忆冲突分数是指在特定事件中与目标人物的冲突次数。消极判断平均数使用协方差分析进行了校正。数据来自"身体不适对体验愤怒和与愤怒有关的观念的影响"（M. Monteith, L. Berkowitz, A. Kruglanski & C. Blair, 1990），未发表手稿。

　　身体不适的水平也影响她们表达对目标人物的判断。使用协方差分析控制被试对每个目标人物的初始态度（在前实验阶段已经进行评定），发现高不适组被试对中性个体陈述的观点明显更加苛刻，对母亲和男朋友的评价则没有差异。当然，也可能不舒适组的被试不愿意明确说出任何与两位重要他人的消极方面（每种条件下的校正平均数见表15-2）。

　　（二）早期的研究发现

　　综观上述两个实验，消极情感倾向于启动与愤怒有关的思维，进而应用于在情绪上相关的情境并引发对模糊目标的不适当判断。我和我的同事在威斯康星大学实验室开展的其他研究也表明，消极情感和与攻击有关观念的结合增强了与愤怒有关的感觉。在大部分此类实验中（Berkowitz & Heimer, 1989），被试暴露于轻微疼痛或非常疼痛的生理处理，与此同时，要求被试写一段假定能够启动一些或较多与攻击有关观念的短文（这些短文试图证明在训练某人时使用惩罚的正当性）。实验结束后被试立即对他们的感觉进行评定，那些给予疼痛处理的被试写了更多与攻击有关的主题，倾向于报告最强烈的激怒、烦恼和愤怒感觉。

　　上述结果得到威斯康星大学早期实验（Berkowitz, Coehan & Embree, 1981）的支持。我们探讨了严酷的自然条件的影响，被试将一只手臂放置在室温或冰冷刺骨的水中，通过评估共同参加实验的同学的工作来对他们实施奖励或惩罚。因为攻击包括对他人的故意伤害，我们通过事先告诉其中一半被试无论给予什么惩罚都会影响被试的表现，启动了他们与攻击有关的观念。实施任何惩罚都会使被试受到故意伤害，所以他们认为自己的行为具有攻击性。结果，这些想法激活了其他与攻击有关的观念和感觉。相比之下，另一半被试在实验前被告知，他们给

145

予的任何惩罚都会对实验被试起帮助（激励他们做得更好），因此他们可能会更少地想到攻击（相关结果见表15-3）。

手臂放在冷水中的被试——惩罚伤害条件——倾向于对被试产生相对的惩罚，而且把自己评定为具有最强的激怒和烦恼（没有评定愤怒）。总之，这个实验与伯科维茨和海默（Heimer）后来报告的实验一样，都表明与攻击有关的思维连同消极情感引发了相当高水平的与愤怒有关的感觉和攻击性行为。

表15-3　不舒适水温对与愤怒有关的情感和敌意行为的影响

	水温			
	非常冷		常温	
	惩罚的作用			
	伤害	帮助	伤害	帮助
水温不舒适度	7.6	7.7	4.4	4.3
激怒的—烦恼的	6.5	5.6	3.8	4.4
奖赏—惩罚次数	20.3	25.3	35.2	26.2

注：9级评定量表，从1（完全不）到9（完全）。奖赏—惩罚次数测量，分数越低被评价为越敌意。数据来自"身体疼痛和刺激攻击的目标"（L. Berkowitz, S. Coehran & M. Embree, 1981）。

四、愤怒体验的身体反应

在任何情绪—身体反应的各种成分和观念、记忆以及感觉的联合假设中，与詹姆斯、伊扎德（Izard, 1977）和汤姆金斯（Tomkins, 1962）一致，认知—新联想主义模型表明，特殊的身体反应有助于情绪体验。特定的表达—运动神经反应可能在一定程度激发该联结网络中的其他成分。越来越多的研究支持这一论断，尽管也存在相反的证据。与其他对躯体反馈效应的理解不同，认知—新联想主义模型认为这种影响发生于自动的、联结的水平，无须以自我知觉作为调节。然而，应该意识到，必须的肌肉反应通常不会导致强烈的情绪感觉（参见 Leventhal & Tomarken, 1986），因为任何给定的情绪网络都有大量不同成分，而其他成分并没有在身体反应中全面运作。

强调联想过程并不意味着认知过程不会干扰愤怒体验。根据我的分析，愤怒感觉由相对高水平的信息加工和较低水平的联想，尤其是在最初的、基本的情绪反应之后形成。在较高水平，认知加工比归因的引入和对发展体验的期望相关更大。认知也能够影响有助于形成体验的身体反应的方式。

原型指导的"输入"综合。一些理论家指出，大多数人都对各种主要情绪具有明确概念，而这些情绪图式在许多方面与其他原型相似（Shaver, Schwartz, Kirson & O'Connor, 1987）。根据认知—新联想主义模型，一旦高级认知加工开始操作这些原型，也就决定了各种输入（感觉、思维、记忆等）的结合形成随后的情绪体验。这时候，愤怒与悲伤或其他消极情绪的区别变得更加明显。根据某些研究，愤怒和悲伤的主要区别与感觉到的肌肉紧张水平有关（Scherer & Tannenbaum，1986；Shaver et al，1987）。例如，谢弗（Shaver）及其同事发现，紧握拳头与愤怒原型有关，而悲伤典型地伴随着静止、昏睡和低能量水平。乔（Jo）和我（1990）在一项问卷调查中证实了这种差异。

我们也推论，如果愤怒体验的结构是由愤怒原型引导的，紧握拳头有可能增强暴露于愤怒—激活事件个体的愤怒感觉，但不会增加悲伤—激活事件个体的悲伤。为检验这个假设，我们要求女大学生回忆并谈论某个事件——愤怒、悲伤、高兴或中性——与此同时，要求她们紧握轻量级（1Kg 力量）或更多力量（7kg）的测力计。四分钟后停止回忆，继续挤压测力计，在一系列形容词量表上评定她们的感觉。对两种测量评定的因素分析很有意思，其中一种与愤怒有关，其他的则更能说明悲伤和抑郁（见表 15-4）。

表 15-4　肌肉紧张和回忆事件对情感的影响

情感指标	回忆事件的性质							
	愤怒		悲伤		快乐		中性	
	诱发的肌肉紧张							
	高	低	高	低	高	低	高	低
愤怒	5.7	5.3	4.6	4.4	3.5	2.3	3.3	3.4
悲伤/抑郁	4.0	3.8	4.3	5.4	2.7	2.2	2.8	2.6
焦虑	3.0	2.6	3.3	3.4	2.1	2.3	2.4	2.3

注：每个指标都具有较高的内部一致性水平。表中报告的平均数均为校正平均数。对每个指标，分数越高表明报告的情感越高。数据来自"原型指导的肌肉紧张对体验愤怒和悲伤的影响"（E. Jo & L. Berkowitz，1990），未发表手稿。

使用多元回归分析探讨哪种测量能显著预测两种情绪指标，结果进一步验证了该模型。愤怒指标的分数受被试在描述情绪事件时表达的与愤怒有关的观念，以及她们在挤压测力计时感觉到的肌肉紧张度的显著影响。对悲伤/抑郁指标的分析得到不同结果。感觉测量的分数受到被试谈论情绪事件时表达的愤怒和悲伤观念数量的显著影响，而感觉到的肌肉紧张强度影响不显著。因此，与模型非常一致，被试感觉到的肌肉紧张决定了愤怒体验，但不决定悲伤/抑郁体验。

修订詹姆斯—兰格理论。上述结果明显与詹姆斯—兰格理论对于情绪的核心观点相一致。与这一众所周知的经典理论一道，过去二十年对表达—肌肉反馈的研究以及目前研究发现都表明，肌肉运动变化对情绪感觉起作用。然而，现在我们已经能够超越这些概念。根据现有分析，表达—肌肉反馈至少通过两种方式影响情绪体验：1. 通过一种相对自动化的方式激活特殊情绪网络的其他成分；2. 某些思维和注意投入到感觉后，有计划地结合其他感觉和观念并将其输入到结构性知觉经验中去。

五、情绪效应的调节

认知—新联想主义模型超越了情绪体验的发展并解释了情绪唤醒对行为的影响。总体来看，在情绪唤起的时候人们说的和做的也受到联想和认知过程的影响。这一观察结果尤其适用于解释消极情感的行为后果。通常情况下，尽管我们在感觉糟糕时倾向于对他人表现出敌意或攻击，但敌意和攻击性并不总是明显的。我们并不朝某人大喊大叫，而是经常采取非攻击性的方式，因为我们更多地考虑如何改善心境或逃离不开心的情境，而非攻击一个可得的目标，并且有时候我们可能什么事情都不想做。消极情感产生的愤怒感觉和攻击倾向并不必然强于其他感觉和倾向，这种情况经常出现并经常受到其他反应的掩饰。

对惩罚的意识明显抑制了厌恶刺激导致的攻击。更有趣的是，由于自我调节机制在前意识水平的运作，我们有时也会隐瞒并且倾向于不表现出敌意或攻击。只是目前并不完全清楚哪些因素参与到了这种自我调节过程以及究竟是什么激活了这个自我调节机制。无论如何，在我们实验室开展的五个单独的实验研究使我确信，糟糕心境的自我调节效应是一种相当可靠的现象，有可能发生在注意集中于令人不快的感觉时。

148　　我的理解是，当人们意识到适度的消极情感是注意的结果时，多多少少会觉得奇怪或困惑，促进了较高水平的认知活动。他们会思考引起感觉的可能原因，甚至考虑该采取哪些最好的方式来行动。然后，这些思考将引导其行为。否则，缺少意识生成的高水平认知活动，消极心境引起的敌意和攻击倾向受到约束的可能性更小，可能以严酷的方式公开表达对目标人物的不满情绪。

限于篇幅，不允许全面描述我们对这个问题的各项研究。通常我们使用男性和女性被试，让他（她）们暴露于多样的厌恶实验处理，在不同的测量上表现出消极判断。基于这个思路的最新实验，再次使用伸直手臂程序产生身体不适的差异，然后要求一半被试（女大学生）评定当时的感觉以使其高度关注自己的感觉。另一半被试给予相等长度的分心任务。任务完成后，所有被试听一段由求职者录制的自传体陈述，要求她们对求职者进行判断，所有这些均在她们的手臂置于某个特殊位置时完成。该研究的主要因变量是被试对申请者具有的不被社会认可的人格特质数量的归因。

方差分析表明，不适水平与注意方向（Discomfort Level × Direction of Attention）间存在显著的交互作用。如表15-5所示，注意从感觉转移的不适组被试表达了对目标人物最多的消极判断。有趣的是，注意自己感觉的其他不适组被试表达了最少的消极判断，她们似乎更努力地阻止消极心境影响其判断。对预测消极判断测量分数进行的多重回归分析也支持上述结果。与ANOVA结果一致，感觉注意控制与被试报告的感觉不适的交互作用显著，再次表明集中注意消极感觉对感觉不愉快的评价表达起调节作用。

表 15-5　不舒适水平和注意方向对求职者不良特质平均数量归因的影响

低不适组		高不适组	
注意	分心	注意	分心
11.3	11.4	8.1	13.4

注：分数越高对求职者不受欢迎特质的判断越多。数据来自"情感、注意方向和对他人评估的表达"，实验 2（L. Berkowilz & B. Troceoli, 1990），未发表手稿。

来自临床心理学的相关观察结果。上述研究结果与许多临床心理学家报告的观察结果是一致的。尽管我无法在这里回顾这些研究文献，值得指出的是，布雷温（Brewin, 1989）最近的理论分析似乎与此分析关系密切。在尝试用认知心理学的概念来解释临床问题时，布雷温指出：

意识到讨厌的或令人不快的情绪（可能）触发大量特定的子程序（subroutines），始于对记忆和其他可得信息资源的仔细搜索，对体验的标注或分类，寻找可能的原因，评估未来严重性，并进一步搜寻形成适当的应对选项。

我在前述的威斯康星实验中已经提到，通过思考有关社会标准诱发被试对感觉的意识产生了"适当的应对选项"，他们不会允许其糟糕心境导致对目标人物公开的苛刻评价。

六、结论

尽管本文呈现的模型聚焦于消极情感与愤怒和攻击之间关系的一小部分研究资料，我们还是可以从相关研究中得出一般性结论。基本上，我认为遭受痛苦不能使人变得高贵。遭受痛苦或经历不愉快体验促进性格的改进，这样的个体是与众不同的。宗教有时通过提醒人们悲伤能使人变得更好来试着安慰我们，但对人类敏锐的观察者知道得更多。英国小说家萨默塞特·毛姆（Somerset Maugham, 1919, 1977）曾经谈论道："遭受痛苦使性格变得高贵这种说法是不真实的，痛苦只能使人变得心胸狭窄，并且怀恨在心。"感觉糟糕时，人们非常有可能感到愤怒、敌意思维和记忆，以及攻击倾向。

尽管痛苦和磨难非常普遍且不可避免地令人不悦，但还是存在一些希望的理由。首先，人们经常接近那些正在经历相同不愉快处境的人，与他们分享忧愁。我们不清楚为什么会发生这种事情，但身处不幸的人们爱着其他同样身处不幸的人的倾向似乎限制了消极情感的不良影响，更重要的是，更高水平的认知过程能够化解相对原始的联想过程产生的不利影响。遭受苦恼的人们能够约束敌意和攻击倾向，也许因为他们意识到了自己的感觉，因为很明显，责备或攻击他人都是

149

错误的。总的来说，是思考而非遭受痛苦让我们变得更好。

第三节　心理健康思想评述

伯科维茨一生致力于对情绪状态尤其是愤怒的形成、发展和调节的研究分析，因对人类攻击行为的研究而著名，同时他还研究人性的其他方面，如助人行为。以下我们就其比较有影响力的理论观点和主要研究思路进行述评。首先是他对攻击行为的研究，主要包括对传统的挫折—攻击假说的修正，提出"武器效应"并开展了相关的实证研究，以及媒体暴力对攻击性影响的理论和实证研究，其次是对愤怒情感形成和调节的研究，包括提出认知—新联想主义模型，以及对愤怒情感的形成和调节的分析。与此同时，他还开展了对助人行为的研究，探讨了助人行为的影响因素和条件。

一、对攻击行为的研究

攻击历来是社会心理学家研究的重要问题。安德森（Anderson）和布希曼（Bushman）在一篇很有影响力的文章中，将人类攻击定义为针对他人的、直接导致目标受到伤害的任何行为。有必要指出的是，应该为攻击行为负责的人必须相信他的行为会伤害目标人物，而且目标人物努力避免受到伤害。攻击可以划分为两种类型：敌意性攻击和工具性攻击。过去，敌意性攻击被认为是由愤怒激发的自发的、轻率的行为，其决定性动机是伤害目标人物，有时称为情感性、冲动性或反应性攻击。工具性攻击是为达到某种目的而采取的有意手段，并非为了伤害受害者，是主动行为而不是反应性行为。

在《攻击的原因、结果及控制》一书中，伯科维茨广泛讨论了社会心理学领域的人类攻击行为，检验了与促进愤怒和攻击的条件和环境有关的行为研究结果。他强调攻击具有多种形式和原因，区分了工具性攻击（在某种程度上攻击者得益）和情绪性攻击（主要是冲动或表达性攻击）。他指出，两种攻击具有不同的原因和目标，有效控制的方法也不同。尽管现有研究对促进故意的工具性攻击的条件给予了极大关注，但他表示许多攻击其实是高度情绪化的行为。在该书中，他还总结了行为科学家已经了解的攻击性人格的本质，以及暴力和反社会行为倾向的家庭及童年经历背景。此外，他也报告了大众传播媒体对暴力的影响。在讨论影响虐待儿童、夫妻冲突和谋杀的因素时，伯科维茨认为童年经历、挫折、贫困、个人及社会压力，以及外部事件和情境使人产生的敌意观念等因素非常重要。同时他还检验了生物学因素的影响，如遗传、荷尔蒙和酒精对攻击倾向的促进作用。伯科维茨还回顾了使用惩罚和法律控制（如死刑和枪械管制法）对社会上的攻击破坏行为的影响，讨论了如何减少社会破坏性行为这一现实问题。他阐述了各种减少攻击和愤怒的心理程序的有效性，包括宣泄法、工具性训练以及认知和愤怒控制技术。总的来说，他对人类攻击的实证研究和理论阐述，有助于人们更好地理解破坏性行为产生的原因、增加攻击行为的条件、以及有效减少社会暴力的方法。

（一）修正挫折—攻击假说

伯科维茨对多拉德（Dollard）等人（1939）提出的挫折—攻击假说（Frustration-Aggression Hypothesis）进行了检验。挫折—攻击假说最初的理论构想主要是预期实现的目标在受到阻挠时会产生敌意性（情绪性）攻击。甚至当个体没有执意或者力图要亲自实现该目标时，挫折也能够导致攻击倾向。尽管该假说受到一些研究的质疑，但还是有不少研究支持该假说的核心观点。依照最初的理论分析，解释和归因在部分程度上解释了攻击行为的产生，同时令人不快的阻挠在攻击行为的产生过程中也起到重要作用。伯科维茨在对多拉德等人的模型进行修正时，保留了挫折在某种程度上产生攻击性倾向的观点，因为挫折确实唤起了消极情绪。在《挫折—攻击假说：检验及重构》（1989）一文中，他回顾了有关厌恶事件导致攻击性结果的研究证据，并提出了自己在这个问题上的观点。

伯科维茨认为，经典的挫折—攻击假说部分解释了挫折对攻击的影响，但他同时指出，那些反应主要是敌意性（情绪性或表达性的）攻击而非工具性攻击。其次，挫折涉及未达到预期的满足而非仅仅是剥夺。人们在获得有吸引力的目标时受到阻碍将导致公开的攻击行为。目前比较流行的观点认为，只有武断的、非法的或指向个人的干扰引起攻击，与此相反，当阻挠是社会所认可的或不指向个人时，攻击也会偶尔表现出来。相对那些看似为社会认可的干扰，在达到目标时被不合理地强加某些障碍，更可能产生攻击性反应，尽管前者也能激起攻击反应。多拉德等人所在的耶鲁大学团队对个体在思维过程影响目标受到阻碍时的反应给予了足够的注意力。人们在受到挫折时的评价和归因可能在相当程度上通过多拉德及其同事讨论过的激发和抑制过程起作用。相对于意外因素的干扰，人们在达到目标时被他人故意和错误地阻挠，会更强烈地鼓动起来去袭击给他们带来挫折的人，即使这种阻挠是为社会所认可时，也有可能激发攻击性反应。

伯科维茨在坚持多拉德等人核心观点基本正确的基础上，对该理论构想进行了修正。在他看来，挫折就是各种厌恶刺激事件，挫折导致攻击只是因为挫折引发了消极情感。在达成诱人的目标时遭遇预料之外的失败比预料之中的失败更让人感到不快，前者更高的不愉快程度有可能造成更强烈的攻击倾向。同样，在没有得到自己想要的东西时，遭受挫折的人们的评价和归因可能决定了他们感觉自己有多糟糕，在体验到强烈的消极情感时具有最强烈的攻击倾向。

伯科维茨在论证挫折和攻击之间的关系时，引用了大量新近的研究来证明厌恶事件经常引起相对高水平的攻击，并且挫折和厌恶刺激之间存在相互平行的关系。当然，前文提到的修正观点在某种程度上只是一种常识，但它至少在一个极

151

为重要的方面超越了常识：即修正后的挫折—攻击假说认为任何种类的消极情感，如悲伤、抑郁以及焦虑应激性，在其他更高级认知过程开始操作前将引起攻击倾向和原始的愤怒体验。但目前并没有研究能够证明这一点，因此，伯科维茨认为修正后的理论假设需要进一步的研究来加以检验。

（二）关于武器效应的研究

通常，在人们准备做出攻击性行动时，刺激条件与攻击的联系能够诱发攻击性反应。伯科维茨与学生进行的实验（Berkowitz & Lepage，1967）验证了这个假设。实验过程是，100 位来自威斯康星大学的男性大学生接受了被假定为来自实验同伴的 1 次到 7 次不等的电击，然后有机会电击这个人。一种实验条件是，桌上的电击按钮旁边放着一把来福枪和左轮手枪。告诉被试这些武器属于或者不属于目标人物。在另一种条件下，桌上的电击按钮旁没有东西。在控制组条件下，桌上的电击按钮旁放着一个羽毛球拍。结果表明，当向被强烈唤起的被试呈现武器时，他们给予了最大数量的电击（7 次电击）。很明显，手枪引发了被试强烈的攻击反应。这个实验告诉我们，社会暴力事件与环境中存在刺激暴力事件的"武器"有关。后来，人们把武器增强攻击行为的现象称为"武器效应"。

该研究发表后，引发了广泛的讨论，褒贬不一。其中比较有影响的观点来自斐吉（Page）和斯凯尔特（Scheldt）（1971），他们对实验结果指出了质疑。他们认为，伯科维茨实验中的人为因素（experimental artifacts）可能影响被试在武器出现时的反应：评价顾忌（evaluation apprehension）和需求线索（demand cues）。上述人为产物是被试受焦虑激发而要求表现出自己良好的一面（看上去心理"健康"或"正常"），评价顾忌限制了被试对目标人物电击的数量。此外，需求线索可能提示被试实验者想要他惩罚实验同谋的次数。斐吉和斯凯尔特声称，被试明显具有配合实验者的动机，所以他们经常做出他们认为主试想要他们做的事情。对需求线索的顺从可能要求更多电击，导致对实验同谋的频繁惩罚。

对此，伯科维茨进行了回应。他认为，"意识到实验变量本身并不能证明被试知道研究假设或具有证实研究假设的动机，并且与伯科维茨的经典条件作用模型一致，有迹象表明武器的存在自动影响了被试的行为"。此外，斐吉和斯凯尔特的论据与许多重要事实不符。一个主要问题是，他们提出的证据的相关属性。被试在行动后可能已经建立起了手枪影响他们行为的观念，至少部分是因为实验后的访谈让他们具有这种观念。已有研究检验了需求特征（demand characteristic）观念，并指出只有很少的证据表明被试具有动机去证实实验者的假设，如果被试在实验中能够进行自由评价并且不担心主试不赞成评价的话，被试不太可能按照实验者的意图去实施电击。伯科维茨综合大量的实验数据后指出，许多被试的反应与主试的要求是对立的，可能是因为评估顾忌但也明显是因为对抗过程（reactance processes）。那种认为被试具有顺从的内在需求特征的观点似乎被夸大了。

（三）对媒体暴力的研究

自从电视、电影和广播以及后来的电子游戏等大众传播媒体出现以来，大众媒体传播的暴力内容对观众尤其是青少年攻击行为的影响，一时成为学术界的研究热点问题。伯科维茨曾以大学生为研究对象进行了一系列实验。在这些实验中，实验对象观看暴力节目或非暴力节目，被挑衅或未被挑衅。结果发现，观看暴力节目比观看非暴力节目的被试在被挑衅时具有更强的攻击性。此外，伯科威茨和他的助手还在公共机构里对少年犯进行了一系列实地调查。这些研究评估了那些被指定连续数周观看媒介暴力内容的男孩在身体和语言上的攻击性，并与其他未观看暴力节目的男孩的攻击性程度作了比较。研究结果与实验结果趋于一致：观看媒介暴力内容的男孩更有可能实施攻击行为。

伯科维茨总结道，对暴力电视、电影、电子游戏和音乐的大量研究表明，媒体暴力增加了攻击和暴力行为的可能性，不论即时还是长期性的影响。媒体暴力对轻微形式的攻击影响大于严重形式的攻击，但与其他暴力危险因素或医学界认为重要的医学因素（如阿司匹林对心脏病的影响）的影响相比，对严重形式攻击的影响也是重大的。这方面的研究数量庞大，研究方法、被试取样和媒体种类各异，总体结论却趋于一致。最明显的证据来自目前研究最为广泛的电视和电影暴力。此外，日渐增多的电子游戏研究也取得了类似的结论。

短期暴露增加了身体和言语攻击行为、攻击思维和攻击性情绪的可能性。最近大规模的纵向研究提供了童年期经常暴露于暴力媒体与以后生活中的攻击存在关联的证据，包括身体攻击和虐待配偶。因为极端的暴力犯罪行为（如强奸、故意伤害和杀人）相对较少，因此需要更大规模的追踪研究，来更准确地评估童年期经常暴露于媒体暴力能够在多大程度上增加极端暴力的危险性。很多理论都向我们描绘了为什么以及什么时候暴露于媒体暴力能够增加攻击和暴力。媒体暴力通过启动现存的攻击脚本和认知、增加生理唤醒和引发自动模仿观察行为的倾向，在短期内增加了攻击行为。媒体暴力的长期性影响则通过某种学习过程获得持久（且自动获得）的攻击脚本、解释性图式和对社会行为的攻击支持信念，并通过减少个体对暴力的正常消极情绪反应（如脱敏）。此外，观众的某些特征（如对攻击性角色的认同）、社会环境（如父母影响）和媒体内容（如罪犯的吸引力）也都能够影响媒体暴力影响攻击的程度，但研究结果间还存在矛盾。

也有研究提供了一些预防性的干预方法（如父母对儿童媒体使用的监督、理解和控制）。然而，目前研究表明没有人对媒体暴力是完全免疫的。此外，许多儿童和青少年花费过多时间在暴力媒体上。尽管我们很清楚减少暴露在媒体暴力上的时间可能降低攻击和暴力，但究竟哪些干预措施能够减少暴露目前还不十分

153

清楚。部分研究文献认为，逆态度（counterattitudinal）和以父母为中介的干预可能产生功效，但媒介素养干预却不成功。

伯科维茨认为，虽然围绕媒体暴力是否增加攻击和暴力的科学争论从根本上来说已经结束，但依然有一些重要问题没有得到解答。今后需要进行实验室和现场研究来更好地理解媒体暴力影响的潜在心理过程，这样能够最终促进更有效干预措施的出现。此外，需要开展一些大规模的纵向追踪研究来详细说明媒体暴力对几种严重暴力行为的影响程度。他同时认为，在给儿童和青少年提供更健康的媒体内容时会遭遇到更大的社会挑战，事实也证明在这么做的时候困难重重且代价高昂，尤其在科学、新闻、公共政策和娱乐界未能如实向大众介绍有关媒体暴力对儿童和青少年的不良影响时，这种想法更加难以施行。

二、愤怒的形成和调节

愤怒是一种十分普遍的情绪状态，许多人都有过愤怒情绪体验。在考察自"一战"以来的大量研究后，艾威里尔（1982）总结到："任何地方的绝大多数人都报告了从轻微到中等程度、从一周几次到一天几次的愤怒"。也许是因为这种情绪如此普遍，以致对该术语的具体界定经常发生变化，应该如何以及何时管理这种情感状态也存在不同甚至相反的文化信念。

伯科维茨认为，愤怒是一种与伤害某个目标有关的相对特殊的感情、认知和生理反应的综合症。这种观点与将其他情感状态看做是特殊生理模式、行为倾向和认知系列或网络的构想相吻合。尽管人们通常明确将愤怒看做一种情绪体验，与试图伤害目标的身体或言语攻击行为分开，伯科维茨还是认为愤怒水平、敌对态度和攻击（以及某种生理模式）通常存在中等程度的正相关，尤其是在愤怒、敌意和攻击由明显令人不快的情境引发时更为明显。当然，事实上攻击能够作为一种工具性行为而发生，只需要一点愤怒即可，但是情感激发的攻击通常与强烈的愤怒体验有关。一般而言，通常我们对由情感引发的攻击的测量近似于感觉到的愤怒强度的指标。对于哪些因素导致愤怒，相关文献取得了相当一致的看法：人们在达成重要目标时受到外部因素阻碍会变得愤怒。

（一）认知—新联想主义模型

为了解释原有攻击理论无法解释的现象，伯科维茨提出了认知新联想主义模型（cognitive neoassociation model）。该理论模型认为，令人不愉快的事件产生的消极影响通常激发了各种与战斗或逃跑反应（fight or flight response）有关的思维、表达运动神经反应、记忆以及生理反应。这种关联增强了与战斗反应有关的基本愤怒情绪或与逃跑反应有关的恐惧情绪。引起消极情感的厌恶事件包括挫折、挑衅、噪音、令人不舒服的温度以及令人讨厌的气味。此外，认知联想主义认为攻击、情绪和行为倾向在个体记忆里相互联合。该理论认为，厌恶事件通过

154

消极情感增强攻击性倾向。

伯科维茨在对传统的攻击线索理论（aggressive cue theory）进行修正的基础上，建立了认知新联想主义模型。修正后的模型集中探讨了挫折—攻击连结（frustration-aggression link）的情绪和认知过程，减少了对攻击线索的强调。根据认知新联想主义模型，某种攻击性厌恶刺激或挫折通过消极情感激发攻击性反应（Baron & Richardson，2004）。作为最终结果的战斗或逃跑反应也包括在该模型中。导致人们战斗或逃跑完全取决于个体如何从认知上评价情境。一旦个体对情境进行评价，并认为感觉和反应适合情境，他们就会对情绪本身进行分化、强化、抑制或修饰。

根据伯科维茨的观点（Berkowitz，1990），如果遭受折磨的个体唤醒水平很低，比如，他们可能在受到挑衅时认为自己是激怒或烦忧而非愤怒，也可能体验到与恐惧有关的感觉。这完全取决于个体对情境的评价。应该指出的是，低唤醒水平可以假定为是对攻击的关注减少而非攻击倾向降低的信号（Berkowitz，1984）。该模型尤其适合解释敌意性攻击，但相同的启动和扩散激活过程也与其他类型的攻击有关（Anderson & Bushman，2002）。认知新联想主义模型为理解攻击带来一个新的视角。有些理论家认为，评价能够自动发生且超出焦点意识（focal awareness）的范围（Smith & Kirby，2004）。

尽管认知是不可见的，但它确实在评价情境时内在地发生了，这意味着之前建立的任何理论模型最终都必须进行修正以包含认知成分。在试图理解攻击及其涉及的所有因素时，认知是个重要因素。根据伯科维茨的观点（Berkowitz，1988），在最初的自动反应后，是认知而非最初的评价在本质上影响随后的情绪反应和体验。这意味着评价过程的随后几个阶段开始产生作用。人们对不愉快的体验作出因果性归因，考虑自己感觉的是否真实，最后努力控制他们的感觉和行动。

现实生活中的许多例子可以用认知新联想主义模型来解释，从极端形式到简单形式的攻击。比如，儿童在校园游戏时将伙伴从自行车上推落下来，对这种行为可能产生什么样的反应，取决于儿童如何评价当时的情境。首先，可以肯定的是该事件的发生导致了不愉快的情绪体验。儿童将伙伴从自行车上推落下来是事件，不愉快体验是摔落地上导致的疼痛。紧接着，消极情感开始伴随认知参与活动，消极情感导致思维与愤怒或恐惧产生关联。人与人之间是有差异的，不是每个人都会以同样的方式来评价情境。上述例子适用于认知新联想主义模型的各个部分。如果儿童的特征是倾向于体验到恐惧，那么儿童将逃离情境而不表现出攻击性行为。但如果儿童的特征是倾向于体验到愤怒，将做出攻击性行动。

伯科维茨指出，人们接受的如何表现出适当行为和想法的教育在日常生活中通过周围的人得以强化。如果某位具有攻击性的个体受到推挤，他们会自动地做出攻击性反应，除非他们学会如何从不同的角度评价情境。为了学会如何评价情境，个体必须停止行动进行思考。因为当个体停下来思考并恰当地评估问题时，他们能够瞥见后果，并基于自己作出的决定进行战斗或从情境中逃跑。如果个体不停下来进行思考，他们可能作出冲动反应。被强烈唤醒的人可能认为他们行动的后果是值得的，他们从攻击行为得到的感觉满足别人可能得不到，但那仅仅发生在个体意识到他们认知的时候。伯科维茨认为，认知新联想主义模型能够用来预防任何攻击行为。这就是为什么认知新联想主义模型进行适当地修正以包含认知了，这是有意义的。像上述例子中的儿童，他所具有的认知可能最终决定是直接走开还是以攻击性行动进行报复。

伯科维茨（1984）还使用认知—新联想主义模型分析了反社会和亲社会思维对重大新闻事件的影响。对大众传播媒体影响的分析，特别是对反社会行为的影响，大部分都强调观察学习和去抑制过程的作用。基于新近的记忆概念以及启动效应和扩散激活观念的运用，他强调大众媒介传播能够让观众的观念和想法转变成公开的行为。大众媒体对反社会和亲社会行为影响的研究表明，媒体能够激活在语义上与观察到的事件相联系的思维。与思维成分有关的扩散激活通常会高估社会行为（可能通过易获得性偏误原理）甚至反社会行为，导致对这类行为的漠视。伯科维茨检验了许多影响思维激活并可能导致外显行为的因素，包括观察者暴露于传播媒体时本身就具有的观念，对目击行为是否恰当、有益或在道德上是否正当的解释，可得目标的性质，以及描述的事件是否被定义为真实或虚构。

（二）愤怒情绪的发展和调节

众所周知，人的情绪情感经常影响记忆、思维和行为，对这些方面的系统研究目前相对较少。伯科维茨在《情感的原因和结果》一书中系统总结了过去几十年里的研究成果。该书着眼于好的和坏的情感是如何产生的，以及它们如何影响思维和行动。除此之外，还阐述了心境影响判断和记忆的方式，检验了情绪唤醒如何影响目击者证词的准确性，童年期创伤是否会受到压抑，以及人们的情感对有说服力的沟通的敏感性会产生何种影响。

伯科维茨（2004）在一篇文章中对愤怒的影响因素进行了系统阐述。有关愤怒唤起主要决定因素的研究表明，对愤怒来源的评估只影响愤怒的强度。对身体疼痛或其他身体不适以及社会压力对愤怒影响的研究表明，令人厌恶的刺激是产生愤怒的主要原因。此外，相关实验研究也表明，与愤怒有关的肌肉运动也能导致与愤怒有关的感觉、记忆、认知和自动反应。因此，伯科维茨在相关研究的基础上提出了自己的观点。他认为，厌恶刺激自动唤起了与攻击有关的一系列感觉、观念和行为倾向（以及与恐惧有关的症状）。一方面，遭受折磨的人们可能责备使他们受难的目标。另一方面，明显令人不快的情境可能降低被试对引发愤怒情境的忍受阈限。遭受折磨的人们可能准备以愤怒的方式评估他人的行为。伯科维茨进一步分析说，尽管某些强烈的消极情感产生以后个体不用认知评估就能够唤起愤怒，但在最初反应后进行的评估毫无疑问也将影响个体随后的情绪体验，而且特殊刺激能够自动诱发愤怒并不意味着愤怒情绪占优势地位，愤怒经常与其他消极情绪如恐惧混和在一起。某些特定的刺激能够影响刺激的意义并决定情绪的影响作用，但刺激的意义是恒定的，并将唤起与之相连接的行为反应。同时，他还鼓励情绪理论家拓宽研究方法和分析思路，更加细致地分析影响愤怒的各种因素。

伯科维茨提出的认知新联想主义模型认为，特殊感觉、观念、记忆和表达—运动神经反应在情绪状态网络（emotion-state network）中相互联系。通过聚集注意激活其中任何成分都可能激活网络中的其他成分。就愤怒而言，任何不愉快感觉都倾向于激活基本的愤怒感觉以及与攻击有关的观念、记忆和表达—运动神经反应，因为生物因素决定的联结连接了消极情感与这些成分。伯科维茨认为，对于愤怒情绪的调节，人们在感觉糟糕的时候倾向于对他人表现出敌意或攻击，但这种敌意情绪和攻击性并不总是明显的。人们在情绪不佳时经常采取非攻击性的方式，而不是对其他人大喊大叫，因为此时人们更多的是考虑如何改善心境或逃离不开心的情境，而不是去对一个可得的目标实施攻击行动，而且有的时候我们也可能什么都不做。正如前面指出的，消极情感产生的愤怒情绪和攻击倾向并不一定强于其他感觉和倾向，这种情况经常出现，并经常受到其他反应的掩饰。伯科维茨强调，更高级水平的认知过程能够化解相对原始的联想过程产生的不利影响。如果人们能够意识到自己的情绪状态的话，是完全有能力对敌意和攻击倾向进行自我约束和控制的。此外，对惩罚的意识也明显抑制了厌恶刺激导致的攻击。对于情绪调节，伯科维茨认为这种自我调节机制是在前意识水平发生作用的，因此人们有时也会隐瞒并且倾向于不表现出敌意或攻击，同时他也指出目前并不完全清楚哪些因素参与了自我调节过程，以及激活这个自我调节机制的因素是什么。可以肯定，个体对消极情绪的自我调节效应是一种相当可靠的现象，人们完全有能力对愤怒情绪进行自我调节和控制。

三、对助人行为的研究

如前文所述，伯科维茨于20世纪50年代后期开始研究助人行为。集中探讨了影响助人行为的因素，包括对求助者失败的归因、助人者与求助者的相依性、助人者的态度和动机以及助人情境等。

首先，关于对求助者失败的归因。在哪种条件下，成功者会愿意帮助不成功的人呢？这个问题的部分答案可以从史考布勒（Schopler）和马修斯（Matthews）（1965）以及伯科维茨（1969）的实验结果中找到。在实验中，伯科维茨对求助者依赖助人者的原因做了系统改变，以产生这一印象，即求助者需要帮助是因为

157

某些内部原因（如他的懒惰或他在实验中被选来假装具有依赖性）或某些无法控制的外部原因（如实验者的错误或实验程序的约束）。实验结果表明，相对于内部或性格因素，求助者的依赖被归因为外部因素时被试提供了更多的帮助。该研究结果可以从感知到的"理应获得"他人帮助或请求帮助的合理性来解释。

其次，关于助人者与求助者的相依性。助人者与求助者之间的关系也会影响助人行为。伊克斯、基德和伯科维茨（Ickes，Kidd & Berkowitz，1975）做了两个实验来研究被试的成功和求助者（实验者的同谋）的相依性对被试提供货币帮助的影响。在实验 1 中，被试因为自己的能力或机遇而在一项任务上取得成功，而实验者的同谋因为相同原因在任务上失败，失败者向成功者请求金钱上的帮助。结果，成功者只在求助者的失败被归因为能力不够时提供货币帮助。实验 2 对实验 1 的范式进行了修改，被试成功与求助者失败的原因相互独立。此时，当潜在帮助者的成功被归因为内部（能力）因素时观察到最多的帮助，而在求助者的依赖性被视为外部和超过控制的原因时被试提供的帮助最少。

再次，关于助人者的态度和动机。助人态度和动机与助人行为之间也存在密切关系。基德和伯科维茨（Kidd & Berkowitz，1979）做了两个实验来检验认知失调对助人的影响。两个实验都采用经过修改的标准、失调唤起和逆态度角色扮演范式，被试为女大学生。实验 1 中的一半被试，在态度不一致（或态度一致）和有机会帮助一位事故受害者之间插入心境提升体验。研究表明，女性被试在态度不一致而未受到积极体验干预的条件下最可能表现助人行为。实验 2 重复了实验 1 的基本结果，但没有发现强迫被试关注认知失调能够增加助人行为。被试减少对自己原先态度的意识可能减少助人行为的假设没有得到验证，有理由怀疑实验 1 提出的干预心境体验对助人的影响作用。

伯科维茨后来（Dietrich & Berkowitz，1997）的研究表明，逆态度和亲态度（proattitudinal）两种条件对被试帮助事故受害者的动机产生了不同的影响。由于该实验主要考虑的是态度不一致唤醒对助人的影响，因此在分析其他条件之前，他们首先考虑了逆态度组中哪些因素发挥了作用。该研究证实了基德和伯科维茨（1979）之前的研究结果。该研究及以前研究都发现，被诱发采取公众立场而非原来态度的被试在随后更有可能帮助身处困境的人。此外，该研究还表明自我提升体验，如心境提升体验，在令人烦恼的逆态度承诺后减少了不一致造成的助人动机。该研究在两方面超越了原有的研究。首先，该实验结果扩展了之前提到的有关愉快情境下不一致动机减少助人行为的研究发现的普遍性。基德和伯科维茨（1979）的研究表明，逆态度组被试的助人动机在他们听到幽默录音磁带时减少了。而在该研究中，被试由于态度失调产生的要求提供帮助的想法通过接收到的自我提升信息而减少了。因此，该研究进一步证实，可能存在许多态度不一致减少助人行为的路径。

第四，关于助人情境。人们在不同情境下帮助他人的意愿是不同的，是否提供帮助取决于当前的情境。在某些情况下，人们会很快为处于困境中的人提供帮助，在其他情况下则不会。伯科维茨对助人情境进行了研究，他在一项研究（Berkowitz，1987）中考察了两种影响助人的情境条件：心境和自我意识。尽管目前已经有不少证据表明这两个因素可能影响助人动机，但对其是否能增加或抑制助人动机则不完全清楚。该研究使用女性被试做了两个实验，研究心境和对自我关注的注意（self-focused attention）对助人愿意的影响。在实验 1 中，诱发被试积极、消极或中性情绪以及两种高度自我意识（通过镜像程序或论文写作）和一种低自我意识条件。实验 2 使用不同技术诱发上述三种情绪，并通过镜像程序评定对自我的注意水平。在两个实验中，自我意识并没有与心境产生显著的交互作用从而影响被试自我报告的感觉，尽管结果表明，实验 2 条件下的自我关注强化了消极心境。此外，在两个实验中自我意识与积极心境共同作用增加了被试帮助求助者的努力，而自我关注和消极心境的联合则减弱了被试助人的努力。同样在实验 2 中，快乐组被试的自我意识提高了对自我的积极观念，而消极心境组被试的自我意识则增加了消极自我观念。多层回归分析表明，有关自我的积极和消极观念显著预测了被试为求助者工作的数量，而心境指标的预测作用不显著。

四、结语

伯科维茨一生都致力于对情绪状态尤其是愤怒的形成、发展和调节的分析，因对攻击行为的研究而著名，同时还从事对助人行为的研究。他将实验心理学与社会心理学结合起来，实证研究和理论分析紧密联系，相得益彰。总的来说，他的研究体现出以下几个特点。

首先，十分重视实验研究。作为一位社会心理学家，他的分析和讨论自始至终都基于实验室实验和"现实情境"的现场研究，其研究分析都建立在坚实的实证研究基础上。

其次，克服了传统的社会心理学家不重视理论的缺陷，在理论发展方面作出了突出的贡献。伯科维茨的理论分析往往具有独到之处，比如，他在实证研究的基础上对传统的挫折—攻击假说进行修正，使之包含认知因素，提出了认知—新联想主义模型，解释了某些挫折—攻击假说无法解释的现象，并提出了著名的"武器效应"理论，这些理论的提出都是对实证研究的升华和提高。

最后，关注社会现实，对日常社会生活中的重要问题进行研究。不论是攻击行为、"武器效应"，还是媒体暴力，以及愤怒情绪，这些研究主题都与人们的日常生活密切相关，充分体现了伯科维茨作为一位社会心理学家对现实社会问题的关注。而且，不论是对攻击行为的研究还是愤怒情绪的分析，他都试图提出有效的干预和控制方法，在这点上更是难能可贵。

【建议参考资料】

1. 付慧欣. 助人行为研究综述［J］. 前沿，2008，7：156-158.

2. 李婧洁，聂衍刚，张卫. 媒体与青少年暴力［J］. 华南师范大学学报（社会科学版），2004，5：110-118，120.

3. 乔云雁，方平，姜媛. 青少年情绪调节研究及其对学校教育的启示［J］. 教学与管理，2010，15：33-34.

4. 宋淑娟. 攻击行为理论研究综述［J］. 社会心理科学，2002，17（4）：23-26.

5. BERKOWITZ L. Aggression：a social psychological analysis［M］. New York：McGraw-Hill，1962.

6. BERKOWITZ L. Aggression：its causes，consequences，and control［M］. New York：McGraw-Hill，1993.

7. BERKOWITZ L. Causes and consequences of feelings［M］. Cambridge，England：Cambridge University Press，2000.

【问题与思考】

1. 伯科维茨对挫折—攻击假说修正的主要观点有哪些？
2. 伯科维茨认知—新联想主义模型的主要观点体现在哪些方面？
3. 伯科维茨认为，影响攻击行为的主要因素有哪些？
4. 伯科维茨认为，愤怒情绪的自我调节过程及机制是什么？
5. 参照伯科维茨的助人实验设计一个助人行为的现场研究。

第十六章　厄尔文·詹尼斯①

【本章提要】

　　厄尔文·詹尼斯是美国著名社会心理学家，以研究"团体思维"而闻名于世。然而，他学术生涯中所做的大量心理健康研究工作却不太为国人所知，这些研究主要集中于个体的心理压力及其应对、压力情境下的决策行为以及社会支持对个体坚持执行既定决策的影响三个领域。本章首先对詹尼斯的生平、求学和工作经历进行了简单介绍；选译了《社会支持在坚持艰难决策中的作用》一文，该文通过对获得、使用以及维持对他人的影响力这三个关键阶段中 12 个影响变量的分析，深入且全面地探讨了社会支持在帮助个体坚持执行诸如戒烟、减肥等艰难决策中的重要作用；随后，本章介绍了詹尼斯在心理健康领域作出的另一重要贡献——决策冲突模型，这一模型关注于个体在压力情境下的决策行为及其心理影响。本章对这一模型建立的背景、模型的内容以及基于该模型的干预方案进行了系统的阐述。最后对詹尼斯的心理健康理论及其在心理健康领域作出的贡献进行了评价。

161

【学习重点】

　　1. 了解詹尼斯的生平以及他在心理健康领域所做的主要工作。

　　2. 领会詹尼斯社会支持理论的要点。

　　3. 掌握詹尼斯—曼冲突模型的主要内容。

　　4. 掌握诸如情绪角色扮演、决策平衡表等几种主要干预技术的要点和使用流程。

　　5. 了解詹尼斯为心理咨询和心理健康作出的主要贡献。

【重要术语】

　　心理压力　决策　社会支持　影响力　詹尼斯—曼决策冲突理论　警觉的信息处理

第一节　心理学家生平

　　厄尔文·莱斯特·詹尼斯（Irving Lester Janis，1918—1990）是美国著名的

---

　　① 本章作者为郑璞。

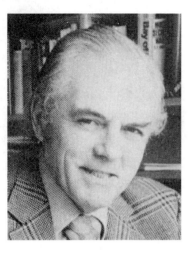

社会心理学家。1918 年 5 月 26 日，詹尼斯出生于纽约水牛城一个商人家庭。在决定成为一个心理学家前，詹尼斯似乎在向着艺术评论家的方向发展。他的父母是现代艺术品收藏家，而他的叔叔，西德尼·詹尼斯（Sidney Janis）是纽约一个艺术画廊的所有者，并在现代艺术界小有名气。在家庭氛围的熏陶下，詹尼斯从小就表现出对艺术的热爱，16 岁那年，他因为时常逃学去图书馆、艺术画廊而险些被学校开除。在詹尼斯口若悬河地论证了去奥尔布赖特艺术馆参观的收获远比在教室听课大之后，学校奇迹般地收回了开除的决定。事后，詹尼斯才知道这是因为他们学校即将迎来年度春季音乐会，而他是交响乐团里不可或缺的大提琴手。

高中毕业后，詹尼斯进入了芝加哥大学，在这里他开始接触心理学，并邂逅玛娇丽·格拉汉姆（Marjorie Graham），他们很快结为了夫妻。詹尼斯曾经这样深情地写道："我一生最为重要的事件发生于 1939 年 9 月，我和玛娇丽结为夫妻，玛娇丽是我最好的爱人，我最好的朋友，我最好的批评家，也是我所有作品最好的编辑。"他们一生相敬如宾，白头偕老，并拥有两个聪慧的女儿。

1939 年詹尼斯顺利获得芝加哥大学的理学士学位，并留校进行了一年的研究工作。1940 年，詹尼斯进入了哥伦比亚大学，在奥托·克林伯格（Otto Kelineberg）的影响下开始了心理学研究。"二战"爆发后，詹尼斯接受了政府的安排，和哈罗德·拉斯维尔（Harold Lasswell）一起使用系统内容分析法对法西斯的政治宣传进行深入分析。入伍后，詹尼斯被著名社会学家萨缪尔·斯托弗（Samuel Stouffer）、卡尔·霍夫兰（Carl Hovland）招募，成为军队心理学家，进行了一系列关于军队士气影响因素的研究。在斯托弗和霍夫兰的教导下，詹尼斯获得了大量调查与现场研究的经验，为他之后的学术生涯打下了坚实的基础。战后，他和斯托弗等人对这些研究进行了系统的总结，合著了《美国军人》（The American Soldier）一书，被认为是行为理论应用到实际中的经典案例。战后，詹尼斯回到了哥伦比亚大学，完成了关于精神病人电休克疗法的认知和情绪效果的论文。

1947 年秋，詹尼斯被霍夫兰招募到耶鲁大学心理学系，这是他心目中"最为理想的工作场所"，他的同事中有罗伯特·阿贝尔森（Robert Abelson）、杰克·布莱姆（Jack Brehm）、威廉·麦奎尔（William Mcguiro）、哈罗德·凯利

（Harold Kelley）、米尔顿·罗森伯格（Milton Rosenberg）、菲利普·津巴多（Philip Zimbardo）等诸多后来名震美国心理学界的人物。詹尼斯非常享受在耶鲁的工作，并在这里一直工作到 1986 年退休。进入耶鲁之初，詹尼斯和霍夫兰的团队一起，设计实施了一系列最初的关于"态度改变"的实验，考察诉诸恐惧对说服的影响、个体可说服性的个体差异、角色扮演对态度内化的影响等。这些实验影响了该领域随后 30 年的研究。到了 20 世纪 50 年代中期，詹尼斯开始关注心理压力这一领域，他以即将进行外科手术的病人为考察对象，进行了一系列的个案和实验研究，并于 1958 年出版了《心理压力：关于外科手术病人的心理和行为研究》（*Psychological Stress：Psychological and Behavior Studies of Surgical Patients*）。

随后，詹尼斯开始关注决策行为。最初，他关注的对象是日常行为决策，例如节食、戒烟等。他在这一领域研究了约 20 年，最终的结果在他和里昂·曼（Leon Mann）合著的《决策：关于冲突、选择和承诺的心理分析》（*Decision Making：A Psychological Analysis of Conflict，Choice，and Commitment*，1977）一书中得到系统的总结。在书中，他提出了一个冲突模型，对个体在压力情境下如何决策进行了描述，期望通过研究增强个体在单独情境和在群体中的理性决策能力。

163

随后，詹尼斯将决策行为推向群体领域，开始关注政府或是大型组织的决策行为，并发表了一系列具有很高知名度和影响力的成果，如《群体思维的受害者：外交决策与惨败的心理分析》（*Victims of Groupthink：A Psychological Study of Foreign-Policy Decisions and Fiascoes*，1977），1982 年改编并扩写成《群体思维：外交决策与惨败的心理分析》（*Groupthink：Psychological Studies of Policy Decisions and Fiascoes*）。

1986 年，詹尼斯从耶鲁大学退休，并被加州大学伯克利分校聘任为名誉教授，在随后的日子里，詹尼斯依然笔耕不辍，出版了他最后一部著作《关键决策：政策制定和危机管理的领导能力》（*Crucial Decisions：Leadership in Policymaking and Crisis Management*，1989）；在去世之前一周，他还完成了和他妻子合著的书《欣赏艺术》（*Enjoying Art*）。

1990 年 11 月 15 日，詹尼斯因肺癌逝世于加利福尼亚的圣罗莎，享年 72 岁。

詹尼斯的一生获得了几乎所有可以获得的荣誉，如富尔布莱特研究奖、古根海姆奖、美国精神病学协会颁发的 Hofheimer 奖、社会问题的心理研究学会颁发的勒温纪念奖、国际政治心理学学会颁发的 Sanford 奖、美国科学促进协会的社会心理学奖、美国心理学会颁发的杰出科学贡献奖、实验社会心理学学会颁发的年度杰出科学家奖等等。在《普通心理学评论》杂志 2002 年评选的 20 世纪最杰出的 100 名心理学家中，詹尼斯排名 79，这也是对他一生皓首穷经最好的肯定。

第二节　经典名篇选译

社会支持在坚持艰难决策中的作用①

十多年前，一些具有重要理论及现实意义的临床心理现象引起了我的兴趣。作为探讨这些现象的成果之一，我提出了一个理论模型，并进行了一系列研究来考察影响社会支持作用的因素。本文将对这些研究进行阐述。

现象之一与社区诊所帮助人们戒断暴饮暴食、吸烟成瘾、药物滥用或习惯性社会反应（如过度默许或习惯性攻击）有关。大多数人在接受每周约一小时的咨询帮助后就能在家、工作单位以及其他社交场合表现出良好的自制力。只要还有尚未完成的疗程存在，他们就能够一直维持这种理想的状态。近年来，很多社区诊所进行的研究都记述了这一现象（Atthowe，1973；Henderson，Hall & Lipton，1979；Leventhal & Cleary，1980；Lichtenstein & Danaher，1976；Sackett & Haynes，1976；Shewchuk，1976）。有研究者（Hunt & Matarazzo，1973）对重度烟瘾治疗效果的相关文献进行了综述，发现：如同海洛因成瘾和重度酗酒者一样，许多烟瘾患者一开始能够依照医生的建议进行戒烟，然而在戒断后一到两个月内其复吸率非常高。最近，有研究者（Leventhal & Cleary，1980）回顾了重度烟瘾治疗的相关研究，同样发现：在戒烟者初到诊所时，对其进行的相关治疗效果很好，然而，随着时间的推移，越来越多的戒烟者出现倒退的现象。

临床咨询师似乎认为这种现象是理所当然的，这可能是由于他们已经屡见不鲜了。然而，这里存在着一些值得注意的问题：是什么让大量患者在每周仅和咨询师见面一小时的情况下就能在余下的时间里控制住自己的不良行为？为什么这么多人在离开咨询师的帮助后就难以坚持下去？

我所关注的第二个现象和现象一之间存在着紧密的联系。这种现象在由于职业选择、婚姻问题、健康问题或其他与个人困境相关的咨询案例中非常常见。这一问题同样引人注目并令人费解，尤其是对坚信基于正确行为改变理论的方法会

---

① 译自：JANIS I L. The role of social support in adherence to stressful decisions［J］. American Psychologist，1983，38：143-160. 译者为各节标题添加了序号，文中略有删节。

比其他方法更为有效的心理学家而言。

这一现象是：当对各式各样的治疗方法进行系统评估时，通常人们会发现，几乎所有的方法都能在某种程度上发挥作用，然而，在治疗效果的持久性方面，大家却都不相上下。有研究者（Holland，Magoon & Spokane，1982）在对职业规划咨询研究进行的综述中如此评论这一现象："我们没有发现不同的治疗方法在效果上存在什么差异，这表明我们对这一领域的理解存在缺失。"他们总结道，尽管不同的咨询师所使用的干预手段各不相同，但最终发挥作用的是所有方法中共通的成分。

霍兰德（Holland）和他的同事指出，所有类型的咨询服务都有一个共同的特点，也是其主要的组成部分，就是给顾客提供社会支持。无论是在职业生涯咨询还是婚姻咨询、健康咨询、心理治疗或是其他为客户的私人问题提供帮助的领域，社会支持这一组成部分都是至关重要的。在客户缺乏足够的动力去进行一项艰难或充满压力的行动（例如处于职业中期的职员完成一项艰难的训练课程以求获得职业生涯的突破时，过度肥胖的个体难以坚持节食时，长期成瘾者希望戒除尼古丁、酒精或其他药物时，以及慢性病患者尝试坚持按医嘱行事）时，社会支持的作用尤为显著。许多研究者认为，社会支持在激励和维持行为改变方面至关重要。我希望关于社会支持的研究能够同时为第一个现象提供答案。

尽管目前心理学、社会学以及其他行为科学关于社会影响的研究文献已经汗牛充栋，对于社会支持发挥作用的时机、机制以及原因，我们仍然所知甚少。社会支持的广泛影响也为健康心理学的研究提出了一系列有趣的问题（Caplan & Killilea，1976；Leigh & Reiser，1980；Rodin & Janis，1982）。在近期对相关文献进行的综述中，朱迪斯·罗丹（Judith Rodin）总结道：社会支持能够使个体更加从容地应对、适应危机或环境改变带来的潜在负面影响，从而起到缓冲作用。她引用了一系列实证研究说明，和没有社会支持的个体相比，拥有家庭或人际网络中重要他人、或是卫生保健系统中专业人士支持的个体，通常斗志更高、身体疾病更少，寿命也更长。一些研究则建议，在促进和维持大范围人群的健康状况方面，加强社会支持的方案比减少暴露于应激源或是病菌的方案更具可行性。

165

一、不能坚持遵循医嘱或公众健康建议

和其他领域一样，卫生保健的专家经常会为自己的正确建议被前来寻求帮助的患者束之高阁而郁闷不已（Kasl，1975）。无论是通过"医嘱"还是强烈推荐的方式传达给患者，到了执行环节这些建议往往会大打折扣（Kasl，1975；

Kirscht & Rosenstock，1979；Sackett，1976；Stone，1979）。例如，一项对顶级医院病人进行的追踪研究表明，约一半病人没有按照医嘱服药（Sackett，1976）。另一项研究综述则表明，视症状的不同，病人不遵医嘱的比例在15%到93%之间（Davis，1966；Sackett & Haynes，1976）。

这一医嘱和患者行为存在巨大差距的状况近来随着健康咨询师这一职业的诞生得到了一定程度的改善。医院和诊所开始聘用一些经过专业训练的心理学家、社会工作者和护士作为患者的健康咨询师以解决患者不遵医嘱的问题。同时，这些健康咨询师还可以帮助健康人群采取预防措施。和其他医生一样，在患者遭受急慢性疾病的折磨或是存在患病风险时，健康咨询师能够，并且时常在发挥职业社会支持提供者的作用。

二、咨询关系的关键期

关于社会影响的基本知识正在逐渐积累。增进人们对提供专业社会支持的原因及效果理解的时机已经成熟。这有助于将咨询从一种艺术向更科学的方向转化。为了填补咨询关系中社会支持领域的一些空白，我在耶鲁大学发起并进行了一项研究。在唐纳德·奎兰（Donald Quinlan）和一些研究生的协助下，最近我完成的一部专著对研究项目的成果进行了报告。研究包含了23个有控制的现场实验，这些实验有助于理解通过和咨询师的言语交流，人们在何时、如何以及为何能够成功坚持执行艰难决策（如戒烟和坚持节食减肥）。在研究开始之前，我们建立了一个关于咨询关系关键期的基本理论框架，并主要从这些关键期中寻找我们要考察的变量。

这一理论框架的构思部分源于先期社会及临床心理学工作者的工作，同时也源于我们自身的观察。为了了解更多关于职业咨询师对客户施加影响（无论成功或是失败）的知识，我以专业咨询师的身份参与了许多个诊所的咨询工作，客户中有寻求婚姻问题帮助的、职业生涯规划的、戒烟的、节食的以及正在承受药物治疗的。在咨询期间，我每周见客户一到两次，总共3到12个小时。在对成功和失败案例进行对照后，我试着结合临床心理学和社会心理学中关于社会影响的研究文献，对临床观察中一些推断的可靠性进行评估。迄今，已有一系列研究系统地考察了重要他人或群体的社会支持是如何促进个体的行为改变的，根据现有的研究结果，我提出了一系列假设。这些假设与咨询关系的典型危机密切相关。在社会支持研究领域，社会心理学一直强调社会权力和积极社会强化的作用，而我假设中的变量可以作为这些理论中相关变量的补充。

表16-1呈现了理论分析得出的关键变量。尽管许多变量我们耳熟能详，在实际咨询治疗过程中却常常会被医生、护士、社会工作者、心理学家以及其他咨询执业人士所忽视。这些被忽视的变量很可能会成为决定顾客能否坚持的关键因素。

166

表 16-1　决定咨询师影响力的关键阶段以及 12 个关键变量

阶段 1：建立影响力	1. 鼓励顾客进行自我表露 vs 不鼓励自我表露 2. 对顾客的自我表露给予积极反馈（接受和理解）vs 给予中性或消极的反馈 3. 利用顾客的自我表露帮助其进行认知重构 vs 不进行认知重构
阶段 2：使用影响力	4. 直接给予顾客相关的行为建议 vs 避免给予直接建议 5. 诱发顾客关于坚持推荐行为的承诺 vs 不诱发承诺 6. 把规范归结为受顾客尊敬的团体的要求 vs 没有这么做 7. 有选择的给予积极反馈 vs 给予无差别的接受或中性、消极的反馈 8. 通过交流和训练建立个体责任感 vs 不进行这类交流和训练
阶段 3：在咨询结束后维持影响力并促进内化	9. 保证咨询结束后会继续维持 vs 顾客的积极关注对不给予这种保证 10. 在面对面咨询结束后安排电话、信件或其他方式的交流，以维持顾客 vs 对未来联系的希望不进行安排 11. 给予顾客维持个体责任感的提醒 vs 不给予提醒 12. 建立顾客在没有咨询师帮助下仍能成功的自信 vs 不建立顾客自信

表 16-1 中一个关键因素是"影响力"，即成为"重要他人"，这也是社会权力的最重要基础之一。拥有影响力的个体能够引起他人态度、价值以及决策的改变，并且这种改变是发自内心的。当顾客认为咨询师不仅对他们有所帮助，并且和蔼可亲、令人尊敬、待人宽容时，咨询师就具有了对其行为的影响力。

我们的观察表明，在几乎所有的咨询帮助关系中都有三个关键阶段，包括影响力的获得、使用以及维持。如果这三个阶段的困难都能得到解决，顾客最可能从咨询师的帮助中获益。

（一）获得影响力

在第一个关键阶段，咨询师要消除顾客的戒心，并以重要他人的身份获得影响力。首先，咨询师需要克服顾客的不信任，这种不信任源于个体面对意图改变他们行为的人时产生的沉默、怀疑和防御倾向。顾客不仅会对咨询师的能力及可信度进行评估，同时也会评估咨询师给予他肯定、接受等社会奖励的意愿，这种社会奖励能够从根本上提升顾客的自尊（Ragers，1961；Truax & Carkhuff，1967）。通常，顾客会对反映咨询师能否给予他们积极关注并注重顾客利益的言语或非言语线索极为关注。一旦顾客确认咨询师能够为他们提供积极关注，他（或她）的自尊就会得到提升。相应的，咨询师也获得了可观的影响力。

如果咨询师鼓励顾客对个人情感、遭遇的问题或是个人弱点进行自我表露并对这些表露表示理解和接受时，顾客的自尊得到了提升，这导致顾客对咨询师产生了依赖。在顾客心中，咨询师的形象会转变为一个温暖、通情达理的长辈，能够包容他们的缺点和错误。随后，咨询师能够帮助他们重新评估面临的困难，培养对自身积极的认知来对抗自我挫败的想法。

167

（二）使用影响力

在第二个关键阶段，咨询师开始使用他们获得的影响力。在咨询师开始以规范制定者的身分鼓励、敦促客户开始困难的行动（如坚持节食）或是完成一项艰难的任务（如在进行职业生涯决策前收集充分的信息）时，在第一阶段所建立的依赖关系受到了损害。任何这一类的要求都表明，自此以后，理解和接纳不再是无条件的，而是以严格遵守条件为前提，这给联系的纽带造成了负面影响，导致刚刚建立起来的关系产生危机。但是，只有咨询师给出建议并引导顾客作出承诺，顾客才会改变行为，不至于从咨询关系中一无所获。如果咨询师没有直接或隐晦地提出要求，他与顾客的关系会在温馨、友好但是低效的情况中持续下去。这是爱心并不能解决问题的又一证明。

如果咨询师能够让顾客意识到，他所提的要求只限于很小的范围，并且，偶尔无心的违反并不会改变对他/她的包容态度，这一危机极有可能被成功克服。如果作为规范制定者的咨询师能够做到对顾客违反规范的言行进行非胁迫式的批评，同时在其余时间，如顾客承认和当前任务无关的个人缺点或错误时给予积极反馈，他最可能维持对客户的驱动力。通过在大部分时候表现出一贯的包容，而对任务相关的行为偶尔表示宽容的方式，咨询师能够在客户心中建立起自尊提升源的形象。这会极大地促进咨询的效率。咨询师也可以把这些规范归结为受顾客尊敬的团体的要求，这能够帮助顾客认同规则并促使其严格遵守。

通过持续提出少量要求，避免施加社会压力，给予顾客真诚的积极反馈，避免欺骗和伪装，咨询师能够维持自尊提升者的身份（Rogers，1961；Rubin，1973）。当顾客决定给予咨询师这种身份时，他们不再是个失败主义者。随着建立的自信在咨询师的赞许中不断巩固，顾客们看到了广阔的自我提升前景，并发掘出潜在的力量。

（三）咨询结束后维持影响力

在第三个关键阶段，由于直接联系的结束，顾客会对咨询师产生失望和怨恨，这导致咨询师对其的影响力受到威胁。在咨询即将按期结束时，顾客会希望将关系维持下去，因为他/她需要咨询师的帮助来维持自尊水平。通常，顾客会把咨询师对他们维持帮助关系要求的拒绝解读为抛弃或是冷漠。如果咨询师的形象发生了这种不利的变化，顾客将不再坚持依照咨询师制定的规范行事，在联系结束后，对规范的内化也将停止。如果咨询师能够保证给予顾客持续关注，并逐步而不是突然地结束联系，这种分离的负面影响能减少到最小。为了预防在联系结束时可能发生的倒退或其他负面效果，顾客必须将咨询师给予的规范内化，从他人导向的动机向自主导向转变。关于这一过程的影响因素，目前还所知甚少，不过通过交流和训练增强个体责任感，进而促进规范的内化的方式似乎是可行的。这一意图可以在第二阶段就开始，客户会在第三阶段对自己独自前行充满信心。咨询师也可以提醒顾客由于自主性和控制力的增强带来的未来的满足感，以此鼓励他们坚持完成艰难的决定。

三、成为一个可靠的提升者

前文所述的三个关键阶段假设，如果客户能够对咨询师产生信任、尊重以及依恋的特殊态度，咨询工作的有效性能够得到提升。这种态度远比对陌生人的喜欢复杂（Berscheid & Walster，1978；Byrne，1971）。

当一个健康咨询师成为一个强有力的规范制定者时，客户会有何反应？在尼尔·米勒（Neal Miller）和巴里·德沃金（Barry Dworkin）进行的生理反馈训练中，我们可以看到一个鲜活的例子。这两位研究者试图通过言语赞扬帮助高血压患者控制自身的血压。一个年轻的妇女进行了为期 10 周的艰难训练，阶段性地将舒张压从平均 97 的危险水平下降到 80 左右，她是这样描述他的训练者的：

> 我总是对巴里·德沃金的鼓励和人格充满依赖。我认为他可以成为一个奥林匹克教练。他对我的状况了如指掌，只有我倾尽全力他才能满意，我不能欺骗他。我感觉我们是朋友也是个同盟——事实上仿佛是我们两个人在降低我的血压。（Jonas，1972）

169

当一个客户将咨询师比做奥林匹克教练，她在传递这么一个观点：在她心中教练对待她如同对待一个奥林匹克体育明星。并不是每个咨询工作者能够成为他/她所有顾客心中的奥林匹克教练。但是增进对于咨询关系关键成分的理解（如表 16-1 中的变量），能够让很多咨询师获得建立和维系有效关系的方法。

我们认为，这一理论框架中着重指出的 12 个变量适用于所有形式的心理治疗。但是，迄今为止能够在日常咨询工作中充分运用这 12 个影响因素的咨询师屈指可数。在目前出版的各种基于行为理论的、认知理论的以及心理动力学理论的咨询治疗指南中，这三个关键阶段受到的重视程度各不相同，大多数行为疗法重视阶段 2 的影响因素而忽略了阶段 1 和 3；罗杰斯人本主义咨询理念则给予阶段 1 和阶段 3 的部分内容很大的重视，阶段 2 往往被忽略掉；理性情绪疗法及其分支，如认知行为改变技术等，给予了阶段 1 和 2 中的相关变量极大的注意，然而却忽略了阶段 3。

与三个关键阶段以及咨询师作为可靠自尊提升源相关的这些理论观念能够被运用于其他领域。这些概念提供了一个可以被运用到其他二元关系（如学生和教师、下级和领导、同事、朋友、恋人或是配偶）、抑或是群体和其领导等关系中通用的框架。我认为，就本质而言，自尊动力（包含表 16-1 中总结的变量）在内聚型群体决策和日常咨询中的作用并无二致，尤其是在群体面临着巨大压力，迫切需要相互之间的社会支持时。这类群体包括最高等级的政策制定者，这部分在我关于群体思维的研究中有所涉猎（Janis，1982）。

四、通过伙伴关系提供社会支持

无论是对促进新研究的产生，还是对于重新理解以往的干预研究中一些中介变量的作用，表 16-1 所包含的理论框架都具有重要的启发价值。我将举例对后者进行简单的说明。关于"伙伴系统"有效性的研究就是一个很好的例子。

几十年来，匿名戒酒互助社以及锡南依戒毒机构的拥护者声称，伙伴系统在坚持戒断不良嗜好方面有重要作用（Alcoholics Anonymous，1939；Yablonsky，1967）。在我对戒烟以及减肥群体的观察中同样发现了建立伙伴关系的潜在价值。在咨询结束之前自发建立伙伴关系并每周通话数次的成员所报告的退步行为要少得多。

为了系统地证明伙伴关系的作用，从 1970 年开始，我和霍夫曼（Hoffman）以 30 名重度烟瘾患者为对象，进行了 10 年的跟踪研究，来考察在咨询师的引导下建立伙伴关系并维持每天通话联络是否会对他们的长期戒烟行为带来帮助，其效果令人印象深刻。研究发现，按照咨询师的安排，在五周中保持每周见面一次、每天通话的实验组（高接触）顾客，其戒烟的成功率远高于低接触组。在咨询结束 1 年和 10 年后进行的长期追踪访谈表明，被指派到高接触组的顾客在很长时期内戒除吸烟的成功率都显著高于其他顾客。

高接触伙伴关系满足了建立有效的帮助关系理论框架中的首要条件。戒烟伙伴之间相互表露私人信息，就如对咨询师表露一样，这些信息大多和阻碍他们戒烟、产生戒断症状以及其他诱惑相关。而伙伴间的相互表露往往伴随着相互的理解。从而满足了获得影响力的第一个条件。在每周例行见面时，咨询师通过鼓励他们坚持戒烟来明确传达行为规范。而在每天的例行通话中，戒烟伙伴也会相互强调戒烟规范。对治疗期间录下谈话进行的分析表明，相比之下，成功的伙伴更可能为获得的进步相互表扬；为倒退的行为相互批评，并对没有取得进步的借口提出质疑。这样，伙伴间相互使用在第一个阶段所获得的影响力，第二阶段的条件也得到了满足。

关于第三个阶段，戒烟伙伴在和咨询师的三人群体治疗结束后依然可以保持相互的联系，这也可以降低和咨询师分离带来的破坏性影响。追踪访谈的证据表明，在咨询结束后，戒烟伙伴间确实维持了平均一个月的相互联系。

由于伙伴间的联系在随后的时间里大幅降低，结束治疗 1 年以及 10 年后仍然极高的戒烟成功率显然不能被直接归因为伙伴间彼此的直接社会支持，而最可能是缘于由咨询师引领的三人小组增加了对个体的驱动力，提高了规范被内化的程度。

我和卡拉·诺威尔（Carla Nowell）于1982年进行的一项概念验证型研究证实了通过伙伴关系提供社会支持的有效性，这项研究以减肥诊所的48名女性为研究对象。被指定到高接触伙伴关系组（每天通话，维持三周）的顾客减去的体重显著较高，在治疗结束九周后进行的追踪访谈中也可以看出，高接触组被试的反弹也明显较晚。

在同期进行的另一项减肥实验中，我们偶然发现，如果不告诉减肥伙伴在组成小组之前，咨询师会对他们的背景和态度进行严格配对，其效果会成功很多。这一结果和根据相似性研究得出的期望相反，我们发现，向顾客透露分组依据信息存在负面影响，这似乎是由于相似性信息会诱使顾客产生过度乐观的期望，并最终导致了失望。在随后的研究中，我们逐渐发现通过伙伴关系提供有效社会支持的其他重要条件。我和霍夫曼（1982），以及和诺威尔（1982）合作进行的研究都表明，在治疗过程中，咨询师利用表16-1的变量建立高接触组能够带来治疗效果的提升。

五、关于咨询师—顾客关系的现场实验研究

为了考察理论分析推论出来的一些主要假设，我和同事进行了一系列关于短期咨询治疗效果的现场实验研究，获得了系统性的证据。在研究中，我们侧重于选择能有直接行为指标以测量干预效果的任务（如在减肥诊所中，测量被试减去的体重）。在每个实验中，我们谨慎地改变表16-1所列的12个变量中的一个，而维持其他可能影响因素不变。总体而言，研究的结果提供了支持性的证据，表明这12个变量对顾客的依从行为存在显著影响。然而，我们也有一些意想不到的发现，需要对原有的假设进行修改或重建。

当然，以咨询情境下自发寻求特定帮助的被试为对象进行总结存在一定的风险。对于其他种类的咨询治疗而言，这些研究的结果未必适用。此外，我们希望能为咨询师建立、使用以及维持其影响力提供一般性的指导方法，然而以自发来到诊所寻求帮助的顾客为样本未必能够代表总体的状况。因此，不管这些发现有多正确，它们只适用于一小类人群。尽管如此，这一小类人所包含的基数可能也非常庞大。

我们大多数的研究关注咨询师—顾客关系中第一个关键阶段的变量，即考察在什么条件下咨询师建立起其对顾客的影响力。我们假定表16-1中规定的前两个条件是必须的。首先，我将对积极反馈的效果进行回顾，因为考察积极反馈的

171

影响比建立不同程度的自我表露的影响要简单得多。我们在耶鲁减肥诊所进行了两个考察积极反馈效果的现场实验。实验一的被试是 64 名妇女，实验二是验证性质的，被试为 44 名妇女。在两个实验中，我们都使用了标准访谈，能够诱发所有被试中等程度的自我表露。随后，被试被随机分为三个小组，并给予不同的反馈：1. 持续的积极反馈；2. 持续的中性反馈；3. 以积极反馈为主，伴随着一次轻微消极反馈。结果表明，在三种反馈中，给予一贯积极反馈的被试对咨询师的态度最为积极，通过两个月后体重下降程度来看，顾客对其建议的依从程度也最高。研究有一个意外的发现，即在特定情境下，中性反馈的效果最好，我将在后面对这一问题进行讨论。

彼得·张（Peter Chang）的博士论文研究（1977）也验证了持续积极反馈的良好效果。这项研究在爱德华·康纳利（Edward Conelley）的指导下，在南加州大学一个模仿耶鲁模式的减肥诊所中进行。

耶鲁减肥诊所另一项以 80 位肥胖妇女为被试的研究为积极反馈能够促进依从性这一假设提供了进一步的支持。在这项勒斯·格林（Les Greene）博士论文的研究（1982）中率先介绍了身体接近性这一新变量。格林发现在访谈时，如果顾客的座椅到咨询师的距离为 2 英尺的正常水平时，积极的反馈能够诱发出理想的效果，5 周后顾客的体重显著降低。然而，如果顾客的座椅到咨询师的距离相对较远（5 英尺，这显然会被认为是退缩和疏远的标志）时，积极言语反馈的效果消失了。这些结果和耶鲁诊所其他研究的一些发现相一致：只有咨询师在谈话过程中持续使用积极反馈，同时避免有任何让顾客认为是退缩或是批评的言行，其反馈才能收到良好的效果。

耶鲁大学威廉·穆里根（William Mulligan）的博士论文（1982）同样发现积极反馈存在条件限制。在红十字会呼吁大学生参与献血的活动期间，他进行了两项研究。在一个以 40 名男性为被试的实验中，穆里根发现，和给予中性回馈相比，在献血前的访谈中持续给予积极反馈能够促进学生的依从行为，更多的学生参与献血。然而，这一结果存在一个先决条件：访谈诱发的自我表露和当前决策冲突无关。在第二个实验中，穆里根找了另外 40 名男性作为被试，并且在访谈中增加了询问其是否愿意献血这一额外问题，这给了被试表达他们不情愿的机会，最终导致实验结果完全相反。这些发现表明，尽管对被试的自我表露给予积极反馈通常比中性反馈有效，但是如果它强化了和推荐者建议相左的决策，其效果会适得其反。尽管咨询师会很谨慎地避免这一情况发生，在咨询过程中，他们还是可能会无意识的对顾客的拒绝行为表现出理解和同情。

在我刚才引用的研究中，积极反馈都是通过对客户的自我表露表示理解的形式给出的。例如，一个妇女报告了一个案例来表明她缺乏自控能力，咨询师通常会给予理解和接受，如"可以理解在那时你多么自责并希望得到改变"。另一种给予积极反馈的形式是在顾客开始执行艰难任务时。咨询师可以对顾客的行为表示赞许，并表示他或她相信顾客拥有克服困难所需的一切品质。亚瑟·史密斯（Arthur Smith）在他的博士论文实验（1982）中使用了这种提高自尊的手段。

当时的情境是这样的，在纽黑文市小学教师周末工作坊上，40 名算术教师接受指导，学习新的教学方法。在指导过程中，咨询师随机给予一半教师关于他们专业能力的积极反馈。两周后的暗地观察发现，和接受同样多的指导与训练的对照组相比，得到积极反馈的教师使用新教学方法的频率要高得多。

以上 7 个现场实验基本证明了由表 16-1 第 3 个关键变量推导出的假设，但是需要进行一些补充：即在咨询师诱发顾客中等程度自我表露的情况下，如果他给予顾客的自我表露以持续且可信的积极反馈、且没有表现对与规范相反的行为的积极态度，顾客的依从性会上升。

关于阶段 1 的另一个关键变量，我们在实验中试图验证如下问题：在顾客得到持续积极反馈的情况下，其自我表露程度是否和咨询效果成正比？社会语言学家指出，不管谈话的主题有多么微不足道，每次言语交流都必然会导致一定程度的自我表露（Labov & Fanshel，1977）。当然，在最初的谈话中，顾客自我表露的程度会存在明显差别，这主要取决于咨询师所问的问题。

在耶鲁减肥诊所中，我们通常会进行自我表露程度很低的常规访谈。这种访谈只涉及食物偏好、饮食习惯以及与日常生活相关的问题。而在高自我表露访谈中，我们会询问很多私密问题，如当前、过去快乐或悲伤的事件、身体映像、性生活、关于错误行为的内疚感、内心的渴望以及其他通常不会和家人或密友提及的，只有深层心理学才会关注的问题。中等程度的自我表露则介于这两者之间，其问题通常包括关于个人的优缺点、烦恼、抱负等类似问题，这类问题会和好朋友及亲戚坦诚交流，但通常不会告诉陌生人。在一系列研究中，我们通过改变咨询师的问题来诱发不同程度的自我表露，同时保持咨询师的人格、访谈的长度、给出的建议以及其他任何我们认为可能对结果产生影响的因素不变。对顾客回答进行的系统分析表明，我们试图诱发中等和较低程度自我表露的顾客，以及较高和中等自我表露的顾客，在自我表露的数量和程度上都存在着显著的差异。

在三个现场实验中，我们考察了从阶段 1 推导出来的假设：在咨询之初，和诱发较低程度自我表露相比，诱发中等程度的自我表露在增强顾客依从性方面效果更好（在咨询师表现出接纳等积极反馈并没有表现出冷漠、拒绝或敌意的情况下）。

第一个实验由玛丽·艾伦·科尔顿（Mary Ellen Colten）和我（1982）在耶

173

鲁减肥诊所进行，被试是 80 名女性。尽管实验的结果并不非常明确，我们倾向于认为其还是支持了原假设。在咨询师对顾客的言论给予持续积极反馈的情况下，和中等自我表露且填制平衡表（能够诱发被试对减肥正反两方面可能带来后果的自我表露）的被试相比，低自我表露被试表现出的依从行为更少，其体重减轻程度也显著较低。

另两个实验由奎兰、我和弗吉尼亚·巴尔斯（Virginia Bales）（1982）在耶鲁减肥诊所进行，被试都是 72 名女性。这两个实验为自我表露假设提供了更为明确的证据（同样存在条件限制，下文详谈）。穆里根对男大学生献血行为的研究同样表明，诱发中等程度自我表露比较低自我表露更为有效。穆里根的研究排除了关于第一个关键阶段的理论分析只适用于存在自我控制缺陷的人群的可能性，因而其验证性结果令人印象深刻。

另外的现场研究并不支持自我表露越多越好的观点。在两个减肥研究中——一个由奎兰和我（1982）进行，被试为 54 名妇女；另一个由约翰·雷斯金德（John Riskind）和我（1982）进行，被试为 74 位妇女——表明，诱发较高自我表露的被试，其依从性显著低于诱发了中等自我表露的被试。在这些研究中，高自我表露访谈涉及到一系列私密的信息，比如个体的缺点和弱点，这些信息几乎不会透露给他人，哪怕是最亲密的朋友。这类似于深层心理学家在治疗暴饮暴食、抽烟、酗酒等行为时所使用的深层访谈技术。研究发现，如果没有后续的心理治疗，这种深层访谈在改变顾客行为方面的效果远逊于中度访谈。

由于一系列研究表明，中度自我表露较低自我表露有效，而另一些研究表明高自我表露效果较中度自我表露低。由此可以推出，自我表露水平与顾客依从性之间并不存在线性关系。可以推测，自我表露水平和依从性的函数曲线应该是倒 U 型的，如同很多其他同时具有促进和抑制效果的变量一样。这一结果有待进一步的研究进行系统考察。

是什么导致了高自我表露的不利影响？不同类型自我表露研究中所测量表及小样本追踪研究的结果都给出了一致的答案。在随后的一项研究中，我们在诱发 18 个顾客高度和中度自我表露后随即对其进行访谈。访谈发现了两个不利的影响因素。首先，很多信息表明，在高自我表露情境下，即使咨询师给予了很多积极的评价与理解，顾客仍然有些士气低落。在回顾了所有的个人弱点后，一些客户报告对于自身以及治疗过程的不满意，同时他们的自信也开始动摇。在这种情况下，顾客对于自己能够执行困难任务（如坚持低卡路里饮食习惯）的信心降到极低。换而言之，在最初访谈中诱发高自我表露会降低顾客的自尊，即使咨询师持续给予积极反馈也于事无补。

　　第二个不利效应表现得更为间接和隐晦，即顾客对于是否和咨询师建立起依赖关系的心理冲突相对上升。例如，一些顾客似乎显示出过分卷入的倾向，他们希望咨询师能够给予他们更多的时间和更直接的建议，不仅是对于当前问题的，也包括高自我表露中涉及的其他问题（例如婚姻问题）。

　　而中度或低自我表露的顾客则不同，他们更少将咨询师看做溺爱的父母或是引导他们解决所有问题的救星。在最初阶段的咨询结束后，他们能更平静地接受和咨询师友好且务实的关系，不会为得到的帮助较少而感觉不满。他们认为咨询师能够产生共情，给予他们真诚的帮助，并很好地完成自身的工作；他们也更不期望沉迷于类似父母角色所产生的温情中。

　　表16-1的第三个变量是帮助顾客深入洞悉并进行认知重评，这不是建立有效咨询帮助关系的必要条件，但是我们预期它能够通过提高咨询师的影响力最终达到增强依从性的结果。兰格（Langer）、我和沃尔弗（Wolfer）（1975）进行的一项研究为认知重评存在积极作用提供了支持。在研究中，咨询师对即将进行外科手术的病人进行一个简短的术前访谈，讨论他们的个人感受以及对于即将到来的手术的恐惧。每个病人都得到一些关于接受治疗获得良好效果的案例（例如健康状况的改进，医院提供的照料和关注，短暂远离外界压力的假期）。随后，病人被要求想象和自己有关的积极结果。最后，咨询师建议病人每次为手术可能的消极后果而感到不安时就开始回忆想象的积极结果。他们鼓励病人将积极的后果想象得尽可能真实，以强调建议的内容并非是让他们欺骗自己。设计这一指导语的目的是为了促进乐观情绪并意识到所作选择的预期收益要高于损失。

　　实验结果支持了如下预测：为病人提供认知重评策略能够降低手术前后的心理压力，并减少决策后的后悔感受。进行过重评干预的病人无论是在术前护士对病人的压力评估还是在术后病人抱怨的频率和强度（通过镇痛剂、镇静剂使用程度衡量）上都要低很多。然而，这一结果也存在着一些混淆的地方，即认知重评的积极效果是由于和心理学家建立起更强有力的支持关系导致的（变量3），还是通过改变病人的内在机制，如自信心的上升造成的（变量12）。

　　此后进行的一系列研究也对认知重评策略的有效性进行了支持，但是其解释同样存在混淆不清的地方。其中肯德尔（Kendall）等人的研究发现，对于不得不进行心脏导管插入手术的病人，进行认知重评能够获得很好的效果。研究通过自评和他评（外科医生和医技人员）对手术期间的心理压力进行评定。在另一项有控制的现场研究表明，鼓励病人进行积极自我对话能够有效缓解和降低紧张性头疼的发病频率、持续时间和强度（Holroyd，Andrasik & Westbrook，1977）。类似的重评干预措施，包括积极自我谈话已经被认知行为改变技术的支持者应用

175

到慢性焦虑、愤怒、疼痛的治疗中。

接下来让我们关注表 16-1 第 2 阶段的变量，即支持性的咨询关系对促进个体坚持困难决策的影响。首先是变量 4，关于顾客提出明确的建议对其行为的影响，目前我们还只有间接的证据。例如，一项组成伙伴关系的重度烟瘾患者戒烟的研究。这项以 20 个吸烟者为被试的补充研究发现，在咨询师只给顾客指派了伙伴，随后停止直接联系的情况下，伙伴关系只在最初的一个月内有短暂的效果，随后在所有的案例中都出现了倒退。当咨询师主持 5 次每周例会，并在会上明确给出反对吸烟的建议（表 16-1 变量 4）后，同样类型被试的吸烟行为在一年后以及十年后都表现出显著且持续的降低（Janis & Hoffman，1982）。

米勒（James C. Miller）和我（1973）在耶鲁大学进行的研究也发现了类似的现象。研究表明，如果没有被给予直接的规范要求，学生组成伙伴的效果可能会适得其反。伙伴关系并没有让学生提供相互支持并降低为选择到耶鲁大学而后悔，反而影响了学生的士气和对大学生活的适应，导致他们倾向于中途辍学。

关于变量 5（承诺），先前其他研究者的研究反复证明，承诺对坚持执行艰难决定有积极作用。这些研究包括查尔斯·基斯勒（Charles Kiesler，1971）和其他社会心理学家的研究以及临床心理学家关于如何有效引导客户起草并签署书面合同的研究（Cormier & Cormier，1979）。

关于承诺的研究表明，如果给予一个人机会对不同选择进行深入思考，随后让其对尊敬的人，如医生或减肥诊所的健康咨询师宣布他的决定，那么为了避免可预期的咨询师或自身的责难，个体会锚定于该决策（Janis & Mann，1977；Kiesler，1971；McFall & Hammen，1971）。有研究者（McFall & Hmamen，1971）的研究表明，咨询师的三个简单策略能够有效帮助重度烟瘾患者戒烟   引起关于承诺的声明，提醒戒烟者承诺的内容以及指导顾客进行自我监控。这种频繁的提醒使得承诺具有凸显性。实践表明，这三者简单组合的效果不逊于戒烟诊所精心设计的治疗方案。

关于诱发承诺积极效果的发现改变了现代心理学中关于自我控制的观念。早期的心理学家认为，自我控制，例如坚持戒烟或节食，几乎完全由个体的特质，如自我坚忍性以及冲动控制所决定，类似于普通人认为的这些行为只和是否具有意志力有关。但是，如同堪福尔和卡洛里（Kanfer & Karoly，1972）所强调的，关于自我控制现象的研究证据表明，自我控制应该是环境变量和个人特质共同作用的结果。情境或环境的决定因素包括能够影响决策者所感知到的承诺明确程度以及选择自主程度（自由选择）的变量，这两者都能通过建立个体责任意识来促进随后的自我控制行为（变量 8 和 11）。

176

前文的分析和临床研究中让被试签署正式协议能够增强其遵守可能性的结果相一致。例如，斯特克尔和斯维恩（Stekel & Swain，1977）发现，如果能够帮助高度紧张的患者制定每个阶段可行的步骤（如改变饮食结构）并以合同的形式写下来，他们对规范的遵守程度显著较高。

表 16-1 的阶段 2 其余变量以及阶段 3 的变量的研究工作仍在进行中。对于其中一些变量，目前已经获得了零散的发现，并且为将来系统的考察提供了依据和保证。从现有研究中一些出人意料的发现来看，我们获得了一些新的启示，关于自尊建立在改进客户自我控制能力过程中的中介作用尤其值得重视。例如，我们减肥诊所的跟踪访谈似乎支持戴维森和瓦林斯（Davison & Valins，1969）研究的结论，即当个体将行为改变的原因归因于自身而不是外界时，他们更可能维持这种改变。我注意到，减肥诊所一些最为成功的顾客通过一系列步骤将他人导向驱动转变为自身导向驱动。首先，他们开始感觉在咨询师的帮助下他们能够坚持节食。在节食的第一周内，他们进入第二个步骤，开始感到"在大多数时候我能自己完成，只要你仍然可以给我一些支持和鼓励。"第三个步骤开始于他们减去一些体重并意识到事实上他们基本是靠自己的力量完成这一任务的。他们就开始感觉："一开始我需要你的帮助，现在我可以自己来完成，只要其他人能给我一点点支持。"最终，当他们意识到自己能够控制饮食时就进入了最后一个步骤，他们会感到："我能够完全依靠自己来完成这一任务，并且我已经证明了我可以。"在克服倒退诱惑最成功的顾客中，最终形成自我信赖态度的占据了绝大多数。

我认为，如果咨询师能够为顾客关于个体责任的自我对话提供逐步的指导，这一从依赖向自我信赖转变的步骤能够为很多顾客带来帮助（变量 8 和 11）。在最初的咨询中，咨询师可以就依赖问题作一次坦率的陈述，在描述上述步骤后设定自我信赖的最终目标。随后，在适当的时机鼓励顾客尝试着进入下一个步骤。在顾客成功减去部分体重后，咨询师可以鼓励其进行包含自我依赖这一最终态度的自我对话。关于这一过程的研究最近已经开始进行。

六、总结

上文简述的一系列现场研究，旨在验证就建立有效帮助关系的理论分析所推导出的一些假设，这些研究的发现似乎和大量临床观察不谋而合。在此我不得不提出一个多少有些令人泄气的问题：在追寻我们的最初目标——将咨询的艺术转化为咨询的科学的道路上，我们已经走了多远？我的答案是：一段路，但是并不远。之前我曾经提到，在我们对短期咨询的研究中，我的同事和我试图在构建可靠的理论构思和在临床观察中获得系统性证据支持两条道路上齐头并进。事实表明，我们基于对成功和失败咨询案例的观察总结而得出来的理论模型，对短期咨询研究的变量选择有很好的指导意义。第 1 阶段，即如何建立起有效地咨询师——

顾客关系所涉及的关键变量，在一系列现场研究中得到了很好的验证。关于第2阶段，变量5（承诺）已经得到了很多研究者的系统研究，并被证实确实有效。对于第二阶段的其余变量以及第三阶段的所有变量，我们目前还只有零散的证据，但是这些证据足以表明，对这些变量进行系统研究是可行的。在我最近的一本专著中，我对这一理论框架下的相关研究进行了详细的介绍，在这里，我认为有必要引用这一专著的总结段作为我对研究现状的最终评论：

志在探索咨询关系的同道们，就如同致力于研究其他人类行为问题的心理学家一样，显然不得不接受蜗牛般进步的事实。我们系统地考察最有希望的假设、使用现有最好的研究方法，意图获得咨询科学的某些进步。让我们扪心自问：我们能否不满足于这个缓慢积累真理的过程，期望获得咨询研究的更快突破呢？如果答案是"否"，我们需要成为自己的咨询师，建立必胜的希望以及自信。

第三节　心理健康思想评述

提起厄尔文·詹尼斯，人们总是冠以"团体思维"创立者的美誉，这是对詹尼斯在团体动力学领域所作贡献的充分肯定。事实上，"团体思维"研究只是詹尼斯关于心理压力以及决策的理论在团体层面的扩展。在涉足团体动力学研究之前，詹尼斯一直在以临床心理学家的身分进行心理健康工作。他的心理健康研究紧紧围绕三个方面进行：第一，心理压力，即在面临战争或是外科手术等可能带来创伤和疼痛的事件时个体感受的心理压力；第二，决策冲突的应对，即探讨帮助个体维持适当水平的心理压力，作出最优选择的策略；第三，变化促进者（change agents）的社会影响，即探讨咨询师如何才能有效促进个体的行为改变。他希望通过这些研究能够帮助个体降低不必要的心理压力，更加从容幸福地生活。最后，詹尼斯还把研究的成果推广到国家外交策略的制定方面，希望通过对高压力下理性决策行为的研究，减少错误决策，促进世界的和平。本文以决策冲突理论为例，对詹尼斯的心理健康理论和思想进行介绍。

一、决策冲突模型提出的背景

决策冲突模型是詹尼斯最重要的贡献之一，也是詹尼斯整个理论体系的基石之一，具有很高的理论价值和实践意义。鉴于国内对其推介不多，下文将对这一理论模型及衍生的咨询干预策略进行系统阐述。

决策冲突模型是詹尼斯在对个体的决策行为进行深入分析的基础上产生的，它主要研究个体在不同的决策情境下的不同应对方式、与应对方式相对应的心理压力状况，以及这种心理压力对其最终决策质量的影响。

在詹尼斯提出冲突模型之前，个体的决策已经是一个热门领域，涌现了诸如主观期望效用模型、健康信念模型等一系列的理性决策理论。这些理论将"人能够理性地作出决策"作为其理论前提和基础，考察个体在不同情境下如何作出最优决策。

同时，一些心理学家开始关注决策对个体心理行为产生的影响。研究者（Gerard，1967；Mann，Janis & Chaplin，1969）发现，需要作出重要决策时，个体的心理压力会激发一系列焦虑反应，使个体产生诸如烦躁、易怒、失眠、食欲不振以及其他症状，如果不能将心理压力维持在一个适当水平，会严重影响个体的身心健康。

詹尼斯在咨询工作中发现，个体这种心理压力往往有两个来源：首先，决策者需要考虑任何一个备选方案可能会带来的物质和社会资源的损失；其次，一旦决策失误，其作为"胜任的决策者"的名声以及自尊都会受到威胁。这些压力导致了决策者时常会进退维谷，投鼠忌器，可能造成的损失越大，决策者感受到的心理压力也就越大。同时，詹尼斯发现，这种心理压力本身又是个体产生非理性决策行为的一个主要原因，尤其是在决策者急切地试图摆脱心理压力时。因此，詹尼斯提出，传统的理性决策理论将个体的心理状况排除在理论视角之外是不适当的，决策的主体是人，脱离人本身的状态谈决策，即使理论本身具有再高的学术价值，其结果距离实际生活以及在咨询工作中应用都差之甚远。

在这一思路的指引下，詹尼斯提出了决策冲突模型，其目的在于：1. 考察个体不同心理状态对其决策行为存在的影响；2. 探讨在什么心理状态下个体能够作出最优决策。为了和传统的决策理论进行区分，詹尼斯参照阿贝尔森（Abelson）的"热认知"概念，将决策行为分为"冷决策"和"热决策"。所谓的"冷"决策，是指不会唤起个体太多情绪反应的决策行为。在冷决策过程中，备择选项的心理效用通常很低，并很容易进行计算，例如个体在午餐吃牛肉或是鱼肉之间作出选择就是冷决策。而决策冲突模型研究的对象"热决策"，则是"个体就高自我卷入的事件作出的决策"（Janis & Mann，1977），热决策的内容往往与决策者自身的健康、发展、安全等方面息息相关，能够唤起个体强烈的情绪反应，导致其在决策时面临着巨大的心理压力。个体在配偶选择、职业生涯规划，乃至是否接受外科手术等问题上作出选择通常属于热决策。

二、决策冲突模型的内容

在分析大量相关文献的基础上，结合自身临床观察，詹尼斯提出三个决定决策者行为的重要条件：1. 个体是否意识到作出任一选择都会存在严重风险；2. 是否存在寻找到更优选择的希望；3. 确定在决策之前是否有足够的时间来调查分析以找出更优选择。詹尼斯认为，根据这三个条件的不同，决策者会产生不同程度的心理压力，并采取不同应对方式，由此，他建立了詹尼斯—曼的冲突模型（见图16-1）。

179

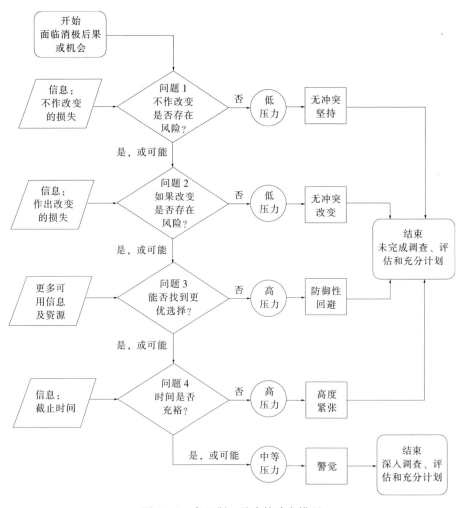

图 16-1　詹尼斯—曼决策冲突模型

　　这一模型认为，个体在应对风险时主要的行为模式有五种，分别是：

　　1. 无冲突坚持。在这种模式下，个体自满于既有的对策，认为继续原有的行为方式不存在大的风险，因而个体选择坚持原有的行为。采用这种应对方式时个体感受到很低的心理压力。

　　2. 无冲突改变。在这种模式下，决策者意识到如果不改变原有的行为会存在较大风险，所以他毫不犹豫地接受最为容易的降低风险方法，或是他人极力推荐的建议，改变自身原有的行为方式。这种方式的心理压力也很低。

　　3. 防御性回避。在无论选择坚持还是改变都会存在较大风险时，决策者就会感受到冲突，心理压力也骤然增加。他们会评估寻找到更好解决方式的可能性，如果不能，他们通常会采取防御性回避策略。如将决策行为向后拖延，将决

180

策的责任推脱给他人，或是将一厢情愿的想法合理化，而选择性地忽视与风险相关的信息。

4. 高度紧张。在这一阶段，决策者认识到，无论选择坚持还是改变都存在风险，在对问题进行充分调查评估的基础上寻找到更好的解决方式是可能的，然而剩余的时间不足以完成这个流程时，就会产生高度紧张的状态，在极端情况下，高度紧张类似于恐慌。

5. 警觉。在这种情况下，决策者意识到简单选择改变或是坚持都有其风险，但是他们认为自己拥有充裕的时间寻找到满意的解决方案。在这种情况下，决策者会对面临的问题进行仔细调查，并尽可能客观地评估每个方案的得失，在考虑周详之后作出决策。

那么，什么样的决策才是最优的决策方案呢？詹尼斯提出了如下七个标准：

1. 仔细考虑所有可能的备择方案。

2. 全面考虑所要达到的目标的每个方面以及每个备选方案的价值。

3. 仔细权衡每个备择方案各自可能带来的积极和消极后果。

4. 密切关注和备择方案有关的信息。

5. 充分解读与面临问题相关的新信息与专业观点，即使这些信息与自身最初的偏好无关。

6. 在最终决策之前，重新审视包括最初觉得不能接受的方案在内的所有备择方案的积极和消极后果。

7. 制定执行既定选择的细节条目，并制定各种可能风险发生时的应对计划。

以这七个标准为准绳，詹尼斯对所有五种应对模式进行了分析（Janis & Mann，1976），其结果见表16-2。

表 16-2　五种应对方式的决策前行为特点

应对模式	仔细考虑备择方案	全面评估目标价值	仔细权衡备择方案 原有应对方式	新应对方式	全面收集相关信息	客观解读新信息	重新评估所有方案	制定执行方案及风险应对计划
无冲突坚持	−	−	−	−	−	+	−	−
无冲突改变	−	−	+	−	−	+	−	−
防御性回避	−	−	−	−	−	−	−	−
高度紧张	−	−	±	±	±	±	−	−
警觉	+	+	+	+	+	+	+	+

注：+表示决策者能够达到标准

−表示决策者不能达到标准

±表示决策者的表现波动，时而达到标准，时而不能

詹尼斯认为，每种应对模式都有其优缺点，适合不同的决策环境。在五种应

对模式中，无冲突坚持和无冲突改变能够节省时间、减少因决策而付出的努力、同时也减少心理折磨，通常适用于常规事件的决策。然而，如果决策者使用这两种方法应对重要决策时，其决策结果往往存在很大的缺陷，类似的，防御型回避策略以及高度紧张策略在有些情况下是适应性的，但是这些策略会降低个体规避严重风险的机会。因此，这四种应对方式都不完美，通常会导致决策之后的悔恨懊恼行为。而第五种应对方式，即警觉，通常能够产生高质量的决策。

三、基于决策冲突模型的干预策略

作为一个临床心理学工作者，如何帮助个体尽可能地作出理性决策，避免其在决策过程中承受不必要的心理压力，并减少决策后后悔的可能性，是詹尼斯最为关注的问题。在提出决策冲突模型后，他针对各种应对方式进行了大量有控制的现场研究，尝试各种咨询手段，以寻求行之有效的干预策略。詹尼斯将干预方案分为改变其原有决策方式的干预方案以及提升其决策质量的干预方案两种，下文简要介绍詹尼斯认为最为实用的几种干预技术。

（一）改变原有决策方式的方案

1. 情绪角色扮演技术

情绪角色扮演（emotional role-playing）是詹尼斯运用的一项心理剧技术，即让个体扮演某个角色，通过特定的实验刺激使其经历强烈的情绪唤起，进而改变其决策行为。例如，在1965年的一项研究中，詹尼斯以14名女性烟瘾患者为被试，使用了情绪角色扮演技术。在实验中，被试被要求扮演刚被医生告知罹患肺癌的病人。结果发现，和控制组相比，由逼真的场景引发的高度恐惧和警觉能够显著改变被试对于吸烟的态度和行为。

詹尼斯认为，决定角色扮演技术成败的关键因素是对个体体验到的情绪唤起强度的控制。一方面，这个刺激要唤起足够的焦虑，促使个体对原有的决策方式进行反思；同时，给其造成的心理压力不能过大，否则很容易引发防御性回避或是高度紧张策略。

2. 警惕合理化技术

警惕合理化技术（awareness of rationalization）主要针对采用防御性回避应对方式的个体。在临床实践过程中，詹尼斯发现，通过苏格拉底式对话、提供得失的具体信息、纠正对剩余时间的低估倾向等方式可以有效提升处于无冲突坚持、无冲突改变以及高度紧张状态顾客的决策质量。而处于防御性回避的个体则不同，为了避免再度唤起冲突产生的心理压力，他们往往会有选择地接受有利的相关信息，将自身的行为合理化。

182

　　为了解决这一问题，詹尼斯开发了"警惕合理化"技术，其具体流程如下：在使用该技术前，咨询师先向顾客强调"坦率地承认自己想法和感觉"的重要性，随后，给予顾客一系列的陈述，即通常使用的将自身行为合理化的借口（例如"抽烟会导致肺癌的证据还不充分"、"如果我停止吸烟，我的体重会增长很快"等），询问顾客有没有觉察到自己也存在使用某个借口的倾向。最后，咨询师通过录音和电影对每种合理化的借口进行批驳。研究发现，虽然"警惕合理化"技术不能直接起到治疗的效果，但是，引导顾客发现自身存在的合理化倾向能够有助于减少其对外界警告信息的抗拒，为进一步的治疗打下基础。

　　（二）改进决策质量的策略

　　1. 决策平衡表技术

　　决策平衡表技术（balance sheeting）由来已久，主要是通过让决策者对不同备择方案带来的后果进行客观分析，协助决策者在决策之前全面权衡得失。詹尼斯认为，如果没有系统的分析，哪怕是再细心的人也可能会忽视选择某些潜在的损失或对某些选择的收益抱有错误的期待。因而，他在临床研究的基础上对原有的平衡表技术进行了改进，将个体需要作出判断的效用分为四类（Janis & Mann，1976）：自身的得失、他人的得失、自我肯定或否定、社会肯定或否定（见表16-3）。

183

表 16-3　职业选择的决策平衡表

类型	备选			
	选择 1		选择 2	
	+	−	+	−
自身实际得失				
收入				
工作难度				
升迁机会				
空闲时间				
其他				
他人效用得失				
家庭收入				
留给家庭的时间				
……				
其他				

（续表）

类型	备选			
	选择 1		选择 2	
	+	−	+	−
自我肯定或否定				
贡献社会带来的自尊				
是否是实现人生目标的机会				
……				
其他				
他人的肯定或否定				
父母				
妻子（或丈夫）				
……				
其他				

詹尼斯在一系列研究中考察了平衡表技术的使用效果，发现这一技术能够有效降低决策之后的后悔程度并增强对既定决策的坚持性。

2. 结局心理剧技术

结局心理剧技术（outcome psychodrama）是詹尼斯通过一系列研究逐步发展起来的一种干预策略。这一技术让顾客将自己投射到未来，来即兴表演作出每项选择之后未来可能发生的事件。为了能够更全面地考察选择潜在的风险和结果，这一过程往往会重复进行许多次。最初，詹尼斯将这项技术使用在遇到婚姻问题的顾客身上，让顾客表演离婚或维持现状的可能后果。结果表明，每个案例中，个体的决策都向着"警觉"的方向发展。同时，结局心理剧能够通过提供更多可能项目的方式提升决策平衡表的使用效果。

此外，詹尼斯还尝试了诸如苏格拉底式对话（socratic dialoguing）策略、诱发认知失调（induced cognitive dissonance）策略等，给出了一系列针对不同类型患者所使用干预策略的指导意见。

四、詹尼斯的贡献及评价

"生存还是死亡，这是一个问题"。长久以来，决策一直是一个困扰人类的重要问题。毋庸置疑，决策问题和人类的心理健康息息相关，无论是决策之前的心理压力，还是决策之后的坚持执行，抑或是决策失误的悔恨懊恼，都会对决策者的心理产生重大影响。如何作出高质量决策，不仅是管理学、经济学、运筹学所关注的对象，更是健康心理学家所面临的重要课题之一。在这一方面，詹尼斯

184

的研究是开创性的，他将心理压力与决策行为结合，开拓了心理学研究的一个全新的领域，并为其后 20 年的相关研究奠定了基础；他所提出的决策冲突模型以及社会支持理论，在 30 多年后的今天看来仍有其独特的价值，给研究者以启发；他所创立和使用的很多咨询干预方法在当今仍然得到广泛应用，为受决策行为困扰的人们提供帮助；他用实验研究验证了经过专门训练的心理工作者在帮助病人坚持听从医嘱方面所起到的重要作用，给心理健康工作开辟了一个广阔的发展空间。

（一）詹尼斯的主要贡献

1. 临床工作方面

詹尼斯对心理健康领域发展所作的贡献是巨大的。首先，他毕生从事临床咨询工作，切实了解公众的心理健康问题，并有的放矢地寻找对策。他所开发、修订的心理咨询技术，如上文介绍的情绪角色扮演、警惕合理化、决策平衡表、苏格拉底式对话等，集合了诸如精神分析、格式塔、人本主义等学派的理论思想，在长期的实践工作中被证明是切实有效的态度、行为及决策改变方法，时至今日，仍然为世界各地的咨询师，乃至普通民众所广为使用，为帮助人们减少决策冲突的困扰、实现心理健康，过从容幸福的生活发挥着积极的作用。

2. 理论构建方面

难能可贵的是，作为一个临床工作者，詹尼斯从不忽视理论构建工作。在他看来，心理咨询工作不能只停留在经验积累和传播上，只有上升到理论高度，才能在更大范围内产生影响，为更多的人谋福祉。因而，在其一生中从未停止过理论的构建工作。现实生活的需要是詹尼斯所有理论的出发点和落脚点，正如他在《压力、态度和决策》（*Stress, Attitudes and Decisions*）一书前言中所说的：我认为，下面这个问题是对所有心理健康基础理论的一个考核标准，即"这个理论能否促进干预措施的产生，以有效地帮助人们避免心理创伤、达成其目标或是改善他们的生活质量？"在这一思想的指引下，无论是他的决策冲突理论、社会支持理论，还是关于心理创伤的理论体系，一经提出，随即就对临床心理健康工作乃至公众社会生活产生积极而巨大的影响。

以他的主要研究领域——戒烟和减肥为例，在 20 世纪 70 年代，美国心脑血管疾病和癌症的死亡率达到巅峰，政府在医学技术和设备上投入了大量的资金却收效甚微，公众对于这类疾病充满了恐慌和无助。随后的研究发现，民众不健康的生活方式，如吸烟、酗酒、不良饮食习惯等与其罹患心脑血管疾病、癌症之间存在着密切的联系。在这一背景下，詹尼斯将初具雏形的决策冲突理论运用到咨询工作中，协助民众作出理性的戒烟、减肥决策，摸索出一整套通过提供社会支持促使其坚持既定决策的干预措施，并卓有成效地进行了推广。到了 70 年代末期，美国心脑血管疾病及癌症的死亡率呈现明显下降的趋势，虽然这不能完全归因为詹尼斯的努力，但是可以肯定，詹尼斯作为一个健康心理学工作者，在这一过程中发挥了其应当发挥的社会作用。这些研究的开展和理论的提出，增进了人们对心理咨询的了解，扩大了咨询工作的社会影响，促进了心理健康职业的飞速发展。

3. 促进学科进步方面

值得注意的是，詹尼斯在促进心理健康咨询科学化过程中所起的重要作用。他将"把心理咨询从一门艺术转化为一门科学"作为自己毕生追求的目标。

在具体工作中，詹尼斯着重强调心理健康理论研究必须要和实验研究相结合。他的大部分理论构思来源于临床工作中的观察和思考，然而，詹尼斯对现象学因果分析的可靠性存在深深的质疑。相对于许多同时代的心理学家，詹尼斯提出的理论并不多，他不能容忍通过几个个案的观察归纳就草率地归纳成理论的行为，每一个理论构思，他都会设计一系列精巧的实验对其进行严谨的验证、修改。正如他自己所言，"我最欣赏的是那些始于理论、终于理论，但两者并不相同的研究"，他一直强调，设计实验不能仅仅为了考察某一理论推导出来的假设的正确性，而要同时考察使这些假设成立的条件限制。毫不夸张地说，詹尼斯为数不多的理论，个个是"十年磨一剑"的产物。

在具体研究方法的选择上，詹尼斯从不掩饰自己对于有控制的现场实验（controlled field experiment）的偏爱，他认为这种方法如果使用得当，能够集实验室实验、社会调查等多种方法的优点于一身。对于干预方法，詹尼斯同样会设计实验对其进行系统研究，考察其适用的人群以及发生作用的条件。

拜这种严谨治学之风所赐，詹尼斯的心理健康理论在产生深远影响的同时却很少受到其他学者的质疑和抨击，这在心理学发展史上都是不多见的。

4. 应用方面

詹尼斯指出，"在基础研究和应用研究之间不该也不能划一条界线"。在严格验证自身理论，确信其蕴含着真理的成分之后，詹尼斯会将其充分运用到各个领域。

以决策冲突理论为例，詹尼斯用这一理论帮助了一系列受戒烟、减肥、婚姻冲突、择校、职业生涯规划等等问题困扰的患者，同时也运用在自身的生活与决策中。布鲁斯·拉赛特（Bruce Russet）曾经回忆：在 1972 年，《冲突解决杂志》（*Journal of Conflict Resolution*）将编辑部搬到了耶鲁大学后，我们随即邀请詹尼斯担任编辑部的主席职位。我现在还能栩栩如生地回忆起他教科书般的决策过程：詹尼斯拒绝当场给出任何承诺，在随后的几天中，他如同进行一项研究般认真分析了接受或拒绝这一职务的理由，最终作出了接受的决定。

在其生命的最后几年，詹尼斯将决策行为从个体的心理健康领域扩展到外交政策制定领域，考察国家领导集团在古巴导弹危机、核威胁等压力情境下的决策行为。第二次世界大战的经历使得詹尼斯对战争的残酷以及对军人、普通民众所造成的心理创伤有着深入的了解，他希望通过对以往错误行为的研究和分析，为之后的决策提供警示和参考，以避免不必要的国家冲突，促进世界和平。

（二）我们的观点

在我们看来，詹尼斯是心理学研究者的典范。在生活中，他谦逊有礼，温文尔雅，深具人格魅力；在学术上，他关注现实问题，注重理论建立，又能做到理论应用于实际。他把毕生精力贡献给所钟爱的心理学研究工作，以全人类健康、幸福、和平为最终目标。如果一定要挑出不足之处的话，我们认为，詹尼斯的心理健康理论建构稍显狭隘，他的理论大都是专门性的，直接针对需要研究的具体问题，并以解决该问题为理论构建的最终目的，较少表现出对人性的深入思考，也没有建立更为宏大的理论体系。这似乎不能称之为缺点，只能算是一种遗憾。

五、结语

最后，让我们用美国心理学会将 1981 年的杰出科学贡献奖授予詹尼斯时的评语作为对詹尼斯思想及贡献最为恰如其分的总结：

授予这个奖是由于他对于冲突的理解以及解决所作的贡献。无论是在家庭中还是在实验室中，他开创性的实验以及细致的观察深入探讨了个体间及群体间的冲突。他关于说服以及决策的研究有着里程碑般的贡献。他在压力以及自我调整方面所做的开辟性研究是健康心理学的基石。他关于群体思维的分析剖析了群体决策的误区，并为政治制定提供了参考。他的成就不仅为心理学，也为其他社会科学提供了理论和实证基础。

【建议参考资料】

1. 徐南荣，仲伟俊. 现代决策理论与方法［M］. 南京：东南大学出版社，2001.

2. JANIS I L. Stress, attitudes, and decisions: selected papers［M］. New York: Praeger, 1982.

3. JANIS I L, MANN L. Coping with decisional conflict: an analysis of how stress affects decision-making suggests interventions to improve the process［J］. American Scientist, 657-666.

4. JANIS I L, HOFFMAN D. Counseling on personal decisions: theory and research on short-term helping relationships［M］. New York: Free Press, 1977.

【问题与思考】

1. 请简述詹尼斯决策冲突理论的主要内容。
2. 在詹尼斯看来，决定一个决策质量高低的标准有哪些？
3. 根据詹尼斯的决策冲突模型，什么样的心理状态有助于高质量决策的作出？
4. 根据詹尼斯的社会支持理论，使用对他人影响力时需要注意哪些问题？
5. 如何在日常生活中应用决策冲突模型及其干预措施？

第十七章　理查德·拉扎鲁斯①

【本章提要】

　　理查德·拉扎鲁斯是一位著名的美国心理学家，是应对研究的领导者。拉扎鲁斯对心理学发展的卓越贡献主要在于他提出了情绪与应对的认知—评价理论。拉扎鲁斯因其对应对研究具有开创性贡献而获得了美国心理学会授予的"杰出科学贡献奖"。拉扎鲁斯被认为是 20 世纪最著名的心理学家之一，排名第 80。本章选译了拉扎鲁斯的《应对的理论和研究：过去，现在和将来》一文，反映了拉扎鲁斯应对研究的过程观。文中指出了应对研究两种取向的异同，重点阐述了作为过程取向的应对研究的原则、应对的功能，并概括了过程应对的相关研究以及应对测量中存在的一些特定问题。本章最后对拉扎鲁斯的心理健康思想进行了介绍，评述了拉扎鲁斯的应对观和情绪观以及他的其他心理健康思想。

188
【学习重点】

　　1. 了解过程应对取向与特质应对取向的区别。
　　2. 领会过程应对取向的原则。
　　3. 掌握过程应对取向的两种功能。
　　4. 了解应对过程研究和测量中存在的问题。
　　5. 掌握拉扎鲁斯认知评价理论的核心思想。
　　6. 了解拉扎鲁斯为心理学作出的主要贡献。

【重要术语】

　　应对　过程应对　特质应对　情绪　认知评价

第一节　心理学家生平

　　理查德·拉扎鲁斯（Richard S. Lazarus, 1922-2002）是"情绪"与"应对"理论的现代代表人物之一，他针对情绪和应对开展了大量研究，指出了认知评价的重要性。

　　拉扎鲁斯 1922 年 3 月 3 日出生在美国纽约。他 1942 年毕业于纽约城市大

―――――――――
　　① 本章作者为董妍。

学，"二战"期间在美国军队服役三年半的时间。1946 年从军队退役之后，他去询问纽约城市大学的知名教授加德纳·墨菲（Gardner Murphy）自己该去哪里读博士。实际上，在战争开始之前，拉扎鲁斯已经进入了哥伦比亚大学，此时他仍可以回到那个学校，但是墨菲教授认为他的兴趣在于心理动力学，因此建议他去

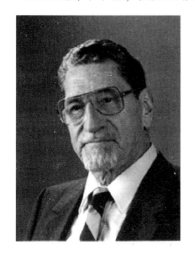

克拉克大学。但是，这所大学拒绝了拉扎鲁斯。因为匹斯堡大学的韦恩·丹尼斯（Wayne Dennis）正在努力建设一流的心理学系，所以，墨菲教授也推荐他去这所学校。因此，从 1946 年起，拉扎鲁斯开始在匹斯堡大学读研究生。1948 年拉扎鲁斯从该校获得了博士学位，随后在约翰霍普金斯大学（1948 年到 1953 年）和克拉克大学（1953 年到 1957 年）任职。从 1957 年开始他在加州大学伯克利分校任职，领导开展临床心理学的研究项目，1991 年拉扎鲁斯教授从加州大学伯克利分校退休。

拉扎鲁斯对心理学的发展有重要贡献。在他职业生涯早期，正当行为主义盛行，人们普遍认为有机体是通过联想、奖励或惩罚来进行简单学习的，但是他当时却认为认知非常重要。他用实验的方法考察了知觉中无意识的作用，就是被他称为"阈下知觉"（subception）的现象。这项研究的引用率很高，并且领先于那个时代很多年。他们的工作在某种程度上证明了情绪的无意识性质，而与此类似的研究直到 20 世纪 80 年代才由神经生理学家所开展。

拉扎鲁斯最为著名的研究是关于情绪和应对的，但是在约翰霍普金斯大学期间，除了军事领域之外，他对情绪与应对研究几乎没有什么兴趣。但是，到了 20 世纪 70 年代的时候，他的专著《心理应激与应对过程》（*Psychological Stress and the Coping Process*）的学术影响力逐渐显露出来，这使他认识到情绪和应激不仅在军事上重要，对学术界亦有重要贡献。因此，这激发了他对情绪与应对的研究兴趣。1966 年的这本书最终成为了行为科学中的经典著作，它对社会学、人类学、生理学和医学等都有深远的影响。

20 世纪 50 年代末期，在加州大学伯克利分校，拉扎鲁斯教授开展了一系列有影响的研究。这些研究采用动作影片去唤醒应激和情绪，通过改变电影影响被试的方式，让被试的自我防御机制起到不同的作用。例如，给大学生被试播放一部名为《创伤》（*Subincision*）的无声影片。该影片描绘了澳大利亚石器时代的原始部落中，男孩在成人典礼中接受生殖器包皮环切手术的情景；共有 6 例这样的手术，手术原始、简陋，那些男孩显得无比痛苦，电影共持续 17 分钟。如果电影仅以事实的形式描述这一程序，被试所带来的情绪性反应有可能会少；而如

189

果电影强调了主人公的疼痛，则被试的情绪性反应将被提高。在这些研究中，拉扎鲁斯发现影片的呈现方式影响了被试对电影中这一事件的评价，而这种评价会影响一个人的情绪和他们对情绪应激的应对。因此，在拉扎鲁斯的概念中，评价是非常重要的。这些实验导致拉扎鲁斯成立了伯克利大学应激和适应项目组，他用评价来解释应激是什么，以及应对包括什么。基于这个项目，他和他的学生福尔克曼（Folkman）出版了一本书《应激，评价和应对》（*Stress，Appraisal，and Coping*）（1984），后来，这本书在心理学界中被广泛阅读和引用。1999 年，这本书出版了续集《应激和情绪：一种新的结合》（*Stress and Emotion：A New Synthesis*）。在这本书中，他强调应激可以视为情绪的一部分，日常生活事件和重大生活应激都可能是应激的来源，两者也是相关的，同时他也强调，无论是哪一种应激，个体的评价是十分重要的，即事件对个体的意义和影响是什么。

虽然拉扎鲁斯 1991 年从加州大学伯克利分校退休了，但是他的著作和研究并没有停止。他的 13 部著作中有 5 部都是在他退休之后完成的。1991 年他出版了《情绪与适应》，这本书被视为是近代历史上情绪方面最重要的著作之一。在这本书中，他从理论和实验的角度说明了评价如何导致 18 种情绪的产生。他也说明了评价是怎样解释一个人情绪和行为意义的；一个单一的反应，例如微笑怎样体现在不同的情绪中；总体上不同的反应，例如报复（retaliation）或被动攻击（passive aggressiveness）怎样表现在相同的情绪中。1994 年他与妻子伯尼斯（Bernice）合著出版了《激情和推理：理解我们的情绪》（*Passion and Reason：Making Sense of our Emotions*）一书。1997 年，他出版了自己的文章汇编：《拉扎鲁斯五十年的研究和理论：历史和常见问题的分析》（*Fifty Years of the Research and Theory of R. S. Lazarus：Analysis of Historical and Perennial Issues*）。这本书介绍了他自己的思考，心理学的历史演变以及他对 20 世纪后半叶心理学的一些看法。1998 年，他的自传《著名心理学家的生活和工作》（*The Life and Work of an Eminent Psychologist*）出版发表。2006 年他最后一部著作《情绪的年老化》（*Emotion in Aging*）出版，这是他与妻子和其助手约瑟夫·坎波斯（Joseph Campos）教授合作完成的。同时，退休后，他也撰写了很多有影响的文章。虽然，他晚年批判性地评论了积极心理学，但是，在他去世之前，他还完成了"感谢"这一积极情绪的专题研究，而这种情绪在心理学中很少被研究或讨论。

拉扎鲁斯也很重视学术交流，他和妻子伯尼斯经常被邀请到国外大学访问。在 1963—1964 年，他获得日本东京早稻田大学的科研奖金，去该校进行了访问，1965 至 1976 年间，他经常去瑞典斯德哥尔摩的卡罗林斯卡研究所讲学和访问；1980 年他在海德堡大学做客座教授；1984 年，他在珀斯的西澳大利亚大学做客座教授，1991 年和 1997 年在丹麦的奥尔胡斯大学做客座教授。在 1975 年到 1995 年间，他还被邀请去以色列作了多次演讲和报告。

拉扎鲁斯在他的职业生涯中获得了无数荣誉。例如，在1969—1970年他被授予古根海姆奖金。1984年，加州心理学会对他的杰出贡献授予了特殊酬劳。1989年，美国心理学会给他授予了"杰出科学贡献奖"。拉扎鲁斯还非常荣耀地获得过两个荣誉博士学位，一个是1988年德国约翰尼斯·古腾堡大学授予的，另一个是1995年以色列海法大学授予的。在接受海法大学名誉博士学位之际，他提到，他的妻子伯尼斯对他事业的成功有很多帮助。由于他对心理学的突出贡献，拉扎鲁斯被认为是20世纪最著名的心理学家之一，排名第80位。

2002年，年近80的拉扎鲁斯由于在家中不幸摔倒，于11月24日在美国加州去世。拉扎鲁斯教授一生共有150多篇的学术文章和20多本著作在全世界广为流传。

第二节　经典名篇选译

应对的理论与研究：过去、现在和未来①

一、前言

在纪念唐纳德·奥肯（Donald Oken）的这篇文章中，我重点介绍在适应与健康理论和研究中的应对（coping）概念。我将重点比较应对的两种方法，一种是强调风格——也就是说，把应对当做一种人格特征；另外一种强调过程——也就是说，应激会随着时间推移而变化，并且会由产生应激之外的适应性情境所塑造，因此要付出努力去管理应激。

我开始会介绍风格和过程的取向，简要讨论它们的历史，详尽解释过程取向的原则，描述我自己从过程的角度所开展的应对测量、应对定义和应对功能方面的工作。接下来是对应对过程研究大量结果的汇总。这篇文章总结部分讨论了应对测量这一特殊问题，特别是应对风格和应对过程取向的局限性，以及如何处理这些问题。

在过去一二十年中，有大量的应对研究，因此我只能选择性地介绍一些。在这篇文章中，我忽略了大量应对出现以来关于编制的问题，在婴儿时期应对的认知和动机基础，以及关于应对过程是否、如何和为什么随着年龄而变化的大量文献。

二、应对的取向：风格与过程

虽然，对应对兴趣的迅速增长使应对这一概念正式出现在20世纪60—70年

191

---

①　译自：LAZARUS R S. Coping theory and research：past，present，and future [J]. Psychosomatic Medicine，1993，55：234-247. 译者为各节标题添加了序号。

代，但是，应对的形式或另外一种应对的概念却伴随我们很长一段时间了。

如果我们认为，应对作为一种一般概念包括处理威胁我们心理健全的自我防御，那么对防御有兴趣的精神分析很显然是应对的先驱。精神分析对防御的最早兴趣是，精神病理学作为一种管理威胁的典型方式所起的作用。一个强大的精神分析概念就是，精神病理学的每一种形式与特定的防御方式相联系，这极大地影响了人格和临床心理学。例如，歇斯底里般的神经症是与压抑相联系的，强迫性神经症是与理智化和解脱相联系的，偏执狂是与投射相联系的，等等。

这种观点源于弗洛伊德理论假设中的三个发展变量：一是儿童期心灵创伤出现的性心理发展阶段；二是每一个特定阶段最初冲动和冲突的出现——例如，口唇依赖性，以肛门为中心的斗争是围绕内驱力的社会控制，生殖器和恋母情结的冲突而展开的；三是每一阶段儿童的认知特征，这些可能形成了防御方式。

虽然，这个公式很理想化且具有潜力，但是发展阶段、冲动的满足和认知特征之间的密切联系不足以清晰地表明已经对这种观点提供了充足的支持。精神病理学的结构和特定防御之间的联系也有一点简洁以至于不能被广泛应用——它更是一个理想概念而非一个临床现实。在许多地方，性心理理论被假设更强调了其他的认知—动机过程——与精神分析自我心理学相关联——例如能力和控制的发展，当然也包括防御。不管怎么样，性心理攻势已经失去了在临床研究和实践中的影响。

192　　一些知名的作家，包括拉帕波特（Rapaport，1945）等正积极追求精神分析这种议题的变式，包括有影响专著《诊断心理测试》，以及斯切夫（Schafer，1954），霍尔兹曼和加德纳（Holzman & Gardner，1959），威特金（Witkin，1962）等，克莱因（Klein，1964），夏皮罗（Shapiro，1965），他们的许多自我心理学和发展心理学的著作。早于我们年代的许多人非常钦佩这些经典作品。

（一）作为具有层级风格的应对

门宁格（Menninger，1954）和近来哈恩（Haan，1969）与维兰特（Vaillant，1977）等人的作品，根据新精神分析的构想对应对采取了层级的取向。一些防御被认为是更健康的或是更少退化的，而另外一些防御则被假设是应激或创伤所致。例如，哈恩提出了应对的三层结构，即最健康和先于适应过程而发展的防御，应对是神经质的过程，自我失调是最严重的退化，可能会产生精神病的适应过程。

在迈克尔里斯医院由罗伊·戈林克（Roy Grinker，1945）等领导的一个芝加哥的研究队伍——有时也包括唐纳德·奥肯——没有严格按照弗洛伊德精神分析法提出的关注生命中童年早期的构想，而更强调病人当下的情况。这个研究组也将应对和防御作为核心概念来看待。

分层的这种发展趋向倾向于对应对进行特质测量，例如比较"压抑"（在某些时候被称为"避免"或者"否认"）——"敏感化"（有些时候被称为"警觉"，"隔离"或"理智化"）。在一篇应对理论和测量的综述中，科恩（Cohen，

1987）引用了大量用这种比较方式进行测量的问卷，这种比较或者被认为是一种对立的维度，或者被认为是单一连续的维度。她的介绍包括伯恩（Byrne，1961）以及爱泼斯坦和梵兹（Epstein & Fenz，1967）发表的问卷，还有戈德斯坦（Goldstein，1959）编制的一个非问卷测量，即应对—避免句子完成测验。她也引用了两个罗夏墨迹测验的索引，一个是被加德纳（Gardner）等人（1959）引用的，另一个是被莱文和斯皮瓦克（Levine & Spivack，1964）引用的，他们使用了与压抑—孤立相关的语言。最后，还介绍了两个多维度的问卷：格莱瑟和艾海勒维奇（Gleser & Ihilevich，1969）编制的防御机制调查，以及约菲和纳迪奇（Joffe & Naditch，1977）编制的应对—防御测验。

不是所有进行应对方式研究所使用的测验都是标准化的，例如上面引用的这些。许多采用了深度临床访谈的特定程序，也有其他研究者使用了扎根理论，这种方法在研究之前没有使用解释性的标准，但是会在研究中根据被试所说和所写的产生模型和假设。

（二）作为过程的应对

在 20 世纪 70 年代后期，应对的理论和研究有了许多新进展，主要表现在，放弃了比较的取向强调特质或风格的分层观点，而以过程观来看待应对。按照过程观，应对会根据应对出现的情境随时间而改变。

应对策略的层级建立在这样一种先入为主的概念之上，即人们固有的健康或病理的应对冒着混淆过程和结果的危险，这已经被维拉特的其他令人印象深刻的纵向研究所证明。被试所使用的防御方式类型的诊断依赖于某些先前未知的观念，即他们使用应对策略的健康程度如何，这可能会影响后来对他们适应质量的评价。正如我们将看到的，过程取向的一个原则是过程和结果应该独立测量。

我自己关于应对过程的研究起源于 20 世纪 60 年代在伯克利进行的应激电影和声带的研究。在 20 世纪 70 年代后期中的每一年，都有许多研究者包括我自己在同样的理论框架下编制测验。在这些前期的工作之后，其他问卷也被设计出来，以测量和研究作为过程的应对，并检验它的适应结果。这些版本的问卷与早期的研究也有很大的重复。

（三）过程取向的原则

以下是我的同事和我在过去几年阐明的元理论原则，我相信，这能够代表当前应对的过程取向。

1. 为了独立地检验应对结果的适应或不适应性，对应激导致应对的想法和行为必须与应对结果分别检验。我作出了情境化的假设——考虑到经验的支持——是否一个应对过程是好的或者是坏的，适应性地来说，依赖于特定的人，遇到的问题类型，时间长或短，也依赖于所研究结果的形式，例如，士气、社会功能或胃部的健康。可能没有一个广泛意义上的好或坏的应对过程，虽然一些可能经常是比另外一些好。

193

这样，否认作为自我心理学中引起疾病的应对，可能在某种特定的环境中对适应是有用的，正如我在一些年前讨论过它的代价和结果一样（1983）。虽然对否认的定义和测量问题还没有全面分析——例如，否认在多大程度上与避免和幻觉有所不同——但是否认对胃部和心理健康的影响在最近已经引起了研究者很大的兴趣。这种研究兴趣也包括与其他健康问题相关的一些内容，如心脏病发作、手术、哮喘和其他疾病。

在这方面，对心脏病发作过程的观察表明，否认已经有不同的结果，这一过程包括：（1）症状刚刚出现并且患者必须解释决定做什么时；（2）在医院的后冠状动脉期；（3）出院之后。当个体在解释症状的时候出现否认是适得其反的，也是危险的——它通常会导致在最危险的时刻延迟获得帮助——然而，在后冠状动脉期住院治疗阶段否认是有用的，但是如果出院很长一段时间后，持续采用这种应对策略就会再次增加适得其反和危险的结果（1984，1987）。我认为关于这种研究的全面回顾是非常值得做的事情。

研究也表明，否认对于外科手术的几种适应性结果有有利的后果，例如，愈合率、轻微并发症和住院的时间（1973）。然而，这对于哮喘的作用是不同的。虽然当哮喘症状即将出现时，否认会导致更低水平的解释，但是，它也会使实际因哮喘住院治疗的可能性更大。另一方面，警觉性的应对可能导致有效的努力去减少哮喘发作，也就是说，会使用一个吸入器或采取其他的治疗手段，以至于采用这种应对方式的病人很少住院（1979）。

2. 如果一个人问病人在乳腺癌手术之后她们是怎样应对的，答案是容易被误导的，因为在任何时间，应对策略依赖于是否她们处理了一种或另一种疾病导致的多种危险。那么，一个人应对的对象是什么依赖于疾病出现的情境，而情境将随时间而改变，因为注意什么，怎样对待自己都会改变（1985，1986）。

在任何时刻都对病人有威胁的是恶性肿瘤再次出现的可能性　　当然，这依赖于是否接近病人按计划进行术后诊断检查的时间。如果是这样的话，再次出现的危险就可能是注意的中心。然而，在其他时间，再次出现肿瘤的想法可能就会被避免。或者，有关威胁的关注可能使自己不得不告诉配偶、朋友、父母或者孩子正在发生着什么。在疾病的这个阶段，也就是说，癌症是早期的或晚期的，强烈影响病人这一阶段的想法。一个晚期癌症患者可能会想是否继续或不继续令人衰弱的治疗，是否处理增长的死亡威胁（Mendelsohn，1979），等等。

这里的原则是，应对的过程与癌症导致的不同威胁，或者任何一个复杂的心理应激源，无论是否以疾病为基础，都会随着不同适应的意义和不同的威胁要求而变化。因此，当研究病人这样应对疾病时，有必要详述病人即刻要出现的特定威胁，并且单独处理它们而不是扩大对整个疾病的注意焦点。

3. 在应对策略中最需要的是去描述一个人在应对应激事件时是如何想和做的。关于个体是如何应对的推论不是基于被研究的人所作出的，而是基于专业的观察者所作的。

这种类型的测量应该也能够随着时间而重复测量，并在研究设计中能够跨越不同的应激事件，这些事件包括个体内的，也包括个体间的。这能使研究者检验个体应对方式上的跨时间和跨应激事件的一致性和不一致性。

个体间和个体内研究设计的综合使我们把应对既看成是状态的又是特质的，状态代表不稳定性（不稳定的状态）或改变，特质代表跨越不同条件的稳定性或一致性。如果我们强调应对跨越时间和事件的一致性，那么我们就采用特质的概念；如果我们强调情境的影响，那么应对具有时间和事件的不一致性，我们就采用状态或过程的概念。同样，一枚硬币有两面，两面通常是相等的。一致性越多，应对的特质性就越多；不一致性越多，应对的状态性（过程性）就越多。除非在同一个人身上检验了跨时间和跨应激事件的应对策略，否则特质—过程（状态）的议题不能用实验的方法来研究。

在某种程度上，这些考虑导致伯克利应激和应对项目组编制了应对方式问卷（1988），无论是在访谈还是在自我报告的研究中，这都是当代最广泛使用的技术。这种设计将应对看成可能是一个过程、情景化的，而不是将应对作为一种稳定的倾向来研究。我们的过程应对量表——和其他相似量表——用于测量对特定应激事件时的应对，要求被试去选择是否同意列表中的想法和行为。最复杂的版本是，在心理测量的理论和项目行为基础之上，用因素分析的方法产生了一套不同的应对策略。

195

应对方式问卷有八个因素。表 17-1 列举了每一个维度的样例项目。虽然其他研究者编制的量表与它不完全相同，但也有所重叠，并且在项目和概念标签的定义上也有所重叠。

4. 从过程的视角来看，应对被定义为，正在进行的认知和行为的努力，以管理特定的外部和/或内部要求，这些要求被评价为消耗或超过了个人的资源。这个定义可以被简化——虽然失去了一些信息——仅仅表述为应对是管理心理应激的认知和行为努力。从测量和研究的视角，这种类型的构想强调的是应对努力是独立于结果的，因此可以独立评价影响适应结果的应对作用。

需要注意的是，无论过程是适应性的还是非适应性的，成功的或不成功的，固定的或易变的和不稳定的，应对这一术语都可以使用。适应性指的是在改善适应性结果中应对的有效性，例如，士气、身体健康和社会功能。成功指的是与应对（或防御）相关的再评价被个体所相信的程度。固定的意味着在许多不同的情境下，个体已经获得了一种稳定的应对方式或防御；大多数的应对过程，包括防御，都可能是一种易变的，对情境敏感的方式去努力评价正在发生什么，这种评价方式是对现实情境的一种反映，却对将要发生的事情充满希望或保持乐观。例如，一个人可能没有成功否认威胁，会有这种内部语言，"我尝试告诉我自己我不会死，但是我不能坚持下去。"

表 17-1　应对方式问卷的样例项目

因素

1. 对抗的应对
    46. 站在我的立场，为我想要的而奋斗。
    7. 试着去接近负责的人，去改变他或她的想法。
    17. 我对引发问题的人表达愤怒。

2. 疏离
    44. 轻视问题，拒绝用太严肃的态度来看待问题。
    41. 不让应激接近我；拒绝想得太多。
    21. 试着忘记整个事情。

3. 自我控制
    14. 我试着保留自己的感受。
    43. 使其他人不知道事情有多糟糕。
    35. 我试着不要操之过急或仅凭我的第一直觉行事。

4. 寻求社会支持
    8. 与其他人交流以了解更多的情况。
    31. 与那些可以解决一些具体问题的人交流。
    42. 我向我尊重的亲戚或朋友寻求建议。

5. 承担责任
    9. 批评或责备自己。
    29. 意识到是我自己导致了问题出现。
    51. 我对自己作出承诺，下次事情会有所不同。

6. 逃避—避免
    58. 希望情况会消失或在某种程度上将要结束了。
    11. 希望奇迹会发生。
    40. 总体来说，避免与别人在一起。

7. 有计划的问题解决
    49. 我知道必须做什么，所以我加倍努力去做事。
    26. 我制定了一个行动计划，并去实施它。
    39. 作些改变，事情会好转。

8. 积极的重新评价
    23. 个人以一种好的方式改变或成长。
    30. 当我从经验中走出来的时候比深陷其中更好一些。
    36. 找到了新的信心。

注：来自于福尔克曼和拉扎鲁斯，1988[①]。

5. 应对的过程理论强调应对至少有两种主要的功能，集中于问题的和集中于情绪的。这种区别已经被应对研究者所广泛赞同。集中于问题解决的应对功能

———————

① FOLKMAN S，LAZARUE R S. Manual for the ways of coping questionnaire. Palo Alto，CA：Consulting sychologists Press，1988.

是，通过作用于环境或个人而改变混乱的人与环境的关系。集中于情绪的应对功能是去改变应激与环境关系被关注的方式（如警觉或避免）或者事件发生的相对意义，尽管实际的关系情境并没有改变（1990）。后者包括一个更良性或更少威胁的重评，例如，否认和疏离。

改变事件发生的相对意义是非常强有力的——并被广泛使用的——是调节应激和情绪的工具。例如，心爱的人作出诽谤性的评价，这将被认为是一种贬低。现在假设挑衅接受者非常希望避免这种感觉，并且避免表现带有潜在消极结果的愤怒。如果接受者能够为所爱的人找借口，例如，他或她病了，筋疲力尽了，或者由于工作压力太大了——这将需要共情和宽容而不是愤怒——挑衅可以被忽视并且不需要感受和表达愤怒。

在过去的很长时间里我倾向于认为这种应对策略是一种压抑或否认的健康形式。这不是一种经常出现的威胁性的冲动被我们有意阻断，而是对发生的事件进行了重新评价，这会消除威胁。这样威胁性的冲动不再重要，不必再从我们的意识或行动中被阻断，作出这种意义上的改变是应对中一种健康和有力的方法。可能一些被我们称为压抑和否认的就是这种类型。

关于应对的两种功能，集中于问题解决的与集中于情绪的，在西方价值观中有一种强烈的倾向相信前者而不信任后者。采取行动去面对问题而不是去重评关系的意义似乎更受欢迎。然而，有充足的证据表明，在某种条件下——特别是，那些做什么都不能改变情境的时候——当失败时，理智解决问题的努力达不到目的，甚至可能导致长期的悲痛；那么集中于情绪的努力将提供更好的应对选择。

三、过程应对研究的主要概括

我们对应对方式的研究和其他使用量表的研究者，具有相似观点和方法，并已经得到了许多重要并可以被广泛重复的结论，概括如下。

1. 在每一种应激事件中，人们使用了大部分因素分析产生的应对策略（1980）。为什么会这样？因为应激事件是复杂的，也是花费时间的。然而，很难说某种程度上应对策略是与事件的特定因素相连——也就是说，威胁的内容、受到威胁的目标、先前的信念——或者与时间因素相连；例如人们可能尝试一种策略但是在结果反馈之后变成另外一种策略。是否应对策略依赖于特定威胁的内容或者是随着时间而试误，这个深刻问题没有在研究中被强调。为了找到答案需要微观发生法的研究设计。

2. 一些应对策略比另外一些更稳定或者在不同的应激事件中是更一致的。例如，在一项研究中，在五个月的时间中，每个月测量一次，我们发现在同样一些人身上有五种主要的应激事件（1986）。采用了自相关的方法评估了同样的人在不同事件中的应对稳定性情况。

我们发现在不同的应激事件中有些应对策略是一致的，但是其他也是非常不

197

一致的。例如，寻求社会支持是非常不一致的，然而积极的重评是中等程度稳定的——但是具有统计上的显著性。在结果上，如果假定个体在某个时间寻求社会支持，那么他们不太可能在另外一些时间上也去寻找社会支持。然而，如果假设一个人在某件事情上使用了积极重评的方式，那么他们可能在另外一个事件上也使用这一方法。这样，我们可以推论说，寻求社会支持是高度依赖于社会情境的，而积极重评在某种程度上是稳定的应对倾向。

同样，席尔（Scheier）等人（1986）已经表明乐观或悲观倾向影响个体应对应激事件的方式，那么这涉及到应对过程中的人格特质问题。更多这种类型的研究需要揭示不同应对策略受到社会情境、人格变量或者两者共同影响的程度。

3. 应对在任何一个既定的应激事件中也会随时间而改变。将应对看做过程是有实验证据的。一个大学考试不是一个单一事件，而是包含了一系列复杂阶段，这些阶段与先前老师对考试的特定安排有关。这些阶段包括考试来临之前的告示阶段，考试之后等待分数的阶段，分数出来之后的阶段。也有一个学生实际参加考试的阶段，但是没有实际去尝试直接研究考试这一阶段，因为学生不能参与研究合作，这将干扰他们的成绩。

在这些不同的阶段，适应性的要求和有价值的信息是十分不同的。在对每一个阶段进行观察的准实验研究中，福尔克曼和拉扎鲁斯（1985）发现在这些阶段学生会显著地改变他们的情绪和应对方式。关于应对，选择信息和社会支持在考试前阶段出现十分频繁，但是在后期显著减少；疏离在等待阶段出现最为频繁，但是在其他阶段出现不多。

这样，如果考试已经被认为是一个单一应激事件，那么应对在不同阶段将被累加，那么，我们了解的东西可能有很大程度的失真。因此，分析随着时间的推移发生了什么，倾向于产生最无法解释和最容易被误解的结果。史密斯和埃尔斯沃斯（Smith & Ellsworth，1987）对大学考试中的评价、应对和情绪作了类似的观察，得到了同样的结果。

令我困惑的是，虽然我们测量应对的方法是受欢迎的，但是很少有应对的研究关注应对一致性背后的理论逻辑。因问题改变应对随情境和时间改变的重要依据等这些问题，甚至当我们使用这些工具、结果之间也具有可比较性的时候也是如此。

4. 当应激条件被个人视为很难改变的时候，集中于情绪的应对会占有主要地位；当应激被评价为是个体行为可以控制的，集中于问题应对会占有主要地位（1980，1987）。这不断重复的结果与二级评价是相联系的，二级评价必须作出应对的选择，使用应对的策略，同时，这使我们想起了明智地针对匿名酗酒者的警句格言："上帝赐予我勇气去改变那些我可以改变的，平静接受那些不能改变的，智者知道其中的差异。"

5. 应对是调节情绪结果的能力，也就是说，它改变了从事件开始到结束时的情绪状态。福尔克曼和拉扎鲁斯（1988）评价了被试在许多应激事件开始时和结束时的情绪状态，正如应对策略的作用所报告的，情绪发生了许多直接的改变。我们发现，一些应对策略例如计划性的问题解决和积极重评是与减少消极情绪、产生积极情绪相连的，而其他的应对策略，例如对抗性的应对和疏离会产生相反的情绪改变，也就是说，情绪变得更加痛苦。

在另一项研究中（1986）被试在一项多重选择量表上应激或者没有解决或者变得更糟糕，或没有改变，或解决了但是不满意，或解决了但是需要改进，或解决了并且很满意。满意的结果被定义为，评价为解决了但是需要改进或者满意解决了。

每种应对策略和结果的关系见表17-2。如表所示，一些应对策略，如计划性的问题解决和积极重评是与满意结果显著相关的，然而，其他的策略，例如对抗性的应对和疏离，虽然在统计上仅是接近显著，但是却与不满意的结果相联系的。

在这项研究中，由于研究设计采用的是要求被试在应激事件结束之后重构应激事件和应对策略的方法，因此，虽然这些结果与理论期望是一致的，但是这些结果不能证明应对的因果作用。然而，在一项前瞻性研究中，应对可以在应激事件出现之后、结果出现之前被测量，博尔格（Bolger，1990）得到的结果强烈支持了这一假设，即应对对情绪具有因果关系的调节作用。

表 17-2　应对和事件结果之间的关系：个体内分析

测量变量	不满意的结果（M）	满意的结果（M）	F	p
应对量表				
1. 对抗应对	3.98	3.31	3.34	0.071
2. 疏离	3.35	2.78	3.38	0.069
3. 自我控制	5.98	5.36	2.53	0.115
4. 寻求社会支持	4.71	5.16	1.22	0.281
5. 承担责任	1.92	1.65	1.10	0.298
6. 逃避—避免	2.86	2.64	0.50	0.482
7. 计划性的问题解决	6.33	7.59	8.67	0.004
8. 积极重评	2.70	3.90	9.67	0.003

注：多元方差 $F_{(8, 76)} = 4.64$，$p < 0.001$
来自于福尔克曼，拉扎鲁斯，邓克尔-施特，德隆斯（DeLongis），葛润恩（Gruen），1986。

关于应对作为情绪的调节者，我可能会补充与上述条件不同的内容，例如，在考试应激研究中，我们已经讨论了，当学生没有事情可做，等待分数的时候，疏离是一种非常有用的应对策略，这说明，如果不考虑事件的背景应对策略的适应性价值也可能会产生危险。一次又一次，我们发现一种应对策略在一种情境下或一个人身上产生了积极的效果，在另外情境或个体身上可能就不会产生。我们需要研究一些规则即什么样的特定环境使应对策略可能会产生好的或坏的结果。

另外还有对想入非非（wish thinking）的说明，这种思维包含了一套项目，这些项目属于更广泛的逃避—避免应对因素。我们已经注意到逃避—避免可能有积极的适应价值，但是这可能从来没有在我们的研究中进行检验，也就是想入非非没有包括在逃避—避免的量表当中。最后，我们很容易认为我们已经发现了一个普遍不好的应对策略。毕竟，如果一个人的应对策略是梦想或希望应激会自动消失，那么一般不会尝试对消极的人与环境之间的关系做什么。

然而，我不愿作这种概括，因为，正如否认一样，如果个体没有做什么，只是想入非非也不会有什么害处。仅仅当否认或想入非非阻止一个人试图尝试更建设性的策略时，情境化的原则应该能够改进这些具有消极结果的策略。我们需要更多的观察来解决这一问题。

6. 应对研究倾向于关注两个不同但相互关联的问题，即影响应对策略选择的变量，和这些策略对适应结果的效应。关于结果，应对理论与效能相关联，这种效能指的是应对策略以及它的执行情况和应激事件的适应要求三者之间的切合性如何。这种切合性真正依赖于作出的评价，以及应激事件提供的应对方案的可行程度。

虽然使用应对过程量表已经报告了许多适应性结果的显著效应，但是这种对应对的概括有其缺点，因此，要求我们必须提供适应性效应的实验证据。在这一领域的许多研究中，这些结果倾向于建立在关于情绪伤痛或心理症状的自我报告基础上。

在应对研究中适应的结果极大地依赖于自我报告的标准，我自己的上述说明（1988），这在某种未知的程度上，前因和后果测量上的重叠增加了相关被混淆的可能性。这是一个长期困扰应激与健康研究的问题，如多伦温德（Dohrenwend）等人（1984）和拉扎鲁斯等人（1985）的争论，也见拉扎鲁斯（1990）关于这一问题的讨论。

然而，也有一些值得注意的问题。我已经发现印象最深刻的前瞻性研究——采用独立观察者判断适应结果——是一本未发表的学位论文①，论文的贡献在于，预测癌症引发喉切除的病人，在如何快速和有效学习用假体说话过程中的个体差异。这对于许多人来说是一件非常困难、令人沮丧和有压力的过程，但是一些人却做得非常好，一些人却很差。不是手术损伤的客观严重性或是事前测量的人格特质预测了这些个体差异。而是个体如何评价和应对学习任务极大地预测了后来恢复的成功情况，这种恢复情况是被临床判断可靠地估计过的。

采用行为和生理标准开展多种方法研究是非常困难的，这也是自我报告方法被广泛使用的原因之一。我也不愿意通过贬低自我报告的价值来提升其他的方

---

① OATES M. Acquisition of esophageal speech following laryngectomy［D］. Dissertation, La Trobe University, Bundoora, Australia, 1988.

法，其他方法也有自己的严重问题。然而，多种方法的研究能够说明是否获得了应对和适应性结果之间的关系，例如，自我报告了情绪痛苦与机能失常，这是可以被不同研究方法所重复，或者仅仅是反映了方法上的差异。对应对和适应结果研究的概要回顾是有价值的，因为它强调了应对研究的重要原因，即应对在这些结果上的作用。

四、应对测量的一些特定问题

应对测量的风格和过程两种取向，问的问题不同，提供的答案类型也不同。应对风格强调的是人格的气质或特质，某种程度上在应对策略的选择上超出了情境和时间的影响。应对过程强调的是时间和情境对应对的影响，以及它们带来的变化。

风格和过程取向都有许多重要的局限性。我在这里将强调这些局限性的重要意义。我将不会仅从心理测量的视角来讲，因为测量是技术或方法的问题，而不是策略或理论的，并且仅谈论这个问题有点狭隘，一般的读者可能会没有多少兴趣。一些学者已经关注了应用过程测量所带来的心理测量学问题。

（一）应对风格取向的局限性

应对风格的重点是出现在自我心理学理论视角下的，强调内部的心理动力而不是外部环境的因素。在 20 世纪 70 年代，重点从时间转移到环境，特别是环境的变化或生活事件。然而，因为两种因素都是当前的重点所强调的，人与环境被认为存在交互作用，人—环境的关系与它们之间特定关系的意义比起心理内部和环境的简单比较是更值得关注的。

例如，如果关心情绪与特质应对在对特定患者的治疗中是无效的，那么，主要的兴趣在于这些患者解释自我和世界的一致性方式，即它们如何应对应激。可以推测这些患者经常采用的评价和应对过程使得他们出现了适应性的烦恼。这种患病的倾向导致了失调性的评价和应对过程，因此，设计的治疗目标是去改变看待世界的方式。那么，在临床评价中需要去检验应对倾向或风格。

这种现象最严重的问题是，个体最终评价有关世界的宽泛方式经常是作为一个单一连续体或二分的维度，例如压抑—敏感化。风格不能提供给我们否认的描述，以及在特定应激情境下所使用的特定应对策略。例如，当自尊受到威胁时，当人们感到不能胜任一项与社会尊重和自尊有关的任务时，当健康、技能和生存受到威胁时，当有一个不可逆转的丧失时，当目标是获得他人的认可或喜爱但却被拒绝，或者缺少别人的喜爱时，等等，人们所做和所想有何不同？

总体上，广泛的应对方式更不能充分解释或预测在特定情境中，处理应激时的个体内变异。当面对所有人类都面临的各种形式的危害、威胁和挑战时，复杂的适应性努力在解释和预测中有很大作用，单维度的类型可能在说明这些问题时

201

太有限了。即使采用多维度的测量，正如某种防御机制的测量，由于注意集中于一致性的应对风格上，因此，倾向于忽视环境条件引发的应对过程。

过程取向能够识别应对风格吗？这可以运用两种有效的方法。首先，如果我们反复研究了在不同时间和在不同应激情境下的同样一些人，我们有可能获得个人在处理各种不同日常应激事件时选择更一致的应对策略的表面描述。这种类型的描述可以从与应激有关的疾病中获得，例如，在前面引用过这样一个研究，即门德尔松在过程为中心的方法中，研究了作为健康状态恶化的癌症所引发的应对策略问题。

然而，除了一个研究之外（1986），几乎没有过程研究使用自下而上或归纳的方法概括了在不同种类的应激事件上的应对策略。这种方法总结出来的应对方式，来自于在许多特殊应激事件下采用过程视角测量的许多特定的应对想法和行为。相对于更传统的采用单一评价情境基础上测量应对的方法而言，由于研究的缺乏，目前不可能知道这种方法是否是一个可行的替代方法。这种自下而上的方法也容许对不同个人的应对模式进行聚类分析，因此，可以将人们按照应对模式进行分类，也可以去检验这种模式随着时间和事件变化的稳定程度。

第二种方法由于易于管理而被广泛使用，它通过询问人们通常的应对方式而不是人们面对特定的威胁或者应激事件时的应对方式，来改变措辞以对应对进行测量。通过改变措辞的方式，应对的过程测量被转换成了一种方式的测量，这样就假设应对模式的报告是针对某些时候通常真发生了的应对，而不是构建一种合理的，但幻想比现实更多的应对。我们原来抽取大量实际的特定应激事件的研究，目的是为了避免被试的虚假回答。我们推测，如果被试必须回忆或者提取一个实际的事件以及采用的应对想法和行动，他们就有良好的机会在实际生活中践行那些报告过的想法或做法。

我认为这可能是一种坏的假设，即一个被试在任何一种特定事件中采用的实际应对方式表明，当"通常"这个词在测量中被使用时，就是一种典型的特质或风格的测量程序。被试可能对他们将倾向于如何应对有一个模糊的印象之外一无所知，被试可能会受社会赞许性或者完美想法的影响，而不是受他们自己实际如何想和如何做的影响。这个问题也出现在主观幸福感的测量上，主观幸福感通常是一个较长时间范围内的，而不是一个特定的时刻或者环境下的，这导致被试估计整体幸福感的时候，仍或多或少不清楚其操作模式。

大量的研究者使用了以特质为中心的应对方式问卷，有时通过改变措辞去使它变成一种特质测量，并且有时甚至没有改变措辞，但是遵循了更可疑的假设，即在任何一个单一事件下的想法和做法是一个人在不同事件下的典型特征。

我也发现了一个有趣的研究案例，在这个研究中，作者通过安排反应形式，让被试评定赞同每一个的想法或行动作为自己特点的程度，将一个过程应对方式问卷改编成了一个特质量表。在其他例子中，研究者似乎已经误解了素质或特质取向与过程取向应对测量方面的差异。

（二）应对过程取向的局限性

虽然过程取向可能更好地包括了在各种需要应对的应激情境下特定的应对想法和行为，但是也有其局限性。最重要的一点就是测量中通常没有构想将整个人联系起来，而一个人有着特定的目标等级和情境目的、信念系统和计划的生活方式以及社会联系。如果我们对于一个人在我们研究的特定情境下的应对想法和行动知道得更多，应对过程测量将更有意义和作用。

以上问题也出现在人格研究中最普遍的取向上，不论是实验的还是相关的研究，人格研究中也经常是得出许多人格变量的各自独立分数，而不是对整个人的整体描述。卡尔森（Carlson，1971）在很多年前就提出了这个问题，但是这并没有成功地使人格评估远离将个人分割成若干独立特质的模式。这些特质不能相加，或者也不能综合起来，使我们看到一个活生生的以某种方式努力去适应世界和生活的人（Lazarus，1990）。

上述所说的已经被布洛克（Block）在批评米契尔（Mischel）时雄辩地指出过，米契尔（1968）的观点是人格特质没有跨情境的广泛一致性。请允许我引用布洛克的说法（1991）：

203

"……我们相信确实有一个基本的连贯性，人格功能和人格发展都具有一个深层结构。当然，成人即时的环境情境对行为的影响也是至关重要的，正如人格心理学家亨利·墨里（Henry Murray），库尔特·勒温（Kurt Lewin），罗伯特·怀特（Robert White）和其他学者所观察到的。但是，刺激情境不能单独提供，我们相信人格对于理解行为来说是一种充分的基础。在遇到怜悯情境时，人类不是简单有效的线性反应系统。"

实际上，我所争论的不是在应对研究中需要极端情境化，而是努力去检验情境的影响以及个人和环境间的稳定关系，这是人们有可能会注意和选择的，或者在没有可能选择的时候必须处理的问题。我相信我们必须试图将过程应对的测量放入更大的个人生命以及与世界相关的框架内。一种取向并不能将应对的情境测量整合到整个个体中，这种取向一定非常有局限性。也就是说，我相信，这是应对过程取向的最严重缺陷。

在这种取向中，人格方面最易于忽视的是动机，也就是说，它包括总体目标和情境下的目的，后者调动和指导应对策略的选择。在一般和特定应激事件下，应对过程的动机是一个有趣且重要的议题，但在目前的理论和研究中却几乎全被忽略了。我将在下面的部分作更多的介绍。

五、应对研究的结论

把应对作为方式和作为过程进行研究的取向都是必要的，因为它们强调了问题的不同方面。这些观点相互补充，正如我前面所说的，特质和状态就好比同样一枚硬币的两面一样。在应对测量中，不论哪种观点，其本身的进展足以为我们寻找的情绪和适应提供充分的理解，或者有利于针对有效和无效的应对或应对者的临床研究。结合两种取向而不排斥另一个可能是一件有价值的事情。

以充分的次数去研究应对随时间和不同的应激源在同一个人身上的表现，并强调它的过程和特质方面，同时用这些结果去评定整个人，需要复杂的纵向研究设计。当前的体制和研究基金的条件不利于研究者按照自己的意愿，解决有关应激、应对和情绪的大胆理论和元理论所提供的激动人心的挑战。人作为世界上最复杂的生物体，在面临任何生物曾遇到过的、最复杂的适应环境情境时，这使得我们的努力似乎是，我们所相信的像苍白的影子一样。

从我的观点来看，我对于应对的最终讨论试图说明进一步研究应对的一些可能性。虽然具有多种可能性，但有两个对我来说特别重要且最有希望。在重大生活应激和危机中，人们必须应对特定的、威胁个人意义的事件；必须明确应激和情绪的联系，以及后者测量的效用。

（一）威胁个人意义的事件

一种以评价为中心的取向强调，我们的注意力不仅应关注环境的应激，而且也要关注这些应激是如何被个人所解释的。我确信威胁对个人的意义是个人必须应对的心理应激中最重要的方面，它指导了应对策略的选择。无论这种取向是以深度访谈还是以一种标准化问卷调查的方式来测量应对，为真正理解应对，要求我们瞄准一个特定应激情境的威胁意义，以及他们如何随着时间和情境而变化。对此怀疑者，我仅需要将其变成一个关于个人意义和应对之间联系的问题来看待，而不当成是一种假设。

考虑到衰弱艾滋病患者的照顾者所承担的可怕任务，刚才许多潜在的说明之一澄清了这个问题，福尔克曼和切斯尼（Folkman & Chesney，1992）正在研究这个问题。他们注意到，通常最明显的应激源，例如，不得不清理临终病人的呕吐或尿失禁导致的血污，这种必须承担的繁重任务不是最严重的应激。此外，优雅和快活地做这些事情可能不仅容易缓解病人的痛苦，也能够强化照看者的控制感——这是他急需的——否则就会出现失控的局面。这些和其他的应激源也不必总是照看者最为关注的。看着心爱的人日益恶化和他即将逝去的前景倾向于更具有威胁性。

但是对于照顾者来说，在这种情境下，也可能有更糟糕的个人意义，也就是说，发生在心爱的人身上的事情，提供了一种照顾者本人将来命运可能会有的悲惨模式。例如，如果照顾者是 HIV 阳性，那么他每天看到的悲惨场景大声向他传达着，当他病了或者向着他自己悲惨死亡不断接近的时候，什么即将发生在他身上。当然，虽然对那些 HIV 阴性照顾者而言，他们不能确定被这种无限期的病情放过了，但是这也可能具有更小的威胁。

我们更喜欢将威胁定义为明显的环境应激破坏了更重要的任务，即去获得一种对威胁的正确观点，这种威胁是人们正在面对和必须以某种方式进行管理的。这些威胁——虽然有时可能与别人分享——可能也是十分私人的。他们产生于总的心理状况，这些心理状况包括个人在世界上的社会和工作角色，以及重要生活目标和信念状况。问题是怎样识别个人必须应对的事情具有的威胁意义以及应对过程的共同作用。同样的观点适用于对任何个人生活危机的应对，这些危机通常是复杂和多变的。

我所说的指出了关键需要一个评估威胁的全面量表，因为我们总是应对一些特定事情——正如我在前面讨论中所说的，应对情境作为一种过程——并且，从一件事情到另外一件，我们应对的方式也有所不同。如果应对不仅在口头上被认为是一种过程，那么为了了解一个人应对方式的意义，更多的注意应该考虑到威胁评估的工作。

在 AIDS 照顾者的例子中，一个相关的议题是一个经常没有被说出的问题，即持续忠诚照顾他们伴侣需要的大多数照顾者经常在一起，而不是远离这些重大而持续不断的应激。坚持到伴侣最坏的时候，这些忠诚的照看者可能是一个选择组，是什么使他们能够保持心理健康？知道这些非常有用。

205

回答这个问题不仅仅要看大多数不可改变的社会和人格特质——例如一个支持的家庭、朋友、经济支持、自我力量、智力和技能——这些减缓了个人的脆弱性，帮助人们度过危机。因为我们通常对这些特质不能做什么，如果我们想学习如何帮助别人更好地应对，那么我们必须检验他们实际是如何做的，告诉他们自己努力去应对。

首要的是，我们必须检验短期或长期的应对中，应对模式是成功的还是失败的，以及以何种方式应对的。如果可以看得出来的话，我们也应该检查这些策略是如何在一起并且综合成个人总体应对方式的。我猜测，能够保持有用意义的——无论他们可能是什么——发生什么都是解决问题最重要的关键所在，这也适用于成功地应对哀伤。

（二）应激、情绪和应对

我最近提出（1991，1993），最好将心理应激看做情绪的一个子集。实际上，生气、焦虑、内疚、羞愧、难过、妒忌、嫉妒和厌恶，都是冲突引起的，也通常被认为是应激的情绪。情绪能够为人们如何看待那些适应性事件以及全部生活提供更丰富的信息资源，那么应激是一个多维的概念。也就是说，了解到一个人在适应性事件下会愤怒而不是焦虑，会内疚而不是羞愧，会骄傲而不是嫉妒等，比只知道此人在承受应激，会获得更多的信息。

这是因为应激理论通常只根据心理动力学提供了两个分析类别，高和低；即使我们考虑到我所做的关于伤害、威胁和挑战之间的区别，仍有至少三个类别可以用来分析应对的心理动力。另一方面，有 15 种或者更多种类的情绪，每一个都有自己的特点，有自己的相关主题，它们为理解个人和情境提供了一种更为丰富的可能性。我们从要处理的每种情绪，环境本身——如果我们有多种情绪事件的信息——以及接触的人中学习了不同的东西，这些情绪是我们与环境交互作用产生的。实际上，我正在建议在应对和心理应激的研究中也要测量情绪。

有良好的理论和研究的基础使我们相信，应对过程与我们在适应性事件中产生的某种情绪和引发它的条件有特定联系。例如，在夫妻吵架中，丈夫和妻子在应对时可能会攻击对方以弥补他们受伤的自尊。愤怒的升级其目的是自我提升和自我防御（保护自我映像）。然而，在同一焦虑情境中，丈夫和妻子为了处理他们的威胁更可能会压制他们的愤怒。比起愤怒的事件，在焦虑中，丈夫和妻子更可能相互支持和建立信心。

当夫妻双方总体目标和情境意图不同时，这种应对的差异也会出现。双方主要关心修补自尊的伤害可能会通过攻击和辩解使愤怒升级；相比较而言，双方主要在意保持关系，则倾向于隐藏他们的愤怒，为对方的激怒找借口，因此会将事件重新评价为不会引起愤怒的事件。

除了前面这些观察到的情绪和应对之外，我们不知道接下来的情绪是什么，以及这些情绪塑造了何种应对。每一种情绪以及提供这种情绪的情境，导致的不同应对模式出现的可能性都很大。比起研究情绪和应对之间的函数关系，我不能想象应对研究的其他领域更有希望超过我们的理解。

在过去，应对被认为属于决策的研究领域，其重点仅关注了它的认知过程。然而，它也同样属于动机和情绪的研究领域。人们可以很容易将应对视为一种目标，这种目标可以用垂直的手段——目的关系策略来完成，即用有限的手段去完成宽泛的目标。我相信，在应激事件中实现目标时，考虑具体的情绪、总体的目标（或目的）和情境意图（或手段），会利于我们理解应对策略选择和使用的基础。

困扰我的是，那么多过于简单的针对具体事件的应对研究将要发表，而此时实际上需要完成更多的研究设计。对于当前研究氛围的结果，我不能乐观地认为应对研究领域中的挑战性工作，即相对高费用的纵向研究，已经被充分强调了。

热点总是在变，但重要的问题没有被充分和深入研究，只是表面问题被再次重复。我希望我对此的观点是错误的，而希望对于这样一个有前景的理论和研究领域的努力——这对于研究适应的成功和失败非常重要——不再衰退或被放弃掉。

206

第三节　心理健康思想评述

在我们适应应激的过程中应对起着关键的作用。拉扎鲁斯及其合作者开拓性地对应对开展了系统性的研究。正如上述译文所述，拉扎鲁斯认为，应对不仅可以作为特质来看待，更应该关注应对的过程研究取向。在系统研究基础上，拉扎鲁斯提出了认知评价理论。这一理论着重强调了认知评价在应对和情绪产生中的作用。因此，在情绪研究领域，拉扎鲁斯的理论也得到了较多心理学家的关注和支持，他的理论也被认为是情绪产生的认知理论的代表之一。

一、拉扎鲁斯的应对观

（一）过程取向的应激和应对概念

我们每个人都会遇到来自外界环境或个人内部的多种干扰，这种干扰有时超过了我们的负荷或者我们没有足够的资源和能量去适应的时候，就使我们处在一种应激的状态中。对于应激的概念有三种取向。一种取向将应激视为挑战性的事件或环境，第二种取向将应激视为反应，第三种则将应激视为一个过程。过程取向主要以拉扎鲁斯为代表，他认为应激是一个过程，人是一个积极的行动者，能够通过行为、认知和情绪状态来改变应激物的影响。在这一概念中，拉扎鲁斯认为应激的两个基本要素是"需要"和"适应"能力。其中"需要"又分为环境需要和内部需要。环境需要是指需要适应的外部环境；内部需要是指个体的计划、任务或目标、价值观和信念。如果这两种需要未满足，就会产生消极的结果。适应能力是指可以满足需要，避免因失败而带来消极后果的潜在能力。需要与适应能力之间的平衡与否，决定了人们是否会产生应激。可见，拉扎鲁斯认为，心理应激与人和环境之间的特殊关系有关。

按照拉扎鲁斯的观点，与应激相对应，应对是指个体不断改变着的认知和行为的努力，这种努力控制着（包括容忍、降低、回避等）那些被评价为超出个体适应能力的内部或外部的需要。这个定义同样将应对也视为一个过程，强调在应激事件中人们的认知和行为随时间和事件发展的变化。同时，"控制"这个词在应对的定义中非常重要。它表明应对的结果可能是各种各样的，不一定必然导致问题的解决。应对的结果可能会，也应该力求做到纠正或控制发生的问题。但是，它们也可能仅仅是帮助个体改变了人们对威胁情境的认知，使人们容忍或接受带来的伤害或威胁，或者逃避这一应激性情境。应对过程不是一个单一的事件，因此，拉扎鲁斯将其视为一个不断的评价和再评价以转变个体和环境之间关系的动态的连续过程。

（二）应对过程中的认知评价

在应对过程中，拉扎鲁斯认为认知评价是一个重要的核心概念。认知评价主

207

要是针对两个方面的因素：需要是否威胁个体身体或心理健康；资源对满足个体需要的有效性。这种评价是不断进行着的，有初级评价和次级评价之分。

1. 初级评价

当我们面临一个应激性事件时，我们首先要评估事件对个体健康的意义，这一过程被拉扎鲁斯称做初级评价。初级评价有三种结果：

（1）无关。刺激事件被评价为与个人的利害无关。这一评价过程立即结束。

（2）有益。情境被解释为对个人有保护的价值。这类评价表征为愉快、舒畅、兴奋、安宁等情绪。

（3）紧张（或应激）。情境被解释为会使人受伤害，产生失落、威胁或挑战的感觉。严重的紧张性评价表征为应激。他们可以是实际上的，包含着直接行动，如回避或攻击行为；也可以是观念上的。人为了改变与环境之间的关系，用这样的方法去接近或延续现存的良好条件，或去减少或排除存在的威胁。它们带来的冲动以及伴随而来的生理唤醒，形成情绪的基本方面。评价的背景包括着个体的生物成分和文化成分、个体的生活史和心理个性结构等诸多制约因素。

2. 次级评价

次级评价是初级评价的继续，当初级评价结果为紧张（或应激时），个体会认为需要去处理这些威胁或挑战，那么，再评价过程就出现了。再评价会估计采取行动的后果，考虑适宜的应对策略，选择有效的应对手段。

初级评价和次级评价是相互依存，不可分割的。例如，如果人们经过次级评价的过程，确信有某种应对策略能够成功地控制威胁，经受挑战，那么把事件评价为威胁的初级评价本身就会被改变。也就是说，如果一个人意识到潜在的威胁可以轻易地避免，那么这种威胁就再也不成为其威胁了。相反，如果次级评价所获的信息使人确认自己刚刚选择的应付策略不能解决面临的问题，那么威胁就会被极大地增强。

（三）过程应对的研究方法

拉扎鲁斯等人多次在不同文章中，对应激与应对的研究方法提出了自己的见解。综合来看，他们主要强调了如下四个方面的问题（莫文彬，1991）：

1. 强调自然性。他们认为，实验室研究有很大局限性。首先，实验室研究不可能研究整个的应对过程，只能研究一个或几个过程。其次，适应的结果需要经过一定的时间才能出现，如对身体健康和精神状态的影响，就需要相隔一段时间，才能显现出来，但是，在实验室中可以支配被试的时间没有那么长。再者，由于道德方面的原因，也不能让被试经受日常生活中同样内容和强度的紧张刺激。

2. 强调过程。即强调在应激性事件中实际发生些什么，以及发生的事情是如何变化的。

3. 强调多水平的分析。即从社会、心理、生理这三个有关联的因素着手，进行研究。

4. 强调个体内与个体间相结合的研究方法。所谓个体内就是一个人的不同侧面，或同一个人在不同场合与环境下是如何活动的。而个体间的研究方法是指研究许多人的一般规律，即寻找适合于任何人的共同规律。

拉扎鲁斯在后来的研究中也谈了自己对采用问卷法来研究应对的看法，他认为问卷法是理解应对的一种最初方法，不能用它来揭开应对表象去识别目标和情境意图，特别是那些个体未知的部分。其弟子福尔克曼深知导师的这些观点，因此，在关于应对的研究中就采用了其他的方法，比如深度访谈法和观察法，也运用了纵向研究设计（Folkman，2000）。这得到了拉扎鲁斯的好评。实际上，拉扎鲁斯在研究设计上也多次强调，要研究应对的过程，应多采用纵向研究、前瞻性设计研究，以及采用微观分析的方法。

二、拉扎鲁斯的情绪观

拉扎鲁斯的研究不仅为应对的研究提供了新的视角，而且对情绪的研究有重要的影响。拉扎鲁斯曾说过："我难以相信，在研究心理现象或人与动物的适应行为时，能够避而不谈情绪的重要作用。那些忽视了这一点的理论和实践心理学是落伍的，应该被淘汰。"在早年行为主义盛行的时候，拉扎鲁斯就能够认识到情绪的重要性，这是十分难能可贵的。

209

（一）拉扎鲁斯对情绪的基本看法

首先，拉扎鲁斯认为情绪是一种"反应综合症"（response syndrome），不能将情绪单纯地归结为生理激活这个单一变量。情绪应该包括生理、认知和行为的成分，每种情绪都有它自身所独有的反应模式。

其次，拉扎鲁斯认为，情绪也不是一种动机或驱力。他认为，如果把情绪看做是动机，将只会引导人们从动机去推测行为的适应或不适应性的情绪模式，而不去注意情绪反应的独特性质。与对应对的观点相一致，拉扎鲁斯认为个体对自身的遭遇或生活本身的评价是情绪体验的基础。可见，他同样强调了认知评价在情绪产生中的重要作用。

（二）拉扎鲁斯的情绪定义

拉扎鲁斯认为情绪是对意义的反应，这个反应是通过认知评价决定和完成的（孟昭兰，2005）。他指出：

1. 情绪的发展来自环境信息；

2. 情绪依赖于短时的或持续的评价；

3. 情绪是一种生理心理反应的组织。

拉扎鲁斯也考虑到了生物学因素和文化因素对情绪的重要意义。他指出文化可以通过如下四条途径影响情绪（Strongman，2006）：

1. 通过我们知觉情绪刺激的方式；
2. 通过直接改变情绪表达；
3. 通过决定社会关系和判断；
4. 通过高度仪式化的行为（如悲痛）。

同时，拉扎鲁斯也强调，我们在对情绪进行解释时，完全可以从个体认知的角度来解决问题，不必去强调情绪是受了生物因素的影响还是文化因素的影响。按照情绪的定义，拉扎鲁斯（1993）列出了 15 种具体情绪及其"核心相关主题"（表 17-3）（彭聃龄，2004）。

表 17-3 情绪与其核心主题

情绪	核心相关主题
发怒	对我及我的所有物的贬低或攻击
焦虑	面对不确定的存在条件
害怕	一种直接的、真实的、巨大的危险
内疚	道德上的违反
害羞	过错归结到自己
悲伤	体验到不可挽回的丧失
羡慕	想别人所有的东西
嫉妒	憎恨他人得到别人的爱，希望他失去进步
厌恶	从事或接近令人讨厌的物体、人或思想
高兴	向着一个真正的目标
骄傲	由于自己的成就得到别人承认或认同而使自我增强
放松	沮丧的情景得到改善
希望	怕坏的结果，想要更好的结果
爱	经常渴望的情感而不要回报
同情	被他人的遭遇所感动而愿帮助他

三、结语

作为心理学界著名的学者，拉扎鲁斯在其职业生涯中有超过 50 年的时间都是围绕应激、情绪和应对过程展开研究的。早期的传统心理学和哲学把情绪和理智看做是绝对对立和互相排斥的，但是拉扎鲁斯的认知评价理论纠正了这一错误观念。拉扎鲁斯认为情绪与认知是互倚与整合的关系，近年来这得到了情绪神经科学研究的有力支持。例如，前额皮层（PFC）长期被认为是产生认知使心理活动得以表征的神经回路的重要组成部分。戈瑞（Gray，2002）等人使用功能磁共振成像证明，有些情绪信息加工与一些我们已知的特殊认知加工发生在前额皮层的相同区域，前额皮层可能是一个认知信息加工与情绪信息加工的重要集中地。因此，拉扎鲁斯的理论对心理学的发展产生了重要影响，他本人也被认为是应对这一研究领域的领导者。

无论是对应对领域还是情绪领域来说，拉扎鲁斯的认知评价理论都是迄今为止最为著名的认知理论之一。这一理论框架强调个体差异，强调与认知—动机相关的评价概念，以及以过程为中心的整体观（Lazarus，2000）。拉扎鲁斯以过程的取向来看待应对和情绪，将环境事件、认知、评价、情绪、应对看做人的社会行为的连续过程，实际上这更能充分体现心理发展的变化性和动态性。拉扎鲁斯认为自己研究取向的底线是关系的意义，即个体在人与环境中建构的关系意义。这种关系是对社会影响、物理环境和个人目标、有关自我和世界的信念以及资源进行评价的结果。从这一观点我们可以看出，拉扎鲁斯虽然强调认知评价，但是他也强调了其他因素的影响，这与他对待应对的整体观是一致的。

除了上述对拉扎鲁斯理论的介绍之外，他在晚年提出的一些其他观点也值得我们关注和深思。

首先，他在一些文章中提到了应对效能的评价问题。他认为除了目前常用的主观幸福感之外，还应有其他的标准来衡量应对的效能，如行为指标、生理指标以及客观的健康检查的结果等。

其次，如前所述，拉扎鲁斯早年对精神动力学比较感兴趣，也接触过这方面的心理学家，如荣格等。因此，他在研究应对中，一直都很重视自我防御的概念，认为仅从意识层面研究应对是不充分的，在研究应激、应对和情绪时必须强调无意识加工和自我防御。这一观点后来得到了情绪研究者的重视，目前已有无意识情绪的相关研究。在拉扎鲁斯晚年的时候，正是积极心理学兴起之时，他对积极心理学也作了较为中肯的评价。相对积极心理学来说，应对研究似乎多是消极的心理现象，因此，拉扎鲁斯似乎成了研究"消极心理学"的代表人物之一。在拉扎鲁斯逝世之前，《心理学探究》（*Psychological Inquiry*）杂志试图在积极心理学与应对等消极心理现象研究中建立一次沟通和对话，该杂志曾邀请他撰写了一篇有关积极心理学的评价性文章，作为靶子文章，其他学者对他的文章进行了评价。最后，他又对这些评价进行了回应。

拉扎鲁斯去世后，这些文章发表在该杂志 2003 年的第二期上。总体上，拉扎鲁斯认为积极心理学正如其他心理学研究思潮一样，总是会有些影响，但是也总是会被其他研究思潮所替代。积极心理或者积极情绪其实是与消极情绪不可分割的，不能把两者严格分割开来。他指出，积极情绪与消极情绪经常是相伴而生。比如所谓的积极情绪"爱"与"希望"，有时在现实生活中也会经常伴随有消极的体验，而"愤怒"有时则会有积极的体验。例如，当一个人表达了愤怒的时候，他的自我或者社会自尊可能会得到修补。

虽然如此，拉扎鲁斯的理论也并不是完美无缺的。比如，拉扎鲁斯把情绪看做认知评价的功能或结果，情绪是由认知决定的。这是正确的，但又不可避免地忽略了情绪对认知和行动的意义和作用而走向了副现象论（孟昭兰，2005）。此外，评价这一概念过于广泛而且太含糊，因此要评定个体的评价就显得困难

211

（Strongman，2006）。

综上所述，拉扎鲁斯作为应对研究的领军人物，他的逝世无疑对应对和情绪研究产生了一定影响。正如我国学者孟昭兰教授对他的评价一样，"他对情绪研究的卓越贡献，是心理学历史中非常重要的一部分"。当今，在积极心理学备受关注的背景下，拉扎鲁斯的研究及其思想仍然对应对的研究有指导意义和价值。此外，他对前沿的关注、他对同行研究的细致点评以及他对工作的热情都是值得我们学习的。

【建议参考资料】

1. 莫文彬. 应激与应付的认知现象学理论简介 ［J］. 心理科学进展，1991，1：68-70.

2. 潘星邈. 对情绪与认知关系的不同看法 ［J］. 心理科学进展，1985，4：8-10.

3. 萨拉裴诺. 健康心理学 ［M］.4 版. 北京：中国轻工业出版社，2006.

4. 许远理，郭德俊. 情绪与认知关系研究发展概况 ［J］. 心理科学，2004，27（1）：31-33.

5. LAZARUS R S. The life and work of an eminent psychologist：autobiography of Richard S. Lazarus ［M］. New York：Springer，1998.

6. LAZARUS R S. Toward better research on stress and coping ［J］. American Psychologist，2000，55（6）：665-673.

7. LAZARUS R S. Progress on a cognitive-motivational-relational theory of emotion ［J］. American Psychologist，1991，46（8）：819-834.

8. LAZARUS R S. Does the positive psychology movement have legs ［J］. Psychological Inquiry，2003，14（2）：93-109.

【问题与思考】

1. 按照拉扎鲁斯的观点，什么是应激和应对？

2. 应对的过程取向有哪些基本原则？

3. 拉扎鲁斯等人认为，应对有哪些主要功能？

4. 按照拉扎鲁斯的观点，评价在情绪产生中有怎样的作用？

5. 拉扎鲁斯认知—评价理论对临床实践有什么启示？

第十八章　安娜·弗洛伊德①

【本章提要】

安娜·弗洛伊德是著名的儿童精神分析学家、自我心理学先驱。作为西格蒙德·弗洛伊德最小的女儿，她在继承和维护父亲工作的基础上，将精神分析对象扩展到儿童身上，发展出具有独创性的儿童精神分析理论和方法。她在工作中强调自我在人格发展中的重要作用，补充并发展了父亲提出的自我防御机制体系，影响了后来的众多自我心理学家。本章名著选译部分选择了安娜提出的关于正常儿童自我的"发展路线"概念及相关理论解释进行翻译，对儿童的六条发展路线及其关系进行了详细的阐述。安娜的一生都贡献给了精神分析工作，她不但构建了系统的儿童精神分析理论和自我防御机制理论，还将大部分精力投入到理论和方法的应用领域，对全世界的儿童治疗和教育工作者都产生了很大影响。

【学习重点】

213

1. 了解安娜·弗洛伊德的生平，体会她在父亲光环笼罩下，从"精神分析公主"成长为"儿童精神分析之母"的历程。

2. 领会安娜·弗洛伊德关于儿童精神分析的主要观点。

3. 了解安娜·弗洛伊德在儿童治疗、教育、法律等应用领域所作出的努力。

4. 掌握安娜·弗洛伊德提出的关于儿童发展的概念和自我防御系统概念，以及她在儿童精神分析工作中使用的方法和技术。

【重要术语】

儿童精神分析　发展路线　诊断剖面图　自我防御机制　儿童精神分析应用

第一节　心理学家生平

安娜·弗洛伊德（Anna Freud，1895—1982）是奥地利精神分析学家，儿童精神分析创始人之一，新精神分析学派的重要人物，她重视"自我"在人格发展中的功能，被后人认为是自我心理学的先驱。安娜是著名精神分析学家西格蒙德·弗洛伊德（Sigmund Freud）最小的女儿，也是日后唯一与父亲的事业有着

---

① 本章作者为马晓辉。

紧密联系的孩子。

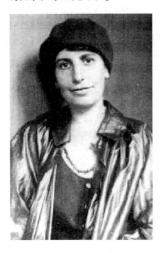

安娜 1895 年 12 月 3 日出生于奥地利维也纳，是弗洛伊德家六个孩子中最小的一个。在她出生之前的一年半时间里，父亲弗洛伊德一直困扰于一种无法确诊的疾病。这段时间里他对自己进行的分析记录中充满了抑郁情绪，1895 年 2 月得知夫人玛莎（Martha）怀孕的消息时，弗洛伊德正准备接受一场手术。成年后的安娜一直认为如果当时有避孕的可能，自己是一定不会来到这个世界上的。安娜的这种想法，可能来源于她看到了弗洛伊德关于"文明社会对避孕的需要"内容的公开出版物。而且弗洛伊德写给朋友的信中显示，在安娜出世以前，弗洛伊德曾希望她是个男孩，因此安娜一直认为自己的出生是不受欢迎的。

也正是安娜出生的这一年，弗洛伊德开始了对自我的分析，同时出版了与布罗伊尔（Josef Breuer）合著的《癔症研究》（*Studies on Hysteria*），此书的出版被认为是精神分析理论的奠基和正式起点的标志。因此安娜认为自己跟精神分析是一对同时出生的"双胞胎"，一直在争夺父亲的注意力。直到 30 岁的时候，安娜作为专家在维也纳精神分析学会开办儿童精神分析讲座，她才终于与自己的竞争者——精神分析合为了一体。

安娜有三个哥哥和两个姐姐，但是她的童年并不愉快。她与母亲玛莎的关系并不亲密，反而与家里雇佣的保姆之间有相对安全的依恋关系。安娜与最小的姐姐索菲（Sophie Freud）的关系最为紧张，作为家里最小的两个孩子，她们俩一直在争夺家中其他人的注意和宠爱。安娜和索菲互相嫉妒，彼此都认为对方更受欢迎。童年的这些经历可能是她后来特别关注儿童的内心感受的原因之一。

安娜童年期最崇拜和亲近的人是父亲弗洛伊德，父亲的关怀和安慰对她来说意义重大。安娜年幼的时候，家里人有时候出行并不带着她，她为此感到很伤心。她在回忆童年的文字中曾写道："我所有的家人都坐着小船离开了，他们却不愿意带上我，并不是因为船太小，坐不下其他人，更不是因为我年龄太小。但对于这些，我并不难过，因为爸爸回来抚慰我、表扬我。这令我很开心，而且比任何事都开心。"安娜小时候经常向父亲描述自己的梦境，弗洛伊德还把其中一些内容收录到《梦的解析》（*The Interpretation of Dreams*）一书之中。

读书之后的安娜成绩很好，特别擅长读写，喜欢幻想，她后来进入维也纳精神分析学会的敲门砖——《打败幻想和白日梦》（*The Relation of Beating Fantasies to a Daydream*）中记录的就是她 8—10 岁的白日梦内容。安娜在学校学到的东西仅是她知识结构的一部分，她从 14 岁开始就被允许旁听弗洛伊德家里每周三举行的精神分析讨论会，虽然她只能坐在图书室一角的楼梯上，但是她无疑从父亲与同仁交流的过程中受到了精神分析的启蒙。与此同时，她开始阅读父亲的著作，并尝试将内容翻译为英文。这些学习过程与她之后选择精神分析的道路也是分不开的。

1912 年安娜从维也纳的考泰季中学（Cottage Lyceum）毕业，没有选择继续进入大学深造。毕业后安娜深受抑郁症的困扰，因此被父亲送往国外休养，这段时间里她每天都会给弗洛伊德写信报告自己的身体状况和思想。1914 年，安娜在父亲朋友的陪伴下去英国游历，同时提高自己的英文水平，但由于第一次世界大战爆发，她很快返回维也纳。之后安娜通过了考泰季中学的实习生考试，从1915 年到 1917 年间，她作为实习老师在学校教书。1917 年，她成为正式的老师，之后的三年里她一直在学校从事教学工作。这段时间里，她致力于改善被第一次世界大战剥夺了社会与经济地位的孩子们的生活。这一段经历奠定了她一生为儿童的健康成长而努力的学术与人生基调。

1920 年一场流感引起的肺结核使安娜最终放弃了教书的工作，此后她开始了正式的精神分析之旅。有资料显示，从 1918 年到 1922 年间，安娜接受了父亲长达四年的心理分析。1923 年结束分析的安娜在维也纳精神分析学会上提交了报告——《打败幻想和白日梦》，并因此而被学会接受成为正式会员，获得精神分析执业师资格。

215

从 1923 年开始，安娜开始了她自己的儿童精神分析工作，两年后她开始在维也纳精神分析培训机构教授儿童精神分析的技术方法。1925 年到 1934 年间，安娜担任国际精神分析学会的秘书工作，同时她也一直在继续儿童精神分析领域的研究。1926 年，她在维也纳精神分析学会作了一系列主题为"儿童精神分析技术"的演讲，引起了听众的广泛兴趣，也奠定了她在儿童精神分析方面的先行者地位。1927—1928 年，写成并出版《儿童精神分析技术导论》（*Introduction to the Technic of Child Analysis*），第一次系统地阐述了她的儿童心理学研究成果，在欧洲各国都引起了很大反响。1935 年，安娜成为维也纳精神分析培训机构的主任。

1936 年，安娜总结父亲对于防御机制的理论，同时并结合自己的工作实践出版了《自我与防御机制》（*The Ego and the Mechanisms of Defence*），作为送给父亲八十大寿的生日礼物。这部著作产生了极大的影响，被认为是自我心理学的奠基著作，体现了弗洛伊德作为理论先驱的地位，同时也包含了她自己从工作中观察和总结的自我心理学思想。

1938 年，由于纳粹德国入侵奥地利，安娜陪同父亲逃离维也纳，流亡到英国伦敦定居。在伦敦，安娜继续自己的儿童精神分析工作，同时照顾罹患口腔癌的父亲。直到 1939 年秋，弗洛伊德病逝。后人对这段逃亡生涯评论道："正是安娜·弗洛伊德坚定地担任她父亲的秘书、密友、代表、同事及护士，使她成为他生活中最宝贵的财富、对抗死亡的盟友。"

1939 年弗洛伊德去世后，安娜开始以伦敦为中心开展精神分析的实证与理论研究。其间，由于安娜所倡导的儿童精神分析理论和方法跟英国的梅兰妮·克莱因（Melanie Klein）所领导的学派不同，学术的争论越来越激烈，最终导致1941—1944 年的"论战式大讨论"（controversial discussions）。论战的结果并未使以二人为首的学派观点达成统一，而是导致儿童精神分析分裂为三派：以克莱因为首的"克莱因学派"、以安娜为首的"维也纳学派"以及以温尼科特为代表的"中间小组"。虽然论战结果偏离了讨论的初衷，但这场长达三年的论战却使得儿童精神分析的思想和方法广为传播。

第二次世界大战使得无数人流离失所，这让安娜有机会观察与父母的分离对儿童产生的影响。她在伦敦创立了"汉普斯蒂德托儿所"（Hampstead Nursery），在这里集中照顾在战争中和双亲失散的小孩。战后她将托儿所改为汉普斯蒂德儿童诊所，开设儿童心理治疗课程，并对精神紊乱的儿童和成人进行临床诊断和分析治疗。在这段时间里，安娜与合作伙伴桃乐丝·柏林翰-蒂凡尼（Dorothy Burlingham-Tiffany）观察并收集了大量的一手材料，并在此基础上发表了一系列关于儿童压力和寻求同伴支持的研究报告，如《战时的幼儿》（*Young Children in War-Time*，1942）、《无家可归的婴儿》（*Infants Without Families*，1943）、《战争与儿童》（*War and Children*，1943）等。

1947 年，安娜跟同事一起设立了汉普斯蒂德儿童精神分析理论课程。她们在工作中提出了"发展路线"（developmental lines）、"诊断剖面图"（diagnosis profile）等概念并构建了相关理论。从 1950 年开始，安娜走遍欧美，为各个国家的儿童精神分析工作者作专业和通俗的精神分析讲演，并担任耶鲁大学法学院和儿童研究中心的访问教授。1952 年起她担任汉普斯特诊所的所长直到逝世。

1982 年 10 月 9 日，安娜在英国伦敦去世，享年 87 岁。她去世两年后，为了纪念她所作出的贡献，汉普斯蒂德诊所更名为安娜·弗洛伊德研究中心。1986 年，遵照安娜的意愿，她居住了 40 余年的伦敦住所被改造为弗洛伊德博物馆。安娜终生未嫁，将其一生奉献给了她的父亲和她的事业——儿童精神分析。

安娜一生共发表 100 多篇论文，出版 10 多部专著，为教师、父母、社会工作者、法律工作者等各界人士开设讲座而做的讲演稿还有很多。她先后获得美国杜克大学（1950）、杰佛森医学院（1964）、芝加哥大学（1966）、耶鲁大学（1968）、奥地利的维也纳大学（1972）、美国哥伦比亚大学（1978）和英国剑桥大学（1980）授予的名誉博士学位。美国还曾授予她"麦迪逊奖"，英国政府也曾授予她大英帝国骑士爵位。

第二节　经典名篇选译

发展路线的概念①

想要有效地回答家长们所提出的发展领域的问题，孤立儿童本我和自我二者的发展是行不通的。同样，要想实现临床分析和理论剖析的目标，也必须结合二者的发展情况来进行分析。

迄今为止，在我们的精神分析理论中，发展的顺序是由儿童人格中特殊的、受限制的部分所决定的。从性驱力的发展过程来看，我们已经掌握了力比多阶段的发展顺序（口唇期、肛门期、前生殖器期、潜伏期、青春前期、生殖器期），尽管有部分重复的内容，但基本上这些阶段是随着个体年龄的增长而递次出现的。而对于顺序不太明确的攻击驱力发展而言，我们一般将特殊的攻击表达形式与特殊的力比多阶段联系起来考虑（如将抓咬、吐口水、吞食等与口唇欲望联系；将残酷的折磨、击打、腿踢、破坏等与肛门欲望联系等）。通过对个体现实的感觉阶段和水平，以及道德发展过程中防御表现的分析，我们已经知道自我的发展顺序是按照某个标准进行的。心理学家可以通过不同年龄段的多种智力量表来考察和衡量个体的智力功能。

现有的发展量表仅涉及到儿童人格中的部分内容，我们需要更多的测量手段来从整体上考察个体自我的发展状况。我们希望能够考察本我和自我之间的基本互动以及它们的不同发展水平，同样重要的是，还要了解二者随年龄变化的顺序、频率、规律，以及本我冲动发展和自我功能成长的顺序。只要能充分研究和了解个体人格的这两个部分，比如本我方面的性欲阶段和攻击表现，以及自我方面的客体观点等，本我和自我二者之间的互动顺序就很容易确定。我们追踪了个体从婴儿期完全的情绪依赖状态发展到成年期相对成熟的性关系和客体关系，达到自我依赖的过程，发现有一条逐渐发展的路线为情绪的成长发展提供了不可缺少的基础。

虽然不容易确定，但类似的发展路线在个体人格的其他领域也有所体现。这种路线存在于儿童从依赖、非理性、本我和客体决定观点逐渐成长为自我掌控内外部世界的各方面。这些路线往往同时作用于本我和自我，促使各个过程的完成：使个体从婴儿被哺乳和断奶状态发展到成年人理性的进食；从被强迫进行如厕训练发展到能够自主控制排泄过程；从儿童期身体被母亲管理发展到青春期宣

217

---

① 译自：FREUD A. Normality & pathology in childhood：assessments of development［M］. New York：International Universities Press，1965. 译者为各节标题添加了序号。

示独立和自主决定；从幼儿期的完全自我中心发展到能跟同辈人共情，形成成熟的友谊关系；从一开始玩耍自己和母亲的身体，进而通过玩耍过渡性客体（Winnicott，1953）发展到玩玩具、游戏、兴趣爱好，直到最终的工作形式。

无论儿童在以上提到的各个方面发展到了什么水平，均是本我冲动和自我—超我功能发展之间的互动，以及二者对于环境影响因素的反应产生的结果。这里提到的发展路线，不仅仅是理论层面的概念，从儿童发展历程的现实中来看，它们描绘出了一副令人信服的关于儿童人格发展的图像。

一、发展路线范例一：从完全依赖到情绪独立和成熟的客体关系

这是一条最基本的发展路线，从一开始就吸引了儿童精神分析者的注意。这条路线描述了从新生儿彻底依赖于母亲的照顾，一直发展到年轻成年人情绪自主的过程。这个过程中每一阶段都可以从对儿童和成年人的分析，以及对婴儿的直接观察经验中得到证明。不同阶段可以粗略列为：

阶段1，个体生命的最早几个月，母婴之间是一种身体联系，婴儿还没有意识到母亲不是自己的一部分。

阶段2，建立跟客体的部分依赖关系，儿童依然是自我为中心的，但已经开始意识到母亲的分离和她在满足自己的身体和情绪需要中的作用，此阶段重要的内在发展是在儿童的头脑中建立了母亲的表征。

阶段3，儿童建立了客体恒常性，使客体的内在意象得以保持。这一能力能暂时拉长儿童与母亲的分离时间，因为在跟母亲分离时，这个阶段的儿童可以用母亲的内在意象来代替她的实际存在。

阶段4，是前俄狄浦斯阶段，这个阶段的个体自我充满了矛盾关系，其特征是依附、折磨、统辖和控制客体的自我态度。

阶段5，是客体中心的俄狄浦斯阶段，其特征是占有异性父母，嫉妒同性父母并与其竞争。

阶段6，是潜伏期，将力比多从父母转移到同龄人、社会群体、教师、领导、非个人的理想和升华的兴趣。

阶段7，是前青春期，是"青春期叛乱"的序曲阶段，恢复为早期的态度和行为，特别是部分客体的矛盾类型。

阶段8，是抗争的青春期，否认、颠倒、放松和丢弃与早期客体的联系，将力比多灌注于家庭之外的异性。

长期以来，精神分析领域对这些发展路线的细节已经达成了一些共识，对这些细节如何应用解决实践中问题的探讨也在逐年增加。例如，很久以来大家一直在讨论的关于儿童与母亲（或其他家庭成员）的分离问题，只要从发展路线角度的观点稍微思考一下，就能对其中的很多问题给出让人信服的解释。首先是生

物学母婴联结（阶段 1）的打破，无论这种分离是出于什么原因，个体都会产生合理的分离焦虑（Bowlby，1960）；母亲不能再被充分信赖、不能给予足够的安慰（阶段 2）会导致个体化的失败（Mahler，1952），个体可能会出现依赖性抑郁（Spitz & Wolf，1946），或者其他形式的剥夺表现（Alpert，1959），或者造成个体自我过早地发展（James，1960），形成"错误自我"的结果。本我欲望无法得到满足与肛门期不合适的喜欢对象（阶段 4）会打破力比多和攻击性之间的平衡，提高个体的攻击性和破坏性水平（A. Freud，1949）。只有在完成了客体恒常性（阶段 3）之后，外部客体才可能被稳定的内部意象所代替；凭借内部意象，婴儿能够忍受与母亲暂时分离的时间会增长，客体恒常性也得到相应增长。即使我们仍然无法明确指出儿童能够忍受分离的实足年龄，但是根据发展路线的提示，这可能始于儿童的"词语爆发期"。

儿童从此路线发展中还能学到其他实践能力：

学步期（阶段 4）所形成的自我态度不是因为与母亲关系的破坏，而是俄狄浦斯期矛盾情绪的结果。

从父母对儿童的影响来看，期待个体在前俄狄浦斯时期（阶段 4）就建立亲密的客体关系是不现实的，这是下一个阶段（阶段 5）才能完成的。

在力比多从父母转向同龄人群体（阶段 6）之前，儿童是不可能完全整合融入群体生活的。如果个体俄狄浦斯情结推迟，就会导致幼儿神经症产生，个体对群体的适应会受到阻碍，儿童会缺乏对别人的兴趣，形成学校恐怖症（全日制学校就读的儿童），产生严重的想家症状（寄宿学校就读的儿童），进而导致阶段 5 的延长。

潜伏期（阶段 6）的儿童对于寄养的反应最强烈，这是因为寄养会严重破坏他们与父母的正常关系。所有的儿童，无论是关于自己可能被寄养的想法，还是真正发生了被寄养的事实，都会认为自己的家庭遭遇了"离奇的故事"。

儿童在俄狄浦斯阶段（阶段 5）和潜伏期（阶段 6）发展出来的升华等能力，在前青春期（阶段 7）会再次丧失，这并不是因为个体发展和教育的失败，而是因为他们退行到了更早的水平（阶段 2、3、4）。

从父母方面来看，阻止青春期（阶段 8）的家庭联结松散或者抑制个体前生殖器期冲动，跟阻挠个体打破阶段 1 的生物学联结和对抗阶段 1、2、3、4 和阶段 7 的前生殖器期手淫冲动一样，都是难以实现的。

二、朝向身体独立的发展路线

个体的自我成长首先开始，这并不意味着身体比情绪和道德上更早从父母那里独立出来。恰恰相反，母亲对于婴儿身体的自恋式占有跟早期儿童无法分辨内外部世界，只能凭借主观经验判断，以及跟母亲融为一体的愿望是相对应的。因此，这个时候母亲的胸部、面孔、双手或头发可能会被婴儿认为（误认为）是自己的一部分，同时母亲对于婴儿的饥饿、疲惫、不舒服的关注也是跟婴儿一致的。虽然对于整个童年早期来说，儿童生活的主要内容基本上都是满足各种身体需要、冲动以及由此衍生的各种问题，但他们生活的质量却不是由自己决定的，而是受到周围环境的影响。唯一例外的是儿童满足手淫欲望的活动从一开始便处于自己的掌控之中，因而这种活动为他们提供了一定的独立感。与之相反的是，饮食、睡觉、排泄、清洁身体、防止伤害发生和预防疾病等所有活动，从被他人控制到自己掌控的发展过程都是复杂和漫长的。

（一）从吮吸母乳到理性进食

儿童必须经过一条很长的发展路线才能达到这样一种状态，如控制自己的进食活动，在理性、有质有量地满足需要和食欲的基础上，还要考虑自己与食物提供者的关系、处理意识和潜意识层面的食物幻想等。这条路线有以下几个阶段：

1. 母亲通过固定的时间表进行哺乳或者使用奶瓶喂养婴儿，这个阶段婴儿正常食欲的变化和肠胃不适以及母亲的哺乳焦虑态度均可能导致婴儿摄入食物困难；饥饿、等待喂奶、定量或者强迫喂奶等因素都会造成婴儿的需要无法得到满足，这会阻碍个体跟食物建立积极的关系。吮吸快感可能会作为喂养行为的预兆、产物、替代或者障碍出现。

2. 出于婴儿自身的需要或者母亲的意愿进行断奶。由于母亲意愿进行的断奶，特别是生硬的断奶行为，会导致婴儿对口唇快感剥夺的抵抗，从而产生相反的后果。在喂食固体食物时可能会发生困难，因为婴儿有可能会欢迎新味道，也有可能会拒绝它。

3. 儿童从被喂养到自己吃饭，使用或者不使用工具，"食物"和"母亲"两个概念仍然有重合。

4. 儿童可以使用勺子、叉子等工具自己吃饭，从一开始不认同母亲对食物摄入量的要求发展为遵循固定的进食形式，如餐桌礼仪；饭桌上的表现可以看做是母子关系中问题集中体现的战场；对于糖果的渴望可以看做是吮吸快感的阶段替代品；对食物的需求可以看成是如厕训练的结果，如过度饮食可以看成是儿童新获得的一种厌恶反应形式。

5. 俄狄浦斯阶段，食物与母亲等同的观念逐渐消失，儿童对于饮食的不合理态度被幼儿期性欲所决定。

6. 潜伏期的饮食性欲冲动逐渐消失，但是饮食快感仍然存在，甚至有所增长。对于食物的理性态度和饮食自我决定权的增长等早期经验决定了个体成年后的饮食习惯、口味、偏好，以及对于饮食的过度喜欢或者厌恶。

婴儿在阶段 2 对于变化（如断奶和引入新口味食物）的反应第一次反映了个体喜欢前进和探险（欢迎新经验出现）的倾向，或者顽固地依赖于现有快感

（将每次变化看做是威胁和剥夺）的倾向。无论哪一种倾向主导了喂食过程，我们一般认为这种倾向在其他发展路线方面也会发挥同样重要的作用。

儿童在第1—4阶段，一直存在将食物与母亲等同的观点，这为母亲将儿童对食物的拒绝视为对自己的拒绝提供了合理解释。这也解释了为什么处于这些阶段的儿童对于食物的拒绝或过分喜好问题可以被临时替代喂食的陌生人所解决。在母亲不在场的情况下，儿童可以没有障碍地在医院、托儿所等地吃饭或者被探访者喂食，但是这不能解决他们在家里的饮食困难问题。这还解释了为什么儿童经历了跟母亲分离的创伤后经常会拒绝饮食（拒绝母亲的替代品），或者过分贪食和暴饮暴食（将食物看做是母爱的替代品）。

儿童在第5阶段的饮食障碍，一般跟外部客体无关，往往是被内部的结构性冲突引起的。这种障碍跟母亲是否在儿童饮食现场无关，因此可以考虑在诊断儿童饮食障碍时，使用这个标准进行判断。

儿童在经历了阶段6之后，当成熟的个体意识到进食的时间已到，之前与母亲的饮食战争形式消失，转而可能会被内心的不认同所替代，儿童可能在进食愿望和无法忍受特定食物之间摇摆不定，形成多种与食物和消化有关的神经症症状。

（二）从大小便不能控制到控制自如

如果个体在这条路线上的目标没有完成，对排泄器官的冲动进行过分控制、修正或转移，那么个体的本我、自我、超我和环境因素之间的冲突就会尤为严重。

1. 第一个阶段中的婴儿对排泄行为完全没有控制，这个阶段的发生跟个体的成熟无关，而是由母亲定时的护理等环境因素决定的。这一阶段会从婴儿出生持续到其两三岁。

2. 跟第一阶段不同的是，第二阶段的发生是由于个体成熟的原因。这个阶段的主导因素是性欲区从口唇转向肛门部位。由于这种转变的发生，儿童开始强硬地反对他人对自己的干涉。由于这个阶段身体的排泄与力比多联系紧密，儿童可能将自己的排泄物当做是献给母亲的代表爱的珍贵礼物；同时排泄也与攻击紧密联系，儿童可能将排泄认为是表达对客体关系的愤怒、生气和不满的武器。与这两种联系一致的是，学步期的个体对于外部世界的态度是矛盾的，在爱恨之间剧烈摇摆而不确定。这也与儿童自我对于身体内部的好奇态度、热衷于弄乱和建立秩序、保持和排空、囤积，以及控制、占有、破坏等行为是对应的。这个阶段的儿童所表现出的趋势是相当一致的，不同的事件随着母亲态度的变化而产生不同影响。如果母亲仍然成功地保持着哺乳期对于孩子需要的敏感性和对孩子的认同，她将善解人意地在环境清洁和孩子排泄对抗行为之间进行合理调整，这种情况下如厕训练将会太平无事地平稳地完成。相反，如果母亲由于训练方式、对于脏乱和无序的反应模式、拘泥，或者其他人格困扰等因素的影响，对儿童的排泄行为表现得过于严厉和不妥协，孩子将会为了保卫自己的权利而不受限制地排泄，来反抗母亲对于清洁和规律的要求，导致无法完成社会化对整洁的要求。

3. 在第三个阶段，儿童通过认同过程接受了母亲和环境对于排泄控制的态度，这种态度完全成为他们自我和超我人格的一部分；从此之后，儿童跟排泄的斗争由外部过程转为内部过程，并使自我防御机制成为自动化的抑制和反应模式，如对脏乱无序的厌恶、喜欢干净、讨厌弄脏的双手等压抑方式。对于肛门期欲望调整的结果会使得个体形成严格遵守时间、小心谨慎和可被信赖等人格特点，还可以形成喜欢节省、收集等行为。简而言之，儿童这个阶段的经历对其前生殖器期的欲望调节和转移有重要的意义，如果各种限制均在正常范围内，这段经历会为个体发展出高品质的人格打下良好基础。

儿童在这个阶段获得的成就是在认同和内化基础上形成的，记住这一点非常重要，并且这些成就在俄狄浦斯情结完成之前就全部完成了。儿童对于前俄狄浦斯时期冲动的控制能力仍然是薄弱的，特别是第三阶段刚开始的时候，儿童的控制能力仍然依赖于客体（如母亲）及其与客体积极关系的稳定性。例如，在家里儿童已经被训练学会使用马桶或者厕所，但母亲不在场的条件下，陌生情境中的儿童仍然不能自主地使用不熟悉的马桶或厕所。如果儿童对母亲非常不满、跟母亲分离或者存在其他形式的客体关系丧失，可能不仅会丧失内化的清洁能力，并且将排泄当做攻击行为表现出来。二者结合将会导致"大小便失控"的意外事件出现。

4. 只有发展到了第四阶段，儿童才能完全控制自己的膀胱和肛肠。这个阶段的发展结果是儿童对于排泄的关注跟他们的客体联结不再联系在一起，他们对于排泄能保持完全的中立态度，并最终形成自主的自我和超我（Hartmann，1950）。

（三）从对身体管理不负责任到负起责任

儿童在外界的帮助下才能满足自己生存所必需的物质条件，这段时间会持续多年。这个过程十分缓慢，这跟同样缓慢的另一过程是相对应的：即儿童逐渐学会管理自己的身体和保护自己不受伤害的过程。在良好的母亲关怀下成长的儿童很大程度上将身体管理和保护的任务交给了母亲，自己并不关心，或者十分轻率地将之作为与母亲斗争的武器。母亲关怀能力很差或者没有母亲照顾的儿童在健康方面会履行母亲的职责，自己照顾自己的身体。

在积极的发展路线上，同样可以粗略区分出如下几个连续的发展阶段：

1. 第一个阶段是个体生命开始的前几个月，是个体的攻击驱力从自己的身体转向外部世界的一种改变。这是十分重要的一步，攻击力的转向限制了个体的咬伤、划伤等自我伤害行为。导致这种正常的进步的原因部分是由于儿童建立了疼痛感，部分原因是儿童对于母亲力比多贯注在自己身上的一种自恋型回应（Hoffer，1950）。

2. 第二个阶段得益于个体自我发展而形成的能力，如组织外部世界、理解因果关系和根据现实原则控制危险愿望等能力。避免疼痛和对于身体的自恋，这些新获得的功能保护儿童远离外部危险，如火、水等。但是还有很多危险因素是儿童自己无法避免的，因此这个阶段的儿童仍然需要在成年人的监护下才能保证安全。

3. 发展到最后一个阶段，儿童能够自觉地认同卫生保健和医疗的要求。就避免食用不健康的食品和暴饮暴食、保持身体的整洁等问题而言，在这里我们并不清楚这些问题是因为个体口唇期和肛门期的本能转变，还是跟这条发展路线有关。这跟避免生病和按照医嘱吃药，以及机动调整和限制饮食之间是有差别的。当然，恐惧、内疚和阉割焦虑等情绪问题可能促使儿童小心对待自己的身体安全问题，但是在没有这些情绪的影响下，正常的儿童仍然不会很在乎自己的健康问题。根据母亲最常抱怨的问题来看，这个时期的儿童仍然会经常危及自己的健康，将身体问题留给母亲解决，由母亲来保护自己。直到青少年期结束之前，个体一直保持着这种态度，这可能是最开始"母亲—孩子共同体关系"的最后残留表现。

223

三、更多发展路线的例子

还有其他发展路线，如以下将提到的两条，精神分析师已经明确了这两条路线发展的每一步，并能毫不费劲地追踪整条路线的发展过程。

（一）从自我中心到建立友谊关系

这条路线描述的是儿童成长过程的一个特殊方面，可以被分为以下几个阶段：

1. 第一阶段个体在客体世界呈现出利己的自恋，忽视别的儿童，或者只把其他儿童感知为自己与母亲关系的阻碍，将其视为家人关爱的竞争者；

2. 第二阶段个体将其他儿童视为非生命客体，如将其视为玩具一类的客体，只想根据自己的情绪掌控、摆布、搜寻或者抛弃他们，而不期望任何积极或者消极回应；

3. 第三阶段个体开始将其他儿童看做是完成特定任务（如玩耍、建设、破坏、恶作剧等活动）时的帮手，同伴关系只在完成任务需要时才会建立；

4. 只有到了第四阶段，个体才能最终将其他儿童作为自己的伙伴和客体，才能喜欢、害怕那些他可以爱也可以恨、能认同、分享和尊重的儿童，并能与其竞争，建立友谊关系。

在前两个阶段里，无论年长的哥哥姐姐如何关爱和容忍，也无论母亲作出怎样的努力，蹒跚学步的儿童都不会改变其自私的特点；这个阶段儿童可以忍受群体生活，但意识不到群体生活能带来什么好处。第三阶段儿童的特点代表着最起码的社会化要求，因为这个阶段的个体需要被年长的哥哥姐姐接受进入家庭群体或者进入托儿所的同龄群体。但是只有发展到第四阶段，儿童才具备了建立和维持同伴、友谊和敌意关系的能力。

（二）从关注自己的身体到关注玩具，从游戏玩耍到投入工作

1. 在个体还是婴幼儿的时候就开始了玩耍活动，这时玩耍作为满足性驱力的活动，涉及到个体的嘴唇、手指、视觉和皮肤等部位的感受。这期间婴幼儿主要的玩耍对象是自己和母亲的身体（跟哺乳活动有关），而且对自己和母亲之间没有区分。

2. 个体对母亲和自己身体的注意转向柔软的物体，如尿布、枕头、小毯子和泰迪熊等，这些过渡性客体能够同时满足个体对自己和客体的欲望。

3. 从过渡客体进一步发展到更具体的柔软玩具，儿童可以借助拥抱或者摔打这些无生命的玩具，以表达自己的愤怒和矛盾情绪。

4. 可以抱着的玩具逐渐隐退，只在睡觉时出现，这时玩具仍然在促进儿童参与外部世界活动和入睡活动中起到重要作用。

但在白天，玩具逐渐被能够满足儿童自我活动和幻想生活的材料所代替，儿童玩耍这些物体的活动直接满足了他们的本能需求，或取代或升华了本能驱力的能量。

（1）玩具游戏为个体自我活动（如充满—排空、打开—关闭、装配物品、打乱秩序等）提供了机会，儿童对这些活动的兴趣取代了对自己身体和身体机能的关注。

（2）玩可以运动的玩具满足了个体能动性的需要。

（3）玩结构性材料玩具可以同时满足个体对于建设和破坏的需要。

（4）玩玩具的活动使得儿童可以展示自己的男性力量或者女性气质，如①在游戏时，一个人进行角色扮演；②扮演玩具的母亲或者父亲；③在群体活动中扮演父亲或母亲的角色。

展示男子气也可以通过体育运动和惊险的活动来实现，在这样的活动中儿童可以展现并操控自己的身体，象征性地实现生殖器期的控制欲望。

5. 儿童通过游戏活动过程获得的驱力满足（直接满足或者替代性满足）逐渐被完成游戏后获得的快乐代替，这种快乐是任务完成、问题解决等学习过程中重要的心理动力。一些研究者认为这种快乐是个体获得成功学业的先决条件（Bühler，1935）。

在我们的理论构建过程中，这种取得成就必需的快乐是否与儿童的本能有关，仍然需要探讨。在现有的经验积累中，可以明确多种可改变因素对逐步发展的影响是积极的，如早期母婴关系中的模仿和认同、自我理想的影响、作为自我

防御机制和适应的升华过程，以及成熟的内在渴望等。

这种成就快乐在很年幼的儿童身上已经有所体现，被认为是潜伏期的一种特殊能力。一家使用蒙台梭利（Montessori）教学法的托儿所选择特定的游戏物品让儿童自己玩耍，发现通过任务完成和独立解决问题的方式可以最大程度地提高他们的自尊和满足感，甚至可以看到尚未发展到学步期的儿童已经能够对这种活动作出积极反应。

他人在游戏中的帮助不能给儿童带来满足，这种来源于游戏的成就快乐跟他人的称赞和认可有更直接的关系。儿童在后来的发展中才能做到通过游戏的产品来获得满足，这可能是因为儿童能够通过游戏的产品获得自尊。

6. 获得从游戏转向工作的能力，获得一系列其他能力，如：

（1）能够控制、抑制或者修正自己对物品的攻击性和破坏性冲动（不扔、不拆、不弄乱、不储藏等），而是积极地对待它们（建设、计划、学习、跟同伴分享等）；

（2）能够执行计划，能忍受暂时的挫折，获得延迟满足能力；

（3）能够把优先满足本能欲望升华为根据现实条件合理满足本能，从快乐原则上升为现实原则，这是个体潜伏期、青少年期和成年期工作能获得成功的必要条件。

这条从身体到玩具、从游戏到工作的发展路线的后期阶段，占主导地位的很多联合活动，如白日梦、游戏和爱好等活动对个体的人格发展有显著影响。

白日梦：当玩具和玩耍活动逐渐消失的时候，儿童先前借助于物质客体投入活动的愿望，可以通过能够意识到的白日梦形式来实现，个体的这种幻想活动可能会一直持续至青少年期，甚至青少年期之后仍然存在。

游戏：游戏始于个体在俄狄浦斯时期的群体活动（通过想象来扮演父亲或者母亲角色），儿童通过这种扮演游戏，发展出一些倾向（如攻击、防御、竞争等）的符号化和高度形式化的表达能力。如果儿童受到一些不可改变的观念影响，而且也不会根据现实情况调整自己，不能忍受一定的挫折，他们就不能被任何儿童接受。从同伴关系的发展路线来看，在儿童发展到第三阶段之前，这个问题会一直存在。

游戏可能需要借助其他物品，在很多情况下儿童游戏所使用的物品都象征着生殖器官，如很多儿童都喜欢能够显示其男子气和攻击性的玩具。在很多竞争性游戏中，儿童自己的身体和掌控身体的技能发挥着不可或缺的作用。

个体能否熟练完成游戏、从游戏中获得快乐，受到儿童人格发展的多个方面影响，如天资和机动能力的发展、身体条件和控制身体的能力、对于同伴关系和群体生活的接受能力、对于攻击性的控制能力等。相应地，这个领域的功能发展也有一系列的干扰因素：可能来自于任何一个领域的发展困难和不足，也可能来

225

自于某一发展阶段决定的攻击性抑制等方面。

兴趣爱好：兴趣爱好是个体从游戏发展到工作路线中的过渡，同时具有游戏和工作的部分特点。兴趣爱好具有以下一些特征：

（1）个体的兴趣爱好是为了获得快乐，相对忽视外部压力；

（2）在一定程度上寻求欲望满足的替代形式，如将其升华为追求某种目标，但是设定的目标跟欲望满足、性驱力和攻击驱力联系仍然很多；

（3）个体平衡了各种驱力和各种状态的能量，并通过这些能量来追求特定的目标。

以上提到的这些特点表明，兴趣爱好跟个体在必须面对困难和挫折时，在一段时间内根据现实条件不断调整并执行预定计划的行为类似。

个体的兴趣爱好最早出现在潜伏期，后来经过一些内容改变后，可能以一种特定的形式存在于个体的一生当中。

四、不同发展路线之间的一致性

如果详细地考察平均常态的概念，我们会发现不同的发展路线之间是非常一致的。从临床角度来说，这意味着人格发展的协调，一个发展到情绪路线特定阶段的儿童应该在身体发展路线、同伴关系路线以及游戏路线上均发展到了相应的水平。虽然现实世界中有很多相反的例子，但是我们仍然认为这种一致性是存在的。毫无疑问，的确有很多孩子在成长过程中表现出不符合这种一致性的特点。他们可能在某些路线上的发展水平很高，但在其他路线上的发展水平相对落后。

这种发展路线之间的不平衡会导致个体童年期的冲突，提示我们有必要更进一步调查产生这种不平衡的原因，特别是个体的先天条件和周围环境因素各自产生了多大程度的影响。

在这个过程中，我们的任务并不是孤立这两种因素的作用，而是要探查二者之间的相互作用。先天因素与环境因素之间的关系可能是这样的：

我们这里所提到的例子均是天生无残疾的正常儿童，他们在各种路线上的发展任务是其天生的责任。很明显，本我方面的先天能力有性欲和攻击驱力的逐渐成熟；自我方面的能力我们了解的还不够充分，可能的先天能力有组织、防御和结构化等。除此之外，我们必须关注环境因素的影响。根据对于年龄稍大的儿童和成年人的精神分析经验，我们已经发现父母的人格特点、父母的行为和理想、家庭的环境气氛、文化的影响等因素可能对个体发展产生重要影响。对于新生儿的观察分析发现，母亲的兴趣和偏好作为一种刺激因素能够影响婴儿发展。至少在生命刚开始的时候，婴儿在发展路线上的进步可能是来源于母亲的关爱和认可。

例如，如果某些母亲在跟孩子进行交流时，更多地使用言语而不是使用身体接触，儿童的语言发展和早期词汇量的水平就会跟其他人不同。一些母亲不鼓励儿童的探险行为和身体活动，而是在儿童微笑的时候给予更多的亲密接触来鼓励这种行为，就会导致儿童过多使用微笑这种方式来回应周围的环境。我们尚不清楚个体早期生活中母亲哼唱歌曲对于儿童后来的音乐态度和音乐天赋有无影响。另一方面，母亲对于孩子的身体及身体能动性的发展不感兴趣，可能会导致儿童行动笨拙，肢体运动不协调等。

在对婴儿进行观察之前，精神分析的经验已经明确告诉我们，个体出生后两年内母亲的抑郁情绪跟儿童的抑郁症状有关。这些儿童可能将母亲的抑郁情绪整合进了自己的发展之中。

上面提到的这些告诉我们，人类成长过程中的发展倾向和偏好都是通过儿童与其第一个客体（如母亲）形成情感联结而被刺激和唤起的。

不同发展路线之间的不平衡表现也不一定导致病理症状。适度的不平衡是不同个体之间存在无数差异的基础，从个体很小的时候起，这些差异就已经存在了。正是不同路线之间的不平衡，造成了我们需要考虑的五彩缤纷但又属正常的发展特点。

第三节　心理健康思想评述

安娜·弗洛伊德对于儿童精神分析的贡献是巨大的。作为儿童精神分析的两大创始人之一（另一位是英国客体关系学派代表人梅兰妮·克莱因），她发展出具有独立性的儿童精神分析理论并应用于儿童治疗，当代西方许多儿童精神分析学家的研究和临床工作仍然是在其理论和实践基础上进行的。同时，安娜将自我心理学与儿童发展的研究建立在父亲工作的基础上，不迷信父亲的理论，强调自我在人格发展中的重要作用，成为自我心理学领域的先驱。

一、儿童精神分析思想

安娜在追随父亲精神分析思想的基础上，将精神分析的对象扩展到儿童身上，为儿童精神分析以独立姿态登上心理学历史舞台作出了巨大贡献。

安娜确立自己儿童精神分析学的研究方向是以 1927 年出版其第一本儿童精神分析著作——《儿童精神分析四讲》（*Four Lectures on Child Analysis*）为标志的。这本书对于安娜早期儿童精神分析的思考进行了初步总结，主要包含了分析导入、使用技术、移情在分析中的作用以及儿童教育等内容，在后来几十年的工作中，安娜在此基础上又进行了深入探索和研究，提出了"诊断剖面图"、"发展路线"等重要概念，区分了儿童心理障碍的类型，为儿童精神分析学积累了丰富的成果。

（一）诊断剖面图

为了提高儿童分析的诊断技术，在汉普斯蒂德诊疗所工作期间，安娜带领专门的研究小组逐渐发展出了诊断图的思想。诊断图为诊断的思考提供一个心理框架，它的目标是使诊断者快速地考虑儿童生活和发展的所有领域，对其正常功能和病理功能有一个平衡的看法。它不是一个提供机械诊断的问卷，而是帮助治疗师把注意力指向儿童生活和发展的每一个重要区域，从而使每个区域及它们之间的相互作用得到评估，同时它也帮助治疗师意识到对儿童了解不够的地方。诊断图包括如下方面：

一是治疗安排的原因。是谁要求进行治疗安排；什么原因促使此时要求安排治疗等。

二是对儿童的描述。包括对儿童外表、心情、态度和其他突出之处的一般描述。

三是家庭背景与个人历史。指的是有利于揭示那些可能影响儿童发展和障碍的有意义的环境因素。

四是可能有意义的环境影响。从历史和家庭背景中抽取出重点以决定儿童压力和影响的可能根源，包括父母所强调的东西，因疾病、死亡和分离造成的家庭生活的破裂，父母失业，对儿童有侵害的父母人格中的特征，创伤性事件，家庭的迁移，家庭和亲密朋友的丧失，以及身体残疾等。

五是发展的评价。考察儿童的内在世界，评价他的情绪发展和人格结构。主要关注内驱力的发展和自我、超我的发展。安娜的独特贡献在于指出了儿童对其环境适应的重要性：儿童对关系的需要和他努力寻找表达内驱力方式之间的相互作用。

六是发生的评价——退行与固着。通过儿童父母和其他人对儿童行为的描述以及诊断者的观察，与特定发展阶段相关的特定症状可用于准确指明儿童倾向于退行或不能前行的力比多阶段和客体关系水平，并指出在何种水平上儿童遇到了无法解决的问题，以至于通过退行来逃避。

七是动力和结构的评价——冲突。通过在儿童身上可观察到的冲突和焦虑可以评价其人格结构的发展。最早的冲突形式是"外在的"，需要和愿望能否获得满足是儿童与其客体产生冲突的根源。但是当冲突被内化，冲突就产生于自我、超我和本我之间，儿童所害怕的是自己的超我，如体验到羞愧感。第三种形式的冲突是"内在冲突"，如爱与恨、主动与被动，这些内在冲突会引起儿童更大的焦虑。外在的冲突可以通过管理而改变，但是内化的和内在的冲突只能通过分析内在世界来解决。

八是一般特征评价。安娜提出具有心理健康预测价值的一般特征有：挫折容忍力、升华的潜力、对焦虑的整体态度（回避、逃避还是积极控制）、发展的力量和退行趋势之间的平衡。

九是诊断。通过对前面阶段的整合和总结，治疗师要作出诊断，为治疗提供建议。

安娜及其同事提出的这种评价方式比较全面地展示了儿童心理发展的各个方面，为正确而有效地进行儿童心理分析提供了翔实的依据。这种评价方式即使在目前也是很有意义的。

（二）发展路线

安娜在其生命的最后 20 年把发展的观点渗透于所有的工作领域，"发展路线"就是体现之一。发展路线细致地考察儿童特定领域的驱力序列和结构的发展，是对诊断剖面图的补充。如果说诊断剖面图给出了儿童当前的发展状况和病理的整体概观，构造了一个宏观系统，那么发展路线就提供了一个来自本我、自我、超我和外在世界的微观系统、微小要素之间的相互作用的纵观系统。发展路线是通过仔细观察微小领域和发展的序列来表明人类发展的巨大复杂性。

安娜提出了六条发展路线分别是：从完全依赖到情绪独立和成熟的客体关系；从吮吸母乳到理性进食；从大小便不能控制到控制自如；从对身体管理不负责任到负起责任；从自我中心到建立友谊关系；从关注自己的身体到关注玩具，从游戏玩耍到投入工作。本章第二节的翻译部分对此内容已进行了详细的说明。

安娜认为，儿童分析学者可以宣称发展线路是儿童精神分析的专有研究领域。在个体发展过程中，存在多种决定因素在发挥作用。以路线 6 为例，婴幼儿从玩耍发展到成年人投入工作的发展路线中，从儿童到成人有一系列的玩耍形式，包括抓摸母亲的身体、玩绒毛玩具、玩沙子和玩水、填满和倒空容器、玩建设性的玩具、角色扮演、游戏、爱好等。在这个过程中：本我的皮肤接触、客体依恋、贯注于摄入和排泄、建设和破坏倾向、性驱力等冲动形式决定了这些玩耍的形式；自我方面决定了个体的好奇心、探索精神、动手能力和想象力等；环境提供了物质条件，以及模仿和识别的机会；最后，当本我的冲动不再那么急切需要得到满足，自我已经成熟到能满足即时快乐的需要，个体会根据现实原则以新的方式获得一种能力：将婴幼儿期的玩耍活动转变为关注首要任务的成熟工作能力（Freud，1972）。

发展路线是安娜的儿童精神分析理论体系中具有重要意义的概念，不仅具有理论价值，而且具有实践意义。它把重点放在自我适应生活要求的能力上，同时注重儿童内部世界的发展、与年龄相应的发展任务以及环境和人际关系的要求对儿童自我发展的影响，特别强调儿童从依赖到情绪独立和客体关系的发展对其他发展路线的主导作用，强调母婴关系在儿童发展的多个领域的重要作用，与仅单纯关注受内部本能冲动支配的纯内部世界的经典精神分析相比，安娜的理论在摆脱内驱力本能的方向上迈进了一大步，使精神分析更接近儿童的现实。发展路线从微观的角度为人们提供了儿童发展的精致详细的图景，对于无论是正常还是失调儿童都有指导作用，特别是对于有障碍的儿童，发展路线的协助诊断和建议治

229

疗的功能更为明显。

（三）从发展的观点看待儿童的精神病理

安娜很关注儿童早期各方面的正常发展，她在 1945 年就提出应该把儿童分析从临床症状转移到对正常发展的干预。她提出评价儿童障碍的三条基本标准：儿童的发展或迟滞是否在驱力和自我发展的正常范围内；儿童朝向客体的行为是否正常；儿童在不同水平上的冲突是否与其年龄和发展阶段符合。安娜指出，将分析师的注意力从病理病状转向普通的人格成长和适应问题是很困难的，但是她认为这种转向是十分重要的，并且她自己也一直在为此而努力。晚年的安娜将研究重点放在"发展性帮助"（developmental help）方面，研究精神分析的发展性帮助对有发展缺陷的儿童是否真正起作用。发展性帮助对于儿童的精神病理理论有重要的补充，安娜从发展的角度提出了很多指导临床实践的意见。

对于儿童的发展性障碍，安娜认为只要儿童能解决好每一阶段的问题，继续发展到下一阶段，所有的发展性障碍症状都能正常消失。但如果儿童没有成功地解决好问题，就会带着困难滞留在那一阶段，可能最终导致更严重、更长久的障碍。很明显的，安娜的这种观点对后来埃里克森提出的发展理论有很大的影响。

对于儿童的精神病理，安娜强调要使治疗与潜在的障碍原因相匹配，要深入理解儿童障碍的本质原因，给予相应的治疗。一般精神分析学家特别关注病理症状，但安娜坚决反对从症状出发去考察儿童，她坚持用发展的观点辨别出潜在的障碍类型。她认为儿童分析师应该能够理解表层和深层之间的关系，能够从类似的表面症状中区分出不同的深层含义。这无疑给儿童分析师提出了更高的要求。为了指导分析师的实践工作，安娜根据症状的潜在意义讨论了以下几类儿童精神病理症状：

其一是躯体和精神过程的不分化。婴儿期正常的躯体—精神统一体随着发展过程应该逐渐分化，所以儿童早期对于情绪体验的躯体反应是正常的，而心理的表达途径一旦建立，身体的表达就应该逐渐减少。但如果分化没有实现，就有可能导致心身疾病，如哮喘、湿疹、溃疡性大肠炎和周期性偏头痛等症状。

其二是本我—自我不协调。如果儿童的本我欲望发展和自我功能发展之间不能达到良好的平衡，就可能出现歇斯底里、强迫和恐惧等神经症状。

其三是本我入侵自我。如果儿童的自我跟本我相比不够强大，本我的成分就有可能在自我中表现出来，导致思维、语言和幻想障碍或者违法、犯罪行为。

其四是力比多结构的变化。儿童自恋障碍的多种形式是由力比多的贯注偏离了正常发展线路而引起的。从心理偏移到身体将会导致抑郁症状；客体力比多退缩转移到自我将会导致自我中心或自我评价过高，乃至极端的妄想自大狂；自恋力比多的缩减将导致对身体的忽视、自我贬低或者抑郁。

其五是攻击性质量或方向的改变。通常是因为防御方式的改变，导致攻击性由客体转向自我，再返回；或从心理转向身体的攻击，反之亦然。由此引发的症状包括抑制、学习失败和自伤行为等。

其六是器质原因。出生前或者出生后的器质障碍原因将导致儿童发展的迟缓、运动、言语、一般智力功能、注意、情绪管理等的困难。

二、儿童精神分析的主要方法

（一）直接观察

在安娜之前，精神分析对儿童心理的研究都是基于从成人精神分析衍生而来的童年期知识，而安娜在研究中采取了更为科学的直接观察法研究儿童。安娜认为让儿童按照要求解释他们自己的过去或者自由联想是不现实的，因此她建议在分析儿童时应该用儿童家庭提供的信息以及分析师对儿童活动的观察来补充。她将精神分析的直接观察和分析资料的重构相结合，认为直接观察为发展过程的研究提供了不可替代的机会。甚至在一些领域，例如儿童还未发展出言语能力的时期，直接观察是理解儿童思想的唯一方法。

安娜在第二次世界大战期间建立了汉普斯蒂德战时托儿所，战后她继续创办和领导了汉普斯蒂德儿童诊所，并在伦敦、维也纳、艾塞克斯等地也建立了儿童诊所，对年幼儿童进行了大量细致、系统的直接观察。她发现，跟母亲的分离比其他任何因素都能对孩子造成伤害；母亲对于战争的反应决定了儿童的反应，母亲慌乱，儿童也慌乱，但如果在轰炸时母亲很镇定，儿童也会很镇定。安娜在其著作《无家可归的婴儿》中描述了大量对儿童的系统而细致的观察结果，说明早期母子分离对儿童的影响，强调了母亲—孩子关系质量对于儿童发展的重要性。

观察的材料是理解理论的关键。安娜指导工作人员和研究者进行观察的对象有：儿童与父母分离的反应和发展、儿童的战时体验、依恋的发展、对客体关爱的发展、自我和超我的发展、攻击性和焦虑的发展、不同抚养环境的儿童之发展的比较等。由此可以看出安娜对儿童健康人格发展的关注，父母、客体对儿童影响的关注、环境对人格影响的关注等，与经典精神分析只关注纯粹的内部世界形成了鲜明的对比。

观察和记录的方法也是逐渐发展成熟的。在汉普斯蒂德托儿所时期，工作人员就开始使用观察卡片，记录观察到的婴幼儿有趣或令人费解的行为，以供临床和研究的讨论。在汉普斯蒂德诊疗所成立后，安娜要求对观察的个案材料予以常规笔录，每周的观察要有小报告，每月的观察要有月报，定期有观察的长期总结。汉普斯蒂德索引（The Hampstead Index）发展出来之后，由观察获得的资料被系统记录在索引中。这就意味着多年来观察记录的临床资料系统地累积成册供研究者详细查阅、集体讨论、进行理论建构。在将精神分析理论知识与系统观察相结合的基础上，安娜提出了一系列关于儿童精神分析的概念和理论（郗浩丽，2009）。

(二) 游戏治疗

在探索儿童精神分析的手段时，儿童的游戏成为分析者的首选。游戏治疗（play therapy）是一种将治疗的元素加入游戏情境中，以游戏作为治疗的媒介，协助儿童与治疗师建立良好互动的关系，让儿童在游戏中能用最自然的沟通方式来完全表达和揭露自己的情感、经验及行为的治疗方法。游戏治疗早期的发展与精神分析对儿童的治疗有关。在成人世界里，进行精神分析治疗的主要方法是自由联想方法，但这种方法应用于儿童时便有局限，因为儿童对语言的掌握是一个逐渐发展的过程，幼儿还不能够或不能准确地用语言表达自己，这个特点决定了通过语言进行自由联想的方式不适合儿童，不能成为探索儿童潜意识的主要媒介。

安娜除了使用直接观察法之外，在治疗中也使用了游戏方法。但跟客体关系学派代表人物克莱因相比，她们对于游戏的观点并不相同。作为儿童精神分析的先驱，尽管两人都承认游戏是儿童自由表达愿望的方式，并重视对游戏的使用，但是，由于她们所持的基本理论观点有分歧，因而对于游戏治疗的具体使用存在很大的差异。

232　　　　安娜对游戏的使用是以她对于儿童及儿童游戏的看法为基础的。首先，在她看来，儿童不同于成人，儿童前来接受分析并不是出自主动的要求，因而要想使儿童明白治疗的目标和意义就特别困难，这需要一个长期的准备阶段。其次，游戏并不都具有象征意义，尽管有些游戏能够重复最近的经验，但其价值并不太大。所以她不主张直接解释儿童游戏的潜在意义；再次，她不相信儿童会发展出移情性神经症，因为儿童仍然依赖他们的父母，所以对儿童进行成人式的纯粹分析性的治疗是不可能的（王国芳，2000）。

从总体上说，安娜主要把游戏用于儿童分析的准备阶段，作为一种鼓励儿童与分析者建立积极的情感关系的方式，所以游戏在儿童分析的准备阶段与谈话配合使用。而克莱因认为，游戏是儿童表达和通彻其潜意识幻想，探索和把握外部世界的方式。所以，游戏可以成为分析者探索和控制儿童焦虑的手段。克莱因认为游戏就是儿童的语言，儿童的游戏可等同于成人的自由联想，分析者通过观察和解释儿童游戏的象征性内容，就可以接近儿童的深层潜意识。

安娜主张，在儿童分析的准备阶段分析者通过与儿童游戏和谈话，建立一种强烈积极的移情关系，从而奠定分析治疗的基础。进入分析治疗过程之后，则应该主要依赖儿童对其幻想和梦的言语报告。她把这些结果看做是潜意识过程的症状派生物，认为只有通过解释，才能了解其内涵。此外，她还主张解释儿童与分析者之间的关系，她认为儿童对分析者产生的移情不同于成人分析情境中的移情。这种移情关系包含着某种教育成分，分析者分享的是儿童对其父母的感情，由于这种移情关系，分析者不仅要考虑分析情境中当时当地发生的事情，而且要把注意力指向可以发现神经症反应的地方，即儿童的家庭。安娜重视家庭和当前的外界现实对儿童的影响。

在安娜所进行的儿童分析过程中游戏虽然重要，但并不是全部。它只是使儿童接受分析和认识分析者的权威性的重要手段，她的最终目标不在于对神经症进行彻底的病理治疗，而是关注儿童的发展过程和未来的心理健康，即培养儿童健康的人格。所以她的分析治疗常被称为教育性的治疗措施。

三、自我心理学思想

安娜对于父亲始终重视本我的作用，认为本我控制自我、自我仅是本我与外界之间的中介持不同的看法。她认为从临床的角度，更应该重视自我的作用以及客观环境对自我发展的影响。她认为自我在发展的过程中是由弱到强、由不成熟到逐渐成熟的。人在幼年时，自我十分软弱，行为受到本我的驱使，随着儿童身心的不断发展，自我逐渐强大起来，不再服从本我欲望的冲动。进入青春期之后，个体的自我就能控制本我的愿望满足了，父母和教师的要求被个体内化，从而开始形成超我，此后自我就能根据超我的要求行动了。此时，为了抑制本我的冲动和防止由此引起的焦虑，自我发展出了各种防御机制，以此来改变心理失调，进一步适应环境。

233

安娜1936年出版的《自我与防御机制》一书总结了父亲弗洛伊德关于自我防御的理论，也是她早期自我心理学思想的初步总结。在这本书中安娜归纳了父亲已经提出的防御机制，如压抑、退行、投射、升华等。同时根据自己对儿童的观察又补充了五种防御机制，即对攻击者的认同（identification with the aggressor）、否认（denial）、禁欲主义（asceticism）、利他主义（altruism）和自我约束（ego restriction），并把主要注意力放在这五种防御机制上，认为它们普遍存在于儿童之中。所以从内容上看，这本书中也蕴含了丰富的儿童精神分析思想。在此我们主要介绍五种儿童常用的防御机制：

其一是对攻击者的认同。这是一种变形了的认同，是对自己所恐惧的人或对象的行为进行模仿和学习，使其在心理上感到自己就是那个令人恐惧的人或对象，以此来消除自己的恐惧心理。安娜曾描述一个六岁男孩在治疗室中弄碎了很多小东西，以此对痛苦的牙齿治疗作出反应。安娜认为，这男孩找到了一种成为攻击者的方式，以此应对痛苦事件（治疗牙齿）引起的焦虑和羞辱。

其二是否认。就是通过拒绝承认的方式来试图把危险排除在外。安娜在分析她父亲在《性学三论》中提到的小汉斯病例时指出："汉斯是通过幻想来否认现实的。"如一个7岁的男孩为了否认对父亲的俄底浦斯恐惧，编织了一个白日梦：

他拥有一头驯服的狮子，对他自己是无害的，但能恐吓其他人。这种幻想经常出现在儿童的故事中，通过获得勇猛动物的帮助而征服强大的国王或父亲的形象。这种防御机制在儿童中非常普遍，它不是直接反对儿童的本能愿望和情感，而是反对痛苦的现实。在成年人身上也经常见到这种防御机制的作用，如一位失去了丈夫的寡妇总是在丈夫生前吃饭的位置上摆上一双碗筷，经常幻想自己正与丈夫谈话等，这实际上是在心理上否认她的丈夫已经去世。

其三是禁欲主义。这种防御机制是指青少年表现出来的一种心理特点。在安娜看来，青春初期的少年常常对出现的性冲动感到不安，为了使自己不至于做出越轨行为，他们便通过放弃一切欲望和快乐来保护自己。在某些极端的情况下，他们可能会通过限制睡眠和食物摄入，以及尽可能保留大小便来"克制"自己，达到禁欲的目的。这种防御机制主要是青春期的青少年，特别是神经症患者控制自己冲动的一种手段。

其四是利他主义。在安娜看来，利他主义也是一种投射作用。她认为，人们通过采取某种行动，一方面满足了自己的需要，一方面又帮助了别人；在某些极端情况下，人们可能会不惜放弃自己的需要来满足他人的愿望。例如，一个过于胆怯而不敢向教师要求自己权利的学生却拼命地为另一位朋友的权利出头呐喊，不惜放弃自己的需要来满足他人的愿望，表现出极端的利他行为。

其五是自我约束。这是一种比冲动的抑制更为激烈的焦虑反应，指个体放弃了诸如感知、思考、学习和记忆在内的自我功能的所有领域。这种自我约束的结果通常会导致心理不适、内疚感、抑郁以及受虐癖的情感。例如，一名女子由于在童年时代非常嫉妒弟弟和母亲的亲密关系，长大之后，她把这种情感转向了自我，产生了一种强烈的自责、消极和自卑的情感。安娜认为这种"产生于将本能向自身转变的真正受虐现象"，通过对自身的情感或肉体折磨来保护自己，达到心理平衡。

安娜认为，分析儿童的自我防御机制可以作为了解儿童心理障碍的成因及人格特点的途径。因为对于儿童这样一个特殊的群体而言，他们的思维和语言能力有限，让其进行自由联想等精神分析方法并不适用，但是分析他们的自我防御机制则不受此限制。安娜指出："只要一个人的自我所建立的防御是完整的，分析和观察者就会一无所获；一旦这些防御被打破，例如当压抑遭到失败潜意识材料恢复时，大量有关内部心理过程的信息就可以加以利用了。"在安娜眼里，自我防御机制是人格的成功保护者，这是因为自我并没有意识到它在防护自己，这一切都是在不知不觉中进行的。因此"自我和本我仍然是伙伴关系，它仍然需要在本我的支配下完成自己的任务"。

四、儿童精神分析思想的应用

安娜认为，精神分析发展的观点在任何一个与儿童有关的领域都是有价值的。对于非专业机构来说，如果缺少精神分析的思考，那么学校只会注重智力发展，完全忽视儿童的幻想、恐惧和情绪；医院只会医治身体疾病，不考虑儿童的恐慌、对家庭的忠诚和身体伤害的恐惧幻想；法院只会试图保护儿童的宗教、道德和经济安全而不考虑他的情绪需要。对于专业人士而言，实际的精神分析治疗不是对所有儿童期的困难都适合的解决方法，更重要的是领悟精神分析，用它去改进现存的抚养、教育、社会化、健康管理和制定法律的方法。

（一）儿童精神分析在教育领域的应用

先是作为教师，后来成为精神分析师，这样的工作经历成就了安娜用精神分析的视角对教育的关注。例如，在《为教师和父母写的精神分析》（*Psychoanalysis for Teachers and Parents*）（1930）一书中，她提出了教师和父母可以从精神分析理论中知道的那些关于儿童发展和学习的东西。

安娜为父母们写的大量文章集中于解释儿童如何成长、如何启蒙他们的行为、阐明他们需要从父母处得到的支持和指导，特别是与父母的稳定关系在儿童健康发展中的重要作用。安娜还有一些专门面向教师的文章，1952年她发表了一系列的文章来教育教师和父母如何更好地控制儿童的各种焦虑和心理冲突。对于应用于教育的精神分析她提出了一些原则，如教师应从整个童年的角度理解他们的学生，而不是从特定的年龄段去考虑；在教学中，教师要坚持成人价值观，注意反移情的发生；教师不要与学生建立过深的依恋，但是必须对儿童的发展保持兴趣，还要保持客观的立场。安娜1960年在英国保育学院联合会的讲座，1976年在美国教育研究协会和1970年在维也纳的专题讨论会，都使用了发展路线，讨论儿童上幼儿园和上学的准备状态，解释了教师会遇到的儿童的一些困难行为。

（二）儿童精神分析在法律领域的应用

早在汉普斯蒂德托儿所工作的时候，安娜及工作人员的一些做法就对国家立法产生过积极的影响。如在1942年春天，为了减少儿童对个别工作人员产生的不安依恋，安娜引入了"家庭分组"（family-grouping）的方法，将儿童每四人分为一组，每一组分配给一个护士"母亲"照顾，其好处是减少了儿童与工作人员分离时的痛苦。这一家庭分组方法非常成功，被纳入到战后英国儿童护理法（postwar British childcare legislation）中（Packman，1981）。

20世纪60年代初期安娜在美国讲学，受到在耶鲁大学研究家庭法律的戈德斯坦教授（J. Goldstein）和卡茨博士（J. Katz）的邀请与他们一起工作。他们的工作产生了一些对英美近年来的儿童护理政策具有巨大影响的著作，如《超越儿童最佳利益》（*Beyond the Best Interests of the Child*，1973）以及《在儿童最佳利益面前》（*Before the Best Interests of the Child*，1975）。

关于儿童寄宿还是收养的问题，安娜认为不管采取何种形式，重要的是环境

235

要适合儿童的需要，要有连续性，能提供适宜刺激，有良好的母子关系，能提供解决发展冲突和困难的帮助等。她质询法院的裁定在支持家庭，特别是单身母亲抚养儿童方面做得是不是充分。他们的工作引起了较大的反响，改变了人们认为儿童是父母私有财产的观念，代之以法律必须将儿童视为有自己权利的个体，他的发展性需要在作出收养、离婚后的监护以及其他处置决定时必须得到优先考虑。在作出儿童养育决定的时候，儿童自己的观点以及与成人的依恋最重要，而不是成人的需要起决定性作用；儿童需要与一个"心理父母"（psychological parent），即儿童需要的父母在一起，而不必是生物学上的父母。以前只有当事人请求减小法律责任时，精神分析师才会介入法律，现在安娜及其同事将精神分析介入了家庭法律的领域，扩展了精神分析适用的范围。

(三) 儿童精神分析在儿科学领域的应用

安娜在战时托儿所以及儿童诊所的工作经验也带来了儿科护理的变化。比如，儿童把与母亲的分离体验为拒绝，而疾病更加强了儿童的焦虑。安娜建议母亲带儿童去医院，在治疗过程中陪伴在身边，并帮助进行物理治疗。她指出儿童病人的父母经常将儿童神经症困难的起源归因于身体疾病，实际上疾病经常唤起神经症冲突——关于手术、关于被独立护理、关于节制饮食与行动等。儿童对于疾病的反应决定性地受到真实的或想象的母亲反应的影响。母亲自己的行为，如有意掩盖严重疾病等，也会引起问题愤恨和不信任。还有一些问题源于母亲强迫生病的儿童吃东西，尽管他没有胃口。

她还指出儿童对母亲与医院护理的反应因人而异，有些儿童是妥协，另一些儿童对母亲的焦虑感到生气；有些儿童强烈地拒绝和反对医院治疗，还有些儿童特别是被剥夺的儿童欢迎治疗所提供的退行性依赖。安娜提出医生不仅要意识到疾病的心理原因，而且要认识到疾病的心理结果（Sayers，1991）。

安娜一再呼吁，为那些与各年龄阶段的、正常或异常的儿童打交道的，从事医学、教育、法律或社会福利工作的专业人员提供全方位的实践以及理论的训练。只有如此，儿童护理工作者才能对从婴儿起就可能产生的幻想与现实、心灵与躯体、认知与情绪、安全与道德的相互作用有所警醒。

五、总结

安娜·弗洛伊德在其近 60 年的职业生涯中，将自己的大部分精力投入到了儿童和青少年的精神分析工作当中，特别是致力于儿童精神分析的研究、治疗与培训，致力于将儿童精神分析从精神分析的附属分支中独立出来，使儿童精神分析成为一个与精神分析既相关又独立的领域，当今儿童精神分析在英美等国的蓬勃发展是与她的努力分不开的。1925 年，晚年的弗洛伊德公开认可了克莱因和自己的女儿安娜在儿童精神分析方面作出的贡献，并于 1933 年指出"儿童精神分析为精神分析作出了贡献，儿童是适合分析的，分析的结果是彻底而持久的"。在其最后一部重要著作《摩西与一神教》（*Moses and Monotheism*）中，他宣称："儿童精神生活的分析性研究正在提供一种意想不到的财富，以填补我们对生命最早期知识的缺口。"

安娜维护父亲的工作，并将自我心理学与儿童发展的研究建立在父亲工作的基础上，但她从不迷信父亲的理论，而是充分显示了她的独立性，不断延伸并挑战精神分析：她的兴趣不仅在于病理，而且在于健康的发展；将分析性数据与直接观察结合起来；将父母与学校结合起来。她总结的自我与防御机制理论开始挣脱本我的控制，强调自我在人格发展中的重要作用，成为自我心理学形成中的过渡性人物，影响了哈特曼和埃里克森等自我心理学家。

安娜在全世界从事精神分析、教学和开讲座近60年，她还为战争中以及战后的儿童创立了托儿所、诊疗所，为工作人员建立了儿童精神分析训练中心；她发展了儿童精神病理的概念，创立了儿童精神分析的研究。当代一些熟识安娜的英国精神分析学家曾说，安娜喜爱儿童胜过精神分析。她影响了全世界儿童的生活，她的学生以及被她所激励的人很多，不仅仅包括汉普斯蒂德和耶鲁团体的工作伙伴，还有很多的分析师、很多精神病医生、心理学家和社会工作者以及几乎所有的20世纪中后期的儿童分析师和儿童精神病专家。

安娜作为弗洛伊德的女儿，自小的耳濡目染以及内心的情感趋向使她不可能 237 完全摆脱弗洛伊德的思想，始终是在性欲三我结构的理论框架内进行建构，发展路线、诊断图等重要理论继续沿着弗洛伊德的儿童性欲发展理论的轨迹发展，虽然强调重点已经转移到外在环境的客体关系方面，但其基础没有变。即使有这些局限，也不能抹杀她那些对于精神分析具有里程碑意义的贡献。她用一生大部分的时间帮助世人理解儿童，她的目标是治愈儿童的心灵。她的努力不仅赢得了应有的地位，也使各个与儿童相关的工作领域的人员更加了解儿童，尊重儿童。

【建议参考资料】

1. 郭本禹. 精神分析发展心理学［M］. 福州：福建教育出版社，2009.

2. FREUD A. The writings of Anna Freud：8 Volumes. New York：Indiana University of Pennsylvania，1966—1980.

Vol. 1. Introduction to psychoanalysis：lectures for child analysts and teachers（1922—1935）.

Vol. 2. Ego and the mechanisms of defense（1936）；［Revised edition：1966（US），1968（UK）］.

Vol. 3. Infants without families reports on the hampstead nurseries by Anna Freud.

Vol. 4. Indications for child analysis and other papers（1945—1956）.

Vol. 5. Research at the hampstead child-therapy clinic and other papers：（1956—1965）.

Vol. 6. Normality and pathology in childhood：assessments of development（1965）.

Vol. 7. Problems of psychoanalytic training, diagnosis, and the technique of therapy (1966—1970).

3. FREUD A. The ego and the mechanisms of defense［M］. London：Hogarth Press and Institute of Psycho-Analysis，1937.

【问题与思考】

1. 安娜·弗洛伊德提出的儿童"发展路线"内容是什么？

2. 自我防御机制主要有哪几种？

3. 安娜·弗洛伊德在儿童精神分析中主要使用什么方法？

4. 谈谈你对安娜·弗洛伊德关于儿童精神分析观点的看法。

图书在版编目（CIP）数据

心理健康经典导读.下 ／ 俞国良，雷雳主编. −北京：开明出版社，
2012.10（2020.11 重印）

（新世纪心理与心理健康教育文库）

ISBN 978 − 7 − 5131 − 0217 − 9

Ⅰ.①心… Ⅱ.①俞… ②雷… Ⅲ.①心理健康 − 健康教育 Ⅳ.①R395.6

中国版本图书馆 CIP 数据核字（2011）第 119685 号

责任编辑：范英　　岳帅　　刘智娜　　吴晨紫

书　　名：心理健康经典导读.下
出品人：焦向英
出　　版：开明出版社
　　　　　（北京海淀区西三环北路 25 号 邮编 100089）
经　　销：全国新华书店
印　　刷：天津行知印刷有限公司
开　　本：700×1000 1/16
印　　张：15.5
字　　数：268 千字
版　　次：2012 年 10 月 北京第 1 版
印　　次：2020 年 11 月 第 5 次印刷
定　　价：40.00 元

印刷、装订质量问题，出版社负责调换货　　联系电话:(010)88817647